MEDICATED DIET OF ZHUANG MEDICINE

壮医药膳学

蓝毓营　唐振宇　韦英才　覃骊兰◎主编

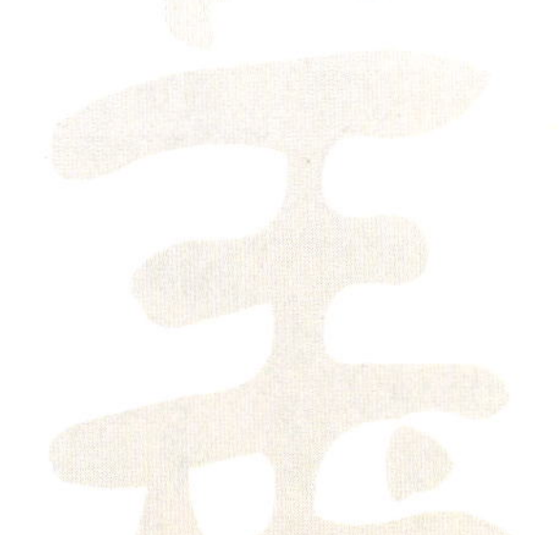

广西民族出版社
Gvangjsih Minzcuz Cuzbanjse

图书在版编目(CIP)数据

壮医药膳学/ 蓝毓营，唐振宇，韦英才主编. —南宁：广西民族出版社，2025.1

ISBN 978-7-5363-7774-5

Ⅰ.①壮… Ⅱ.①蓝… ②唐… ③韦… Ⅲ.①壮医—药膳—研究 Ⅳ.①R291.8

中国国家版本馆 CIP 数据核字（2024）第 051492 号

ZHUANGYI YAOSHANXUE

壮医药膳学

主　　编：蓝毓营　唐振宇　韦英才　覃骊兰
出 版 人：石朝雄
策划组稿：潘　夏
责任编辑：潘　夏
责任校对：郑季銮
装帧设计：文　雯
责任印制：张东杰
出版发行：广西民族出版社
地址：广西南宁市青秀区桂春路 3 号　邮编：530028
电话：0771—5523216　传真：0771—5523225
电子邮箱：bws@gxmzbook.com
印　　刷：广西壮族自治区地质印刷厂
规　　格：787 毫米 × 1092 毫米　1/16
印　　张：16.75
字　　数：300 千字
版　　次：2025 年 1 月第 1 版
印　　次：2025 年 1 月第 1 次印刷
书　　号：ISBN 978-7-5363-7774-5
定　　价：52.00 元

《壮医药膳学》
编 委 会

主　编：蓝毓营　唐振宇　韦英才　覃骊兰

副主编：孙　健　潘明甫　张　云　梁子茂　韦丽丽

编　委：（按姓氏笔画）

韦嫱婧　史诚智　刘　莉　刘儒鹏　许　强

肖　敬　何晓微　张青槐　范小婷　罗远带

段雪琳　黄小薇　曾振东　温海成　蓝元亨

蒙乂翠　薛中锋

前 言

“饕餮玲珑传氤氲，一缕药香润千年”，壮医药膳历史悠久，源远流长。从广西汉墓出土稻、粟、桃、李等不少谷物与果实可以看出，壮族先民早就知道“五谷为养，五果为助，五畜为益，五菜为充”的膳食原则。

“寓药于食，药食同源”是壮医药膳的一大特色与优势。壮族先民在长期的生活实践和与疾病做斗争的过程中积累了丰富的药食两用经验，既将药物作为食物，又给食物赋予药用。药膳既可以防病治病、强身健体，又具有较高的营养价值。千百年来，壮医药膳为壮族人民的健康与繁衍做出了重要贡献。在全面建成小康社会的今天，壮医药膳以“色、香、味、形、效”上的特色和优势，在广西乃至中国的药膳学宝库中独树一帜，成为“食在广西”美食文化的优秀代表之一。

广西拥有丰富的中草药资源，目前有中药、壮药、瑶药等 7506 种。其中肉桂（含桂枝）、罗汉果、八角、广西莪术（含桂郁金）、龙眼肉（桂圆）、山豆根、鸡血藤、鸡骨草、两面针、广地龙等均为广西特色药材，被称为“桂十味”。现在人们越来越注重健康、养生，因此，普及药膳知识、推广药膳文化意义重大。2016年8月，习近平总书记在全国卫生与健康大会上强调，没有全民健康，就没有全面小康。同时，他要求要努力实现中医药健康养生文化的创造性转化、创新性发展。2015年4月，国务院办公厅印发的《中医药健康服务发展规划（2015—2020年）》，将开展药膳食疗作为中医药健康服务发展的一项重点任务。乘着中医药、壮医药、瑶医药事业发展的大好东风，壮医药膳事业将进一步做大做强，做成广西品牌，做出世界影响力。《壮医药膳学》的编写出版，就是为了贯彻落实国家大健康产业的具体要求，更好地满足人民群众的健康需求。同时，也为培养广西壮医药膳人才贡献微薄之力。

本书分上编、中编和下编。上编的主要内容为壮医药膳学基础知识，中编为常用药膳原料，下编为壮医常见病药膳。本书的编写以“实用、实效”为原则，从壮医药膳的相关文献入手，广泛搜集大量的壮族民间食药原料与配伍验方，并因时、因地、因人、因病辨证施膳。书中介绍的药膳，既适合医院个性化食药两用，也适合普通家庭烹饪；既实用，又有成效。本书既可作为壮医本科专业的专用教材，也可作为中医、中药、养生、康养等专业的辅助教材；既是研究壮医药膳的参考著作，又是养生爱好者学习的参考资料。

本书的编写得到了相关专家的悉心指导，在此谨对所有支持我们的专家表示衷心的感谢。此外，在编写过程中，编委会成员和林丽珍、吴姣漫、蒲翠棋、韦义、顾佳琪等付出了辛勤的劳动，在此也表示衷心的感谢！

由于壮族过去缺乏统一的文字，很多药膳方只靠口耳相传，文献记载较少，加上编写时间仓促和编者水平有限，错漏之处在所难免，恳请大家批评指正。

编者

2024年7月

目　录

上编◆壮医药膳学基础知识

第一章　概论

第二章　壮医药膳理论

第二章　通谷道药

第三章　通水道药

第四章　通龙路、火路药

第五章 解毒药

第六章 调气药

第七章 止血药

第八章 调“巧坞”药

第九章 补虚药

第十章　收涩药

下编◆壮医常见病药膳

第一章　内科常见病药膳

第二章　妇科病、产科病药膳

第三章　儿科病药膳

第四章　五官科病药膳

第五章　外科病药膳

上编　壮医药膳学基础知识

第一章　概论

第一节　壮医药膳的起源与发展

壮医药膳学是将壮族特色饮食与药物相结合，经过特殊的烹饪或炮制方法做成药膳，用于防病治病、病后调理的一门学科。它是壮医药学的一个重要分支，是广西壮族先民在长期生活、医疗实践和饮食习惯中不断总结、积累而逐渐形成的。壮医药膳与壮医药相辅相成，药借食引，食助药威，既能防病治病，又能强身健体，益寿延年，是壮族人民留下来的宝贵遗产。

根据史料记载，壮族的祖先是古代百越族群支系的西瓯人和骆越人，统称“瓯骆人”。瓯骆人主要生活在现在的广西、广东、海南等岭南地区。广西是壮族先民的主要聚居地，有独具特色的壮族饮食文化。壮医药膳的形成和发展继承了壮族先民的药膳文化。壮族先民生活的地区大多土地肥沃，部分地区有野生稻分布。考古人员曾在广西隆安县娅怀洞遗址发现距今16000年的稻种和水稻植物硅酸体。在掌握野生稻的生长规律后，壮族先民将野生稻驯化成栽培稻。广西资源县晓锦遗址出土的碳化稻，经鉴定是原始的栽培粳稻。瓯骆人喜食水产、山珍，这些水产和山珍为壮族药膳的制作提供了丰富的原料。西汉《淮南子》记载：“越人得髯蛇，以为上肴。”这是壮族先民使用药膳的最早文字记载。可见，在西汉时期，壮族先民就已认识到蛇肉具有营养滋补、强身健体的作用。晋代医家葛洪《肘后备急方》的卷三记载了用豆豉酒来治疗脚气病：“脚气之病，先起岭南。……取好豉一升……以好酒三斗渍之……便与酒煮豉服之。”此外，众多的医药古籍、博物志、地方志也记载有壮族民间常见药膳，诸如蛇酒、桑寄生酒、罗汉果猪肺汤、乌米饭、蚁卵酱、牛羊酱、灌血肠等。这些药膳一直沿用至今，成为餐桌上具有食疗保健作用的美味佳肴。

壮族的饮食文化具有明显的民族性、地域性和多样性。不同地区的壮族人民的饮食习惯虽各不相同，但也有许多相似之处。譬如，五色糯米饭、米粉、糍粑、粽子、灌血肠等传统美食在壮族地区几乎是家喻户晓。米粉是采用大米磨成粉或浆后制作而成的。据说秦始皇统一六国后，命人在岭南兴安修筑灵渠，因南方气候潮湿，南北饮食习惯差异较大，而北方粮食要转运到南方又比较困难，故参与修筑灵渠的北方将士很多出现水土不服的症状。后来，人们将大米磨成粉或浆制作成米粉，再加入特制的卤水，做成了家喻户晓的桂林米粉，成功解决了北方将士水土不服的问题。现在广西米粉的种类多样，有明显的地方特色，如桂林有桂林米粉，柳州有螺蛳粉、融安滤粉，南宁有老友粉、武鸣生榨米粉，钦州有猪脚粉，玉林有牛巴粉等。另外，壮族民间药膳众多，如三七鸡、醋血鸭、“龙凤（蛇、鸡）会”、蛤蚧酒等。[①]由此可见，壮医药膳来源于壮族民间，与壮族人民的生活习惯、饮食嗜好、民间习俗息息相关。

壮族先民很早就认识到饮食与健康密切相关，他们将食物与药物相结合制成药膳以调养身体，达到养生、防病、治病的目的。食用药膳至今仍是壮族人民防病治病的有效方法。药膳不仅为壮族人民的健康长寿做出了重要贡献，也促进了壮医药的发展。根据历史及现存资料，壮医药膳的源流如下：

一、壮医药膳的起源

植物和动物是壮族先民主要的食物来源。早期的食物和药物还没有明显的分界线。同样的食材，健康的人食之为食物，生病的人食之为药物。随着生活实践与经验的积累，壮族先民逐渐把食物和药物进行归类，即日常充饥的为食物，对某些疾病有特殊疗效的为药物。其中，有很多食材为药食两用，常被人们用来制作药膳。在懂得使用火后，人们吃的食物开始变得多样化，不同的食材通过烹制后变得更加营养美味。随着制陶技术的成熟，壮族先民渐渐学会制作蒸煮和炮制的工具，创作出多种蒸煮和炮制的方法，饮食结构进一步多样化。进入农业社会

① 药膳中提及的蛇、蛤蚧等均为人工养殖且能药食两用。

后，随着农业和畜牧业的发展，开始出现人工种植农作物和饲养家禽，饮食文化得到进一步发展，由过去单一的饮食结构转变成食谷物、蔬菜、水果和肉类的复合型饮食结构。

西汉《山海经》记载了有关植物药和动物药的内容，包括部分壮族地区常用的药物。中国现存最早的药学专著《神农本草经》记载的菌桂、牡桂、薏苡仁等就是广西的道地药材，其中菌桂、牡桂主产于桂林、柳州，是壮族民间常用的膳食佐料，具有温经散寒、补火助阳的功效，适用于体质虚寒者，对疾病的预后有食疗的作用。《后汉书・马援传》记载了广西地区多瘴气，煎服薏苡仁能防治瘴气。这跟壮族民间常在膳食中加入少量的薏苡仁以达到祛湿、解毒、散结的方法是一致的。晋代嵇含《南方草木状》记载的“甘蕉”是壮族地区盛产的一种芭蕉，其树芯是民间常用的食疗品，具有生津止渴、清热解毒的功效。李时珍《本草纲目》中记载的田七，又被称为“三七”，主要产于云南、广西，能治跌打损伤和各种出血疾病，具有活血止痛、化瘀止血的功效。壮族地区一直流传有田七炖鸡的药膳，用于虚劳、外伤或产后调理。明代《广西通志》记载了多种膳食原料，如香附、茴香、干姜、高良姜、金樱子等；清代《临桂县志》记载了罗汉果性凉，可治劳咳；清代《镇安府志》记载了阳桃味甘、酸，可解肉食之毒。1976年，广西考古队发掘罗泊湾一号墓时，发现有铁冬青叶片（广西凉茶的主要成分）。明代《新宁明县志》记载了多种食物的药用功能，如生菜解暑，辣椒消水气、解瘴毒，苦瓜解水瘴等。由于壮族过去没有统一的语言文字，因此大多壮医药膳都是通过口传心授的方式代代流传的，如虫类能祛风止痛、活血通络，动物内脏能补内脏偏虚，动物壳甲类能软坚散结、潜阳安神，飞禽走兽类能补气养血、平衡阴阳等。这些都是民间流传的经验，尚未形成系统的理论体系。

二、壮医药膳的发展

中华人民共和国成立后，在党和政府的关心和支持下，广西先后创办了广西中医专科学校（今广西中医药大学）、广西民族医药研究所（今广西民族医药研究院），对壮医药古籍进行发掘和整理。经过70多年的努力，壮医药的发掘整理工作取得了可喜的成果，也为壮医药膳的发展奠定了基础。

民族文化是一个民族的灵魂，稻作文化是壮族的主要文化之一。壮族人民日常的生产、生活与水稻的种植、加工密不可分。米饭是壮族人民的主食。大米可以加工成多种膳食，如米粉、药粥、米酒、药糕等。根据广西不同的饮食和生活习惯，大米可以加工成多种米粉，既丰富了口感，又保证了身体健康。药粥是壮族人民用于调养身体最主要的药膳之一。壮族人民喜欢选用动物类食材与米煮成粥来服用，这样既利于吸收，又美味可口。米酒也是壮族人民喜爱的饮食，具有补中益气、补肾通络的作用，如广西靖西的糯米甜酒、广西贺州的黑糯米酒、广西桂平的黑糯米甜酒等。每年春耕农忙结束后，人们会用具有食疗保健作用的植物浸染糯米做成五色糯米饭；也会用野生艾叶与糯米粉混合制成皮，以黑芝麻、花生、糖为馅包成圆形蒸熟做成艾糍粑。这些都是壮族民间常用的具有解湿毒、调谷道作用的药膳。壮族人民也有进食动物调补身体、治疗疾病的习惯，如饮蚂蚁酒、蛤蚧酒可治风湿，吃羊肉、公鸡蛋（公鸡睾丸的俗称）等食物可滋补壮阳。将这些药食两用的食材巧妙地加工成美味的药膳，是壮族人民勤劳智慧的体现。

随着壮医药理论研究的深入，壮医药膳的研究达到新高度。壮医理论认为毒和虚是主要的致病因素。在疾病的治疗上，壮医重视祛毒，也重视扶养正气，补养气血之虚。壮医补虚重视食疗，在使用补虚药物的基础上，多配用血肉有情之品。因此大量采用动物血肉有情之品的药膳在广西民间广泛流传。如由子宫虚寒引起的不孕症者，可食用由山羊肉、益母草、黑豆做成的滋补汤治疗；各种风湿关节病患者，因天气变化时加重，可食用由蛇肉、地龙、羊肉做成的滋补通络汤；肺胃阴虚导致的干咳者，可食用由猪肉、老鸭煲百合或莲藕做成的滋补养阴汤；肾虚腰腿痛者，或疲乏无力者，或小儿脑积水、囟门迟闭等，可食用由动物腰骨、尾骨配合杜仲、续断、牛膝做成的补肾强骨汤；夹瘀患者，除用扶正祛瘀之品外，还常配合服用淮山、牛肉、排骨煮的药膳粥，以增强扶正的效力。

随着壮医药的不断发展，壮医药膳的发掘整理工作也取得了较大的进展，相关理论体系日趋完善，逐渐形成一门独具特色的学科。

第二节　壮医药膳的特点

一、天、地、人三气同步的整体观

“天、地、人三气同步”是壮医基本理论之一，也是壮医药膳的基本原则。“天、地、人三气同步”就是天、地、人之间密切联系构成的整体观。壮医认为，

“三气”指天气、地气、人气。天气，壮文为 heiqmbwn，位居上部，为上部之气，上部属天，故称“天气”；地气，壮文为 heiqdeih，位居下部，为下部之气，下部属地，故称“地气”；人气，壮文为 heiqvunz，位居中部，为中部之气，中部属人，故称“人气”。自然界天、地、人三部之气与人体内天、地、人三部之气的相互关系及其运动变化规律，是壮医用以解释人体生理病理现象的一种方式，是古代壮医朴素的天人自然观，属中国古代唯物论和辩证法范畴。三气同步理论认为，天气主降，地气主升，人气主和，天、地、人三部之气息息相通、同步运行和制约化生，只有通过食疗等方法调节人体气机，使天、地、人三气同步，气血通畅平衡，身体功能正常，人体才能处于健康状态。

二、寓药于食的保健观

“寓药于食，药食同源”是壮医药膳的一大特色与优势。壮族先民在长期的生活、生产，以及与疾病做斗争的过程中积累了丰富的药食两用经验，既将药物作为食物，又将食物赋予药用。寓药于食既可以保健养生，又可以防病治病。壮医药膳是在壮医理论的指导下，全面分析患者的症状、病因、体质，结合环境、季节合理搭配食材制作而成的特色膳食。食疗的原则为春升、夏清淡、秋平、冬滋阴。壮医药膳的烹饪特别讲究保持食物和药材的原汁原味，使食物与药材的性味紧密结合，更好地发挥治疗、保健作用。药膳的烹饪方法有蒸、煮、炖、炒、煲等，制作时还会加入一定的调料，以增加药膳的色、香、味。壮族民间认为，凡药七分毒，药治不如食疗。在治病吃药前，壮族人民大多先让病人喝米汤，认为喝了米汤才有胃气，有了胃气才有生气，甚至把药和米一起煮，以米养命，以药治病，有命则病自能治愈。这也体现了壮医“生命至上，健康第一”的健康观。

三、壮族的特色食疗观

壮医药膳历史悠久，源远流长。考古人员在广西汉墓挖掘出稻、粟、桃、李等谷物与果实，表明壮族先民很早就知道“五谷为养，五果为助，五畜为益，五菜为充”的膳食原则。壮医认为毒虚致百病。壮族先民日常十分注意防毒气和扶养正气，这与他们所处的自然环境和社会环境密切相关。壮族地区自然环境恶劣，“草木水泉皆禀恶气”，故多毒邪，毒邪致病是壮族地区人民患多发病的首因。因此，在日常做菜时，壮族人民多配用姜、葱、蒜；在“三月三”时，人们爱做五色糯米饭；在端午节时，男女老少喜饮雄黄酒。据考证，壮族先民自古就有端午饮雄黄酒的习俗。壮族先民认为雄黄“善能杀百毒、辟百邪、制蛊毒，人佩之，入山林而虎狼伏，入川水而百毒避”。于是他们饮用雄黄泡制的白酒或黄酒来解毒、杀虫。

四、同气相求的配伍观

壮族人民在长期的医疗实践中，积累了丰富的用药经验。壮医用药配伍遵循公母帮带原则，但壮医补虚，除使用人参、黄芪等补养之品外，还多配用血肉有情之品。如子宫虚冷不孕者，可食用由山羊肉、益母草、黑豆做成的药膳；阴伤干咳者，可食用猪肉、老鸭、莲藕做成的药膳；心脏病患者食用的药膳宜加入猪心；糖尿病患者食用的药膳宜加入猪胰腺等。壮医不仅对虚证如此，对夹瘀之证，除用扶正祛瘀之品外，有时亦配用血肉之品，如用淮山、牛肉、排骨煮粥，以增强扶正之功。壮医认为，人与动物同气相求，吃什么补什么，这是壮医善用血肉有情之品配制药膳的一大特色。

五、未病先防的药膳观

壮医与中医一样重视预防疾病，其治未病的预防医学思想源远流长，且经验丰富，尤其是在食疗方面更加体现壮医治未病思想。经过千百年的临床实践，壮医积累了大量的单方、复方、秘方、验方。这些壮医方药，一部分是专病专方，一部分是在壮医基础理论的指导下而灵活选用的组方。壮医的治疗原则是调气、解毒、补虚，治法大体可分为外治法和内治法两类。其中，不少内治方是壮医药膳的基础方。壮医药膳的特点是食中有医、医中有食，食用者不仅可以享受美食，而且使身体得到滋补，使疾病得到治疗和预防。壮医药膳不是食物与药物的简单配用，而是在壮医辨病与辨证的配膳理论指导下，由药物（基础方）、食物和调料三者制作而成的，既有食物营养价值，又有药物功效的膳食。目前，壮医药膳的运用十分广泛，包括减肥、美容、增智、增力、明目、聪耳、益寿、防病、抗衰老等。药膳将成为现代人防治疾病的重要手段。

第二章　壮医药膳理论

第一节　壮医药膳的理论基础

一、阴阳为本

早在远古时代，壮族先民就通过观察日落日出、昼夜更替、月圆月缺、寒来暑往、天气阴晴等自然现象，总结出了“阴阳”的概念。随后通过长期的观察，他们发现了大量既相互联系又相反相成的现象，如在农业生产中，发现向阳者丰收，背阴者减产的现象，从而认识到万事万物的变化可由阴阳的变化引起，这就是“壮医阴阳为本”的由来。随着壮族与汉族的文化交流，壮族先民也广泛引用阴阳的概念来解释世界万物的变化，解释人体结构、生理机能、病因病理，并确定了治疗原则和临床用药。如在人体结构上，壮医认为男为阳，女为阴；火路属阳，龙路属阴；气属阳，血属阴；骨属阳，肉属阴。在对生理病理的认识上，壮医认为健康状态既是人与自然阴阳协调的结果，也是人体内部阴阳平衡的体现。若阴阳失调，则疾病发生。疾病是毒邪作用于人体，邪正相争导致机体阴阳失调、脏腑气血功能失常的结果。因此，治病首要的是调整阴阳，不足者补之，太过者泻之，寒者热之，热者寒之，使已失去平衡的阴阳恢复到协调的生理状态。在药物的运用方面，壮医认为解热毒药属于阴性药，称为“母药”；解寒毒药属于阳性药，称为“公药”。两者分别用于阳热盛和阴寒盛的病证。补虚药中，也有补阴药和补阳药两大类，分别用于阴虚和阳虚的病证。

阴阳为本理论也指导着壮医药膳的应用实践。有的食材偏于滋阴，有的食材偏于补阳，在具体应用时要根据人的体质特点或疾病的阴阳属性来选用。如热盛阴伤者，可食用甲鱼银耳汤、雪梨猪肺汤以养阴清热；阳虚者，可食用韭菜虾粥、桂皮干姜羊肉汤以壮阳等；阳热内盛者，食用属阳性的狗肉、羊肉、干姜、肉桂等食材制成的食物，无疑如火上浇油，适得其反。

二、三气同步

壮医学认为，人类是大自然进化的产物，也就是天地之气交互感应而出现的生物。人要保持健康的生理状态，不仅自身各部分的结构功能要协调一致，而且必须与天地之气运行保持协调同步的关系。这就是具有鲜明民族特色的壮医“天、地、人三气同步”理论，是壮医学最基本的理论之一，同时也是壮医药膳的理论基础，对壮医药膳有着重要的指导意义。

“天气”主要是指地球以外的宇宙空间与大自然，包括阳光、空气、季节变化等方面。在属性方面，“天气”偏于指人可以感知但又无形的许多自然现象。“地气”主要是指地球自然地理环境及方位中属于下部者，与“天气”相对。在特征方面，“地气”偏于指可以感知而且有形的自然物质现象，如土地以及稻米、果蔬等可提供营养的物质。“人气”主要指人类的总体活动以及个体活动的总和，如人们的衣食住行等。人的生命过程，如生、长、壮、老、已等，是人类社会活动和躯体生理生命活动的总称。

三气同步理论，指天、地、人三气同步运行，人体才能维持健康的状态。天地之气为人体造就了生存和健康的常度。同时，天地之气又在不断地运动变化，人对天地之气的运动变化有一定的主动适应能力，这样才可以维持生存和健康的常度，即同步。若天地之气运动变化太过，人体的适应能力不及，就会导致疾病的发生。三气同步的另外一层含义是人体分为上、中、下三部，即上部属天，中部属人，下部属地。人体三部之气在不停地运动变化，以适应天地变化的常度。总之，人体的结构与功能，由先天之气和后天之气共同形成了人体适应和防卫的能力，从而达到天、地、人三气同步的健康状态。壮医药膳就是采用药物与食物相配合的方法，补充人体先天之气的不足、后天之气的匮乏，使人体适应天地大自然的变化，人体上、中、下三部达到同步平衡。

三、三道两路

壮族是稻作民族，壮族先民很早就懂得五谷禀天地之气以生长，赖天地之气以收藏，得天地之气以滋养人体。壮医将消化吸收五谷食物的通道称为“谷道”（壮语称为“根埃”），主要是指食道和胃肠。其化生的枢纽脏腑为肝、胆、胰。水为生命之源，人体通过水道进水、排水并与大自然发生最直接、最密切的联系。水道与谷道同源而分流，在吸取水谷精微营养物质后，谷道排出粪便，水道排出汗、尿。水道的调节枢纽为肾与膀胱。气道是人体与大自然之气相互交换的通道，气进出于口鼻，其交换枢纽为肺。三道畅通，调节有度，人体之气就能与天地之气保持同步协调平衡，即健康状态。

壮医中的龙路与火路是人体内虽未直接与大自然相通，但却维持人体生理机能和反映疾病动态的两条极为重要的内封闭通路。壮族认为龙能制水，龙路在人体内相当于血液的通道，故龙路又被称为“血脉、龙脉”，其功能主要是为内脏骨肉输送营养。龙路有干线，有网络，遍布全身，循环往来，其中枢在心脏。火为触发之物，其性迅速（“火速”之谓），感之灼热。壮医认为，火路在人体内为传感之道，用现代语言来说也可称为“信息通道”，其中枢在“巧坞”（大脑）。火路和龙路一样，有干线和网络遍布全身，使正常人体能在极短的时间内感受到外界的各种信息和刺激，并经中枢“巧坞”的处理，迅速做出反应，以此来适应外界的各种变化，实现三气同步的生理平衡。

三道两路以通为用。三道两路通畅，则人体维持正常生命活动。反之，三道两路阻滞不通，则疾病丛生，此时以通调三道两路为首务。

壮医的三道两路理论也指导着壮医药膳的运用。有的药材和食材能通调谷道，如猪肉、牛肉、羊肉、鸡肉、香菇、山药、土人参等，多适合谷道虚弱、倦怠无力、食欲不振、虚劳羸瘦者食用；有的能通调龙路，如何首乌、桃金娘、龙眼、木耳、黑芝麻、黑豆、猪心、三七、藕、生地黄等，多适于龙路不通者、出血性疾病者、血虚性疾病者食用；有的能通调气道，如猪肺、雪梨、白果、罗汉果、银耳、绞股蓝、蛤蚧、核桃、鱼腥草等，适于气道不通、咳嗽、咯痰、哮喘、咳血者食用。因此，在制作壮医药膳时，如能在三道两路理论指导下合理选用药材和食材，方能收到较好的效果。

四、气血平衡

血液（壮语称为“勒”）是为全身骨肉脏腑提供营养的极为重要的物质，得天地之气以化生，赖天地之气而运行。气（壮语称为“嘘”）指人体之气。著名壮医学专家龙玉乾先生曾指出“疾病并非无中生，乃是气血不均衡”，道出了气血失衡是导致疾病的重要病机。气血失常，是指在疾病发展过程中，由毒正斗争产生的盛衰变化，或脏腑功能失调，导致气血不足或运行失常，以及气血相互促进关系失调的病机变化，包括气虚、气滞、血虚、血瘀、出血等的变化。壮医药膳在实际运用时也应注意针对不同的疾病机理，选用对调整气血有效的药材和食材，或补气，或行气，或补血，或活血，或止血，使失衡的气血关系归于平衡。

第二节 壮医药膳配伍

明代《广西通志》的卷十七提到壮族民间“笃信阴阳”。壮医认为，大自然的各种变化都是阴阳对立、阴阳互根、阴阳消长、阴阳平衡、阴阳转化的反映和结果。病只有两种“证”，即阴证和阳证。阴证与阳证是以寒、热、虚、实来辨别的。阳证多表现为热、实，阴证多表现为寒、虚。同一疾病在不同的时期，或不同的患者身上，可表现为阴证，也可表现为阳证，经治疗后阴证可以转为阳证，阳证亦可转为阴证。这是由于人体内的邪正斗争状态在不同的患者身上，或在同一疾病的不同阶段都有一些差别和转变。因此，壮医认为药膳自口进入谷道，通过龙路、火路网络输布而达病所，从而起调节作用。

本着简便实用的原则，壮医将人体的病证划分为两类，即阴证和阳证。在治疗用药上，设有公药、母药，公药针对阴证而设，母药针对阳证而立。公药多为温热性药物。一般来讲，具有温补阳气、祛寒毒、增强机体抵抗力、提高机体免疫力的壮药即可归于公药；母药多为寒凉类药物，具有清热毒、补阴液、解诸毒、清除外来毒邪和内生毒邪的作用。

在临床上，为了分清药物功能的主次，强调主要药物的作用，壮医便根据病情需要，将治疗中的药物分为主药、帮药和带药。主药是方中的核心药物，最重要，所以也称为“头药”；帮药是方中的辅助药物，帮助主药发挥治疗作用，地位仅次于主药；带药在方中起引导、调和作用，是方中地位最低的药物。同理，在应用壮医药膳时，也会按照主药、帮药、带药的分工来合理选用药材和食材。

壮医药膳选择药材和食材时，要注意以下几个方面：

一、根据病情、体质、年龄选药材和食材

寒性体质者，忌用寒凉之品；热性体质者，忌用热盛之物；体质虚弱者，忌用发散、泻下之品；体质壮实者，慎用温补之物；谷道虚弱者，忌用攻下的药物食物。老人、小儿、过敏体质者和大病初愈者一定要在医生指导下服用药膳，以免发生意外。

二、禁用药性相反的药材和食材

同时合用会产生中毒或严重不良反应的药材和食材，临床上是禁止使用的。

三、孕妇禁忌

一般情况下，壮医不建议孕妇服用药膳，以免扰动胎气。有些毒性较强或药性猛烈的药材会损害胎儿，导致孕妇流产，是妊娠期的禁忌药，如巴豆、卜芥、猪屎豆、八角枫、龙血树等；某些散瘀通经的药物孕妇应慎用，如石吊兰、鸢尾、仙人掌等。

四、忌口

壮医治病时还讲究忌口。患病和服药期间忌食生冷、油腻、辛辣的食物，同时也忌食母猪肉、公鸡肉、牛肉、鲤鱼等食物。病人需发汗时，应禁食生冷之物；服用治谷道病药时，应禁油腻之品；服用消肿理气药时，应禁食豆类；服用治咳喘药时，应禁食鱼腥之物；服用止泻药时，应禁食瓜果。疮疡、无名肿毒、皮肤病、手术后的患者，应忌食鱼、虾、蟹、葱、韭菜、菠萝、烈酒、牛肉、竹笋等发物，以免病情加重或迁延不愈。

第三节　壮医药膳的应用原则

一、调气

调气是壮医的治疗原则之一。调气，即通过各种具体的治疗方法，如针灸、拔罐、导引、气功、药物等，调节、激发或疏理人体气机，从而达到治疗目的。调气主要用于治疗气滞、气逆、气陷、气虚、气闭、气脱等与气相关的疾病。气滞者宜行其气，气逆者宜降其气，气陷者宜升其气，气虚者宜补其气，这是调气的总原则。

壮医认为，气病大多表现为疼痛性疾病或功能障碍，如头痛、风湿骨痛、跌打损伤和软组织损伤等以气伤为主者，治疗上除用非药物疗法（如针灸、刺血、拔罐、气功、导引等）调气外，还常用药物或食物来调理气机。壮医药膳常用的调气之物主要有八角、小茴香、九里香、山橙、柚子、倒水莲、金盏菊、山黄皮、姜黄、砂仁、草豆蔻等。制作药膳时可以根据病情选择使用。

二、解毒

解毒，即通过药物或其他手段祛除毒邪，以达到治疗目的，主要用于治疗各种中毒以及一些无形之毒引起的毒病。从广义上来说，壮医认为很多疾病是由毒引起的，因而解毒的治疗原则应用很广泛，如痧病宜解痧毒，瘴病宜解瘴毒，湿病宜解湿毒，寒性病宜解寒毒，热性病宜解热毒等。

壮医根据毒的性质、特点、种类，毒性的大小，采取相应的解毒方法，并总结了很多行之有效的经验。如用槟榔、鹅不食草、青蒿来预防和解除瘴毒，用葛花、芭蕉根、樟树皮、萝卜汁来解酒毒，用生大蒜解食物中毒，用鲜芭蕉叶茎解野八角中毒，用生姜解野芋头中毒，用鲜雷公根解木薯中毒，用苦荬菜解蛇虫毒等。对于解药物中毒，常用的有蕹菜、绿豆、甘草、糖、姜、醋、米汤、牛奶、蛋清、豆浆、鸭血等。可见壮医用于解毒的药物品种繁多，其中不乏一些常见的食材。临床上常见的毒病，除了常规解毒治疗，还配合药膳的使用，以便能收到较好的效果。

三、补虚

补虚，即用有滋补作用的食物、药物或其他疗法治疗虚弱性疾病，以达到补虚的目的。壮医补虚原则主要适用于虚病，包括补气、补血、补精、补阴、补阳等。

壮医对食疗补虚的运用较为普遍，认为生长于深山老林的山珍野味得天地之气涵养，补虚之力与其他相比更胜一筹。同时，壮医补虚常采用动物药，认为“人为灵物，同气相求”，以血肉有情之品来补虚最为有效。例如治疗肺痨久咳、潮热盗汗、痰中带血用黑墨草炖猪肺服，治疗宫寒不孕常用羊肉、鲜嫩益母草等炖服。著名壮医专家、国医大师班秀文教授认为“扶正补虚，必配用血肉之品”是壮医的特点之一。

运用药膳补虚时应注意以下几个原则：一是仔细辨别虚证；二是分辨毒正双方在斗争中的地位及盛衰情况，以此来判断补虚的先后与主次；三是注意补虚不留（助）毒，解毒勿伤正。

四、祛瘀

瘀血是指体内血液停积而形成的病理产物，包括体内瘀积的离路之血，以及局部或全身血液运行不畅停滞于龙路或脏腑组织内的血液。瘀血既是疾病过程中形成的病理产物，又是具有致病作用的“死血”。形成瘀血的原因较多，凡能影响血液正常运行，引起血液运行不畅，或造成血离龙路而瘀积的内外因素均可导致瘀血的形成，如心、脾等内脏功能异常，气的推动与固摄作用失常，龙路不畅，以及寒热等内外环境因素。壮医针对瘀血提出了祛瘀的治疗原则，目的是使瘀积于三道两路的“死血”行走、活动，甚至消除，达到三道两路畅通、三气同步的健康状态。壮医药膳在运用时也可以选择一些具有活血化瘀作用的药物和食材来达到祛瘀的效果。

五、调整气血

壮医认为，人体气血失衡会导致相应的病理变化，如气虚、气滞、血虚、血瘀、出血等。壮医针对气血失衡的病机也有相对应的治疗原则，如气虚则补气，气滞则行气，血虚则补血，血瘀则化瘀，出血则止血等。疾病使气血平衡关系失调，调理气血就是调整气血失衡的关系，以恢复气血的平衡。壮医药膳在实际应用时还需注意气和血之间相互促进的关系，如气能生血，气虚则生血不足会致血虚，最后导致气血两虚，这时应以补气为主，兼顾补血养血，而不应单纯补血。

六、因人制宜

人有男女之别，年龄有老幼之分，体质有强弱之别，因而不同的人群对病邪的抵抗力、对食物和药物的吸收消化能力等也存在明显差异。壮医药膳在实际应用时应根据年龄、性别、体质和生活习惯等方面的个体差异灵活选材用药，方能取得较好的效果。

不同年龄的人，其生理状况和气血盈亏也不同，选用药材和食材时亦应有所区别。老年人气血虚亏，生理机能减退，故患病多虚或虚实错杂，应多考虑滋补，而慎用或不用攻伐峻猛之品，且用量应比青壮年少，以免损伤正气。小儿生机勃勃，但气血未充，脏腑娇嫩，调节能力较差，多病且病情变化较快。婴幼儿生活不能自理，饥饱不均，寒温失调。因此，小儿药膳忌投峻剂，用量宜轻，少用滋补之品。青壮年体质强壮，正气旺盛，在使用药膳时药材用量可以稍大些。

男女因性别不同而有不同的生理特点，如妇女有经、带、胎、产等特殊时期，在食用药膳时应根据其不同的生理期选用合适的药材和食材。妊娠期妇女当禁用或慎用峻下、破血、滑利、走窜等伤胎药物，以及有毒食物、药物。

每个人的先天禀赋和后天调养不同，个体素质也有强弱之别，而且还有偏寒偏热的差异。因此针对不同的体质，虽患同样病证，选用的药膳亦当有所区别。一般来说，阳盛或阴虚之体慎用温热之剂，阳虚或阴盛之体慎用寒凉之剂。

其他如患者职业、工作条件、情志因素、生活习惯等，亦可能与某些疾病的发生有关，在使用药膳时也应有所考虑，方能达到较好的调治效果。

七、因时制宜

四季更替、寒暑往来对人体的生理功能、病理变化均有一定的影响。使用壮医药膳时应根据不同季节和气候的特点来考虑选用药材和食材。

一般来说，春夏季节气候由温渐热，阳气升发，人体皮肤汗孔疏松开泄，即使是患外感风寒，也不宜过度使用辛温发散之品，以免发汗太过而耗伤气阴；秋冬季节气候由凉变寒，阴盛阳衰，人体皮肤致密，阳气内敛，此时若非大热之证，就当慎用寒凉之品，以防苦寒伤阳。

暑邪致病有明显的季节性，且暑多兼湿，故暑天应注意清暑化湿；秋季气候干燥，若外感秋燥则宜辛凉润燥。这与春季外感风温、冬季外感风寒用药亦不甚相同，风温宜辛凉解表，风寒宜辛温解表。

八、因地制宜

不同的地域因环境特点、气候条件、饮食文化的不同，人的生理活动和病变特点也不尽相同，故在使用壮医药膳时，应根据当地环境及生活习惯而有所变化。如岭南地区属亚热带季风气候，气温较高，潮湿多雨，人体所患疾病多与湿热相关，药膳选材应多用清热利湿和清热解毒之剂；西北地区地势高，气候寒冷，干燥少雨，且人们习惯多食肉类和牛羊乳汁，故体质较壮，多发外寒而里热之症，使用药膳时应注意选用散外寒、清里热之品。

九、以脏补脏

壮族民间素有“食乜补乜”之说，即“吃什么补什么”。此说法亦有“同气相求”之意，就是通过食用动物的内脏来补养人体相应的内脏。在长期的生活实践中，壮族人民发现动物的内脏和人的内脏在形态、功能上都极为相似，并且经过反复验证，逐渐总结出“食乜补乜”“以形补形”“以脏补脏”的食疗补养经验。这一经验在壮族民间得到广泛应用。如骨折患者在恢复期，多食用猪筒骨汤；老年人气道不通，长期咳嗽，常用猪肺与杏仁、白果炖服；小儿遗尿，则用猪小肚与金樱子、覆盆子炖服；阳痿，则多食用牛鞭、狗鞭、羊肾等。实践证明，“以脏补脏”这一食疗经验是有一定的道理的，运用得当可取得较好的效果。

十、应用禁忌

壮族人民有食用猪、牛、羊、狗、鸡、鸭、鹅、鱼、虾、蛇、龟、鳖、蚁、蝗、鸟、鼠、蛙等习俗。但因为图腾崇拜、传统习俗等，有些地方的壮族人民对于食用某些动物还是有禁忌的。如云南文山地区的壮族人把乌鸦奉为图腾，禁止捕杀食用乌鸦；广西东兰、南丹、天峨一带的壮族人把青蛙奉为图腾，禁止捕杀食用青蛙；广西龙州一带壮族人把牛奉为图腾，忌食牛肉；有些地方把蛇奉为图腾，禁止捕杀食用蛇。壮族民间认为食用动物的某些部位对人不利，故禁食。在制作药膳时，可以根据食用者的风俗习惯而选用合适的食材。

壮医药膳在配伍时也有一些忌讳，配伍不当反而降低效果。如猪肉忌荞麦、鸽肉、鲫鱼、黄豆，山羊肉忌醋，狗肉忌蒜，鲫鱼忌芥菜、猪肝，猪血忌黄豆，猪肝忌荞麦、豆酱、鲤鱼，鲤鱼忌狗肉，龟肉忌苋菜，鳝鱼忌狗肉、狗血，鸭蛋忌桑葚、李子，鸡肉忌芥末、糯米、李子，鳖肉忌猪肉、兔肉、鸭肉、苋菜、鸡蛋等。这些禁忌主要是避免药材和食材相互作用使人气滞、生风、生疮、加重病情等，在药膳选材配伍时可视实际情况酌情参考。

另外，壮医讲究忌口。治疗期间，忌食母猪肉、公鸡肉、牛肉、鲤鱼、芋头、绿豆、葱、蒜、酒等食物。一般服用发汗药应禁生冷，治谷道病药禁油腻，消肿理气药禁豆类，治咳喘药禁鱼腥，止泻药禁瓜果。疮疡、无名肿毒、皮肤病的患者忌食鱼、虾、蟹、葱、韭菜、菠萝、烈酒、牛肉、竹笋等食物，以免病情加重或迁延不愈。

中编　常用药膳原料

第一章　通气道药

第一节　通气道、解表药

紫　苏

【别　名】香苏、赤苏、红紫苏、红苏、苏麻。

【壮药名】楣紫苏（mbawsijsu）。

【性　味】温，辣、麻。

【功　效】通气道，祛寒毒，通谷道，止咳化痰，安胎。

【主　治】贫痧（感冒），奔埃（咳嗽），东郎（食积），鹿（呕吐），心头痛（胃痛），腊胴尹（腹痛），白冻（泄泻），阿意咪（痢疾），咪裆鹿（妊娠呕吐），胎动不安，食鱼蟹中毒，产呱忍勒卟叮（产后恶露不尽），呗嘻（乳痈）。

【用法用量】水煎服，3～10 g，不宜久煎。

【药膳应用】

1. 风寒感冒，腹胀，食鱼蟹中毒：紫苏叶 10～15 g。水煎服。
2. 胸闷不舒，呃逆呕吐，胎动不安：紫苏茎 15～25 g。水煎服。
3. 痰多咳喘：紫苏种子 5～15 g。水煎服。
4. 刀伤出血，毒虫咬伤：紫苏鲜叶适量。捣烂外敷。
5. 皮肤瘙痒，阴茎水肿：紫苏鲜茎适量。水煎外洗。

【使用注意】表虚自汗者忌用。

【成分及药理作用】紫苏含挥发油、脂肪酸、酚酸类化合物、黄酮类化合物、三萜类化合物、花青素类化合物、苷类化合物、蛋白质和微量元素。药理研究表明，紫苏可有效地缓解化疗后的呕吐，且紫苏叶具有一定的抗菌作用，临床上用于各种急慢性感染的治疗。治疗心脑血管疾病的研究显示，紫苏能够抗脂质过氧化、抗血栓、抗炎症和抑制血小板凝集等。紫苏叶也可以通过多种作用机制来防治动脉粥样硬化。

附药：紫苏子（歇紫苏，cehsijsu）为紫苏的成熟果实。性温，味辣。功效：通气道、止咳喘、化痰毒、通便。主治：贫痧（感冒），奔埃（咳嗽），阿意囊（便秘）。用法用量：水煎服，5～10 g。

白　芷

【别　名】兴安白芷、河北独活、香大活、狼山芹、走马芹、祁白芷。

【壮药名】棵白支（gobwzcij）。

【性　味】温，辣。

【功　效】通气道，除湿毒，祛风毒，止痛。

【主　治】贫痧（感冒），巧尹（头痛），楞涩（鼻渊），楞哝（鼻渊），豪尹（牙痛），京尹（痛经），隆白呆（带下），呗农（痈疮）等。

【用法用量】水煎服，3～9 g。

【药膳应用】

1. 风寒感冒：川芎 15 g，白芷 10 g。加适量水，中火煎煮 15 分钟，用洁净的纱布过滤，取汁。代茶，频频饮用。

2. 头痛，牙痛，痹痛等多种疼痛症：白芷 75 g，川芎、甘草、川乌各 30 g。研末，每次 3 g，以茶叶薄荷汤调下。

3. 风寒鼻渊：白芷 30 g，荆芥穗 3 g。研末，每次 6 g，以茶冲服。

【使用注意】本品辛香温燥，阴虚血热者忌用。

【成分及药理作用】白芷主要含挥发油，并含白芷毒素、花椒毒素、甾醇、硬脂酸等。白芷煎剂有明显的解热作用。白芷毒素小剂量可兴奋中枢神经，如运动中枢、呼吸中枢、迷走神经等，也可使血压升高、脉搏变慢、呼吸加深，并能引起流涎呕吐；大剂量能引起强直性痉挛，继而全身麻痹。白芷煎剂对大肠杆菌、痢疾杆菌、伤寒杆菌、铜绿假单胞菌、变形杆菌有一定的抑制作用。白芷中的呋喃香豆素类化合物为光活性物质，可以治疗白癜风和银屑病。

胖大海

【别　名】胡大海、安南子。

【壮药名】胖大海（bangdahaij）。

【性　味】凉，甜。

【功　效】通调气道，清热毒，调谷道。

【主　治】常用于治疗肺热伤阴之失音，咽痛；也可用于咳嗽，便秘，便血等。

【用法用量】水煎服，2～3 枚。

【药膳应用】

1. 喉痛音哑，干咳无痰：胖大海 10 g，枇杷叶 6 g。沸水冲服，代茶饮。

2. 干咳：胖大海 5 枚，冰糖适量。慢饮，每日 2 次。

3. 骨蒸内热，目赤，痔疮瘘管：每次 15 g，每日 3 次。

【使用注意】脾胃虚寒者、寒积便秘者、肺寒咳嗽者忌用。

【成分及药理作用】胖大海含西黄芪胶黏素、蒽醌苷类，果皮含半乳糖、阿拉伯糖。胖大海浸出液有缓泻作用，可增加肠内容物，机械性刺激而致缓泻；能增强肠蠕动，以胖大海种仁的作用最强。胖大海的泻下作用，与黏多糖和蒽醌苷有关。胖大海仁（去脂干粉）制成 25%的溶液肌注和口服均可使猫、犬血压明显下降。胖大海有利尿和镇痛作用，主要用于治疗感冒引起的声音嘶哑，甚至完全失音，也可用于治疗上呼吸道感染、咽喉炎、扁桃腺炎、大便秘结等病症。

鹅不食草

【别　名】球子草、石胡荽、地胡椒、三牙戟、鸡场草。

【壮药名】牙卡个（nyagajgoep）。

【性　味】温，辣。

【功　效】散寒毒，祛风毒，解痧毒，通鼻窍，止咳喘，消肿痛。

【主　治】贫痧（感冒），楞涩（鼻塞），奔埃（咳嗽），瘴病（疟疾），额哈（毒蛇咬伤），呗（无名肿毒），邦印（痛症）。

【用法用量】水煎服，5～10 g。

【药膳应用】

1. 伤风头痛，鼻塞，目翳：鹅不食草（鲜或干均可）搓揉，嗅其气，每日2次。

2. 风寒感冒，百日咳，疟疾：鹅不食草全草15～25 g。水煎服。

3. 疳积腹泻：鲜鹅不食草15 g。水煎服。

4. 胬肉攀睛：鲜鹅不食草100 g。捣烂，取汁煮沸澄清，加梅片1分调匀，点入眼内。

5. 蛇咬伤：鲜鹅不食草捣烂，外敷伤处。

【使用注意】 气血虚者忌服。

【成分及药理作用】 鹅不食草含多种三萜成分、蒲公英赛醇、蒲公英甾醇、山金车烯二醇及另一种未知的三萜二醇，还含有豆甾醇、谷甾醇、黄酮类、挥发油、有机酸等。药理研究表明，鹅不食草具有抑菌、止咳、平喘、抗肿瘤、抗过敏性鼻炎、抗炎、消除耐药质粒、抗变态反应活性等作用。

蝉　蜕

【别　名】 仙人衣、蝉衣、知了皮、蝉壳、催米虫壳。

【壮药名】 堵频（duzbid）。

【性　味】 凉，甜、咸。

【功　效】 祛风毒，清热毒，透麻疹，止瘙痒，去目翳，利咽喉，止惊厥。

【主　治】 贫痧（感冒），货烟妈（咽痛），笃麻（麻疹），奔埃（咳嗽），音哑，目赤肿痛，翳膜遮睛，发羊癫（癫痫），勒爷降痕呲（小儿夜啼），麦蛮（风疹），能啥（瘙痒），破伤风。

【用法用量】 水煎服，3～10 g；或单味研末冲服。一般病症用量宜小，止痉则需大量。

【药膳应用】

1. 感冒，咳嗽失音：蝉蜕5 g，牛蒡子15 g，甘草5 g，桔梗7.5 g。煎汤服。

2. 咳嗽，肺气壅滞不利：蝉蜕（去土，微炒）、人参、五味子各100 g，陈皮、甘草（炙）各25 g。共研为细末。每服2.5 g，生姜汤下，无时。

3. 痘疮出不快：紫草、蝉蜕、木通、芍药、甘草（炙）各等分。每服10 g，水煎服。

4. 瘰疬：胡桃打开，掏出一半瓤，装满蝉蜕，外以黄土泥封妥，铁丝扎紧，置慢火上焙干，待泥自脱落，再将胡桃研成细面，用黄酒为引，开水冲服，每日早上空腹服一个，连服一百日。

【使用注意】 孕妇慎服。

【成分及药理作用】 蝉蜕为动物药，是大分子化合物，成分复杂，分离、分析难度较大，主要含有甲壳质、蛋白质、氨基酸及人体所需的多种微量元素（含量与品种有关）。其药理作用为抗惊厥、镇静止痛、镇咳、祛痰、平喘、解痉、抗感染、抗氧化。另有研究表明，蝉蜕的水提取液能够改善高脂血症病态下的血液流变学，能使全血和血浆黏度降低，防止体外血栓的形成。

荆芥穗

【别　名】 假苏、姜芥、四棱杆蒿。

【壮药名】 棵荆该（goginghgai）。

【性　味】 微温，辣。

【功　效】 解痧毒，透麻疹，止痛。

【主　治】 贫痧（感冒），巧尹（头痛），笃麻（麻疹），呗农（痈疮），阿意勒（便血），兵淋勒（崩漏）等。

【用法用量】 水煎服，3～10 g。

【药膳应用】

1. 风热肺壅，咽喉肿痛，语声不出，或如有物哽：荆芥穗 50 g，桔梗100 g，甘草（炙）100 g。共研粗末。每服 20 g，水 200 mL，姜 3 片，煎至 6 分，去渣，食后温服。

2. 风毒瘰疬，赤肿痛硬：鼠粘子（微炒）1 L，荆芥穗 200 g。捣粗罗为散。每服 15 g，水 200 mL，煎至 5 分，去滓，入竹沥半合，搅匀服之，每日 3 服。

3. 痔疾大如胡瓜，贯于肠头，发则疼痛僵仆，先以荆芥汤洗之，次以艾灸其上 3～5 壮。

4. 风冷失音：紫梗荆芥根 100 g，研汁入酒相和，温饮 50 mL，服无时。

5. 口鼻出血，如涌泉，因酒色太过者：荆芥烧研，陈皮汤送服 10 g，不过 2 服。

【使用注意】本品辛散，有发汗之功，故体虚多汗者慎用，阴虚火旺者、头痛者忌用。

【成分及药理作用】荆芥穗含挥发油、黄酮类和萜类化合物等有效成分，在临床上发挥主要作用。此外，荆芥穗还含甾类、脂肪酸和酚类等成分，亦发挥一定药理作用。荆芥穗主要的药理作用为解痉、抗炎、镇痛、镇静。

香　薷

【别　名】香菜、香草、香茹。

【壮药名】碰壤（byaekrang）。

【性　味】微温，辣。

【功　效】解表，祛湿毒，调谷道，通水道，消肿。

【主　治】夏月感寒饮冷，头痛发热，恶寒无汗，胸痞腹痛，呕吐腹泻，水肿，脚气。

【用法用量】水煎服，9～15 g。

【药膳应用】

1. 脾胃不和，胸膈痞滞，内感风冷：香薷（去土）100 g，甘草（炙）50 g，白扁豆（炒）、厚朴（去皮，谙，姜汁炒）、茯神各 100 g。共研细末，每服 10 g，沸汤点服，入盐亦得，不拘时。

2. 中暑烦渴：香薷 100 g。捣碎为散，每服 10 g，水 200 mL，煎至 7 分，不去滓温服，不拘时。

3. 霍乱腹痛吐痢：生香薷（切）800 g，小蒜（碎）800 g，厚朴（炙）300 g，生姜 500 g。上四味切，水 2000 mL，煮取 2400 g，分 3 服，每服皆须温。

【成分及药理作用】江香薷主要含挥发油香荆芥酚等成分，海州香薷含挥发油香薷酮等成分。挥发油类，香薷和青香薷含相同挥发油成分 17 种，如香荆芥酚、苯甲醛、β-月桂烯、芳樟醇、α-萜品醇、β-石竹烯、β-金合欢烯等。江香薷中的挥发油还含百里香酚、邻伞花烃、对聚伞花素、γ-松油烯等，其他类石香薷还分离得到植物甾醇、植物甾醇苷、熊果酸、脂肪酸、7-甲氧基黄芩素、芹菜素、丁香酸、p-香豆酸、木犀草素、咖啡酸、槲皮素等。其主要的药理作用为镇静、镇痛、解痉、抑制炎症、镇咳祛痰、利尿等。

葱　白

【别　名】葱、葱茎白、葱白头、葱头、大葱。

【壮药名】棵丛（gocoeng）。

【性　味】温，辣。

【功　效】祛风邪，散寒毒，通阳宣窍，调谷道，解毒杀虫。

【主　治】贫痧（感冒），巧尹（头痛），诺吟尹（筋骨疼痛），喉痹，胴尹（胃痛），肉卡（癃闭），阿意囊（便秘），阿意咪（痢疾），呗农（痈疮），呗嘻（乳痈），林得叮相（跌打损伤），额哈（毒蛇咬伤），胴西咪暖（肠道寄生虫病），根东洋（食物中毒）。

【用法用量】水煎服，9～15 g；或酒煎服；或煮粥食，每次可用鲜品15～30 g。

【药膳应用】

1. 赤白痢：葱1握。切细，和米煮粥，空腹食之。

2. 胃痛，胃酸过多，消化不良：大葱头4个，赤糖200 g。每日3次，每次15 g。

3. 蛔虫性肠梗阻：葱白5根，花生油30 g。将油煮沸倒入捣碎的葱白，调匀冷却后内服。

4. 乳房胀痛，乳汁不通：葱白适量。捣碎，加盐少许，煎成饼，贴患处。

5. 痈疮肿痛：葱全株适量。捣烂，醋调炒热，敷患处。

【使用注意】表虚多汗者忌服。

【成分及药理作用】葱白主要含蒜素、二烯丙基硫醚、苹果酸、维生素B、维生素C、维生素A、烟酸、黏液质、草酸钙、铁盐等成分。葱白具有发汗解热、利尿、健胃、祛痰、抗菌、杀灭阴道滴虫等作用。

生　姜

【别　名】黄姜、姜根、百辣云。

【壮药名】兴（hing）。

【性　味】温，辣。

【功　效】调气道、谷道，解寒毒。

【主　治】贫痧（感冒），鹿（呕吐），腊胴尹（腹痛），奔埃（咳嗽），食鱼蟹中毒。

【用法用量】 水煎服，3～10 g；或捣汁服。

【药膳应用】

1. 风寒感冒：生姜 5 片，紫苏叶 100 g。水煎服。

2. 呕吐，百药不差：生姜 100 g。切如绿豆大，以醋浆 140 mL 于银器煎取 80 mL，空腹，滓旋呷之。

3. 冷痰嗽：生姜 100 g，饧糖 100 g。水 300 mL，煎至 50 mL，温和徐徐饮。

4. 霍乱心腹胀痛，烦满气短，未得吐下：生姜 100 g。切片，以水 7 L，煮取2 L，分作 3 服。

【使用注意】 本品伤阴助火，故阴虚内热者和实热证者忌服。

【成分及药理作用】 生姜主要含挥发油类成分，如 α-姜烯、姜辣素、姜酚、氨基酸类等。生姜具有抗溃疡、保肝、利胆、抗炎、解热、抗菌、镇痛、催吐、升血压及防治血吸虫等作用。

防　风

【别　名】 北防风、关防风。

【壮药名】 棵防风（gofuengzfung）。

【性　味】 微温，辣、甜。

【功　效】 祛风毒，解表，止痛，调火路。

【主　治】 贫痧（感冒），巧尹（头痛），风湿痹痛，风疹瘙痒，破伤风。

【用法用量】 水煎服，5～10 g。

【药膳应用】

头身疼痛，骨节酸痛，头风头痛：防风 10～15 g，粳米 30～60 g，葱白 2 根。先以防风、葱白水煎取汁，去渣；另用粳米煮粥，待粥将熟时加入药汁，煮成稀粥，趁热温服。

【使用注意】 本品药性偏温，阴血亏虚者、热盛动风者不宜使用。

【成分及药理作用】 防风主要含色酮类成分，如升麻素、升麻素苷；也含有香豆素类成分，如香柑内酯。此外，还含酸性多糖、挥发油等。防风具有解热、抗炎、镇静、镇痛、抗惊厥、抗过敏、抗菌等作用。

牛蒡子

【别　名】大力子、恶实、鼠粘子、蝙蝠刺、夜叉头、蒡翁菜。

【壮药名】楣耳象（mbawrwzciengh）。

【性　味】寒，辣、苦。

【功　效】解痧毒，清热毒，祛风毒，消肿痛。

【主　治】贫痧（感冒），奔埃（咳嗽），货烟妈（咽痛），麦蛮（风疹），笃麻（麻疹），航靠谋（痄腮），呗农（痈疮），呗哼（丹毒）等。

【用法用量】水煎服，5～10 g。

【药膳应用】

1. 风肿斑毒作痒：牛蒡子、玄参、僵蚕及薄荷各 15 g。研粉，每次服 9 g。

2. 急性乳腺炎：牛蒡子叶 9 g（鲜品 30 g）。水煎当茶。

【使用注意】本品能滑肠，气虚便溏者忌用。

【成分及药理作用】牛蒡子挥发油中有 63 个组分，占总挥发油的 87.67%，主要有亚麻酸甲酯（17.82%）、亚油酸（9.26%）、苯甲醛（7.39%）、萘甲醇、苯甲醇、甲醛、棕榈酸（6.80%）等。牛蒡子有疏散风热、散结解毒、抗菌消炎等作用，主要用于治疗风热感冒、头痛、咽喉肿痛、流行性腮腺炎、疹出不透、痔疮等。

桑　叶

【别　名】铁扇子、蚕叶、家桑、霜桑叶、冬桑叶。

【壮药名】盟娘侬（mbawnengznuengx）。

【性　味】寒，苦、甜。

【功　效】祛风毒，解痧毒，清热毒，明目，调气道。

【主　治】贫痧（感冒），发得（发热），痧病，奔埃（咳嗽），巧尹（头痛），兰喙（眩晕），火眼（急性结膜炎）。

【用法用量】水煎服，5～10 g；或入丸、散剂。

【药膳应用】

1. 感冒发热，结膜炎：桑叶 6～15 g。水煎服。

2. 咽喉红肿，牙痛：桑叶 10～15 g。水煎服。

3. 头晕目眩：桑叶 15 g，菊花 15 g，枸杞子 15 g，决明子 10 g。水煎代茶饮。

4. 摇头风：桑叶 3～60 g。水煎服。

5. 风眼下泪：腊月不落桑叶适量。煎汤日日温洗，或入芒硝。

【成分及药理作用】 桑叶的化学成分主要包括黄酮类化合物、生物碱类化合物、多糖类化合物、甾醇类化合物、多酚类化合物、挥发油、氨基酸、维生素。桑叶的药理作用为降血糖、降血脂、护心、解热镇痛。

藿　香

【别　名】 排香草、土藿香、野藿香、苏藿香、大叶薄荷、青茎薄荷。

【壮药名】 棵果秧（gohozyangh）。

【性　味】 微温，辣、甜。

【功　效】 除湿毒，解痧毒，清热毒，调谷道，止痒。

【主　治】 贫痧（感冒），巧尹（头痛），发得（发热），胸闷（胸腹胀闷），东郎（食积），鹿（呕吐），白冻（泄泻），嘣痕（口臭），能哈（瘙痒）等。

【用法用量】 水煎服，5～10 g（鲜者加倍），不宜久煎；或入丸、散剂。

【药膳应用】

1. 痧病：广藿香、桑叶、金银花、贯众各 10 g，板蓝根 15 g。水煎服。

2. 暑月吐泻：藿香 8 g，滑石（炒）60 g，丁香 1.5 g。研末，每服 6 g，米泔调服。

3. 霍乱吐泻：藿香叶、陈皮（去白）各等分。研末，每服 15 g，温服，不拘时候。

4. 腹胀，泄泻：广藿香、茯苓各 10 g，砂仁 2 g，枳壳 5 g。水煎服。

5. 湿疹，皮肤瘙痒：藿香适量。水煎洗患处。

【成分及药理作用】 藿香主要含挥发油，如百秋李醇、广藿香醇，以及黄酮类成分。藿香中的挥发油能促进胃液分泌，增强消化能力，对胃肠有解痉作用。此外，藿香还有防腐、抗菌、收涩、止泻、扩张微血管、发汗等作用。

大叶桉

【别　名】 桉叶。

【壮药名】 棡安绥（mbawanhsawj）。

【性　味】平，辣、苦。

【功　效】祛风毒，通气道，清热毒，祛瘴毒，收敛生肌，止痒。

【主　治】贫痧（感冒），瘴病（疟疾），阿意咪（痢疾），呗咛（丹毒），呗农（痈疮），渗裆相（烧烫伤），溃疡腐肉蔓延不收口，烂疮，能啥能累（湿疹）。

【用法用量】水煎服，6～10 g（鲜品15～30 g）。

【临床应用】

1. 流行性感冒，流行性脑脊髓膜炎，脑炎：大叶桉叶2～15 g（鲜品25～100 g）。水煎服。

2. 哮喘：大叶桉叶20 g，白英5 g，黄荆15 g。水煎服。

3. 丹毒，蜂窝织炎，深部脓疡，创伤感染：大叶桉叶干品2～15 g（鲜品25～100 g）。水煎服，同时用15%～20%煎液局部湿敷。

4. 感冒，流感：大叶桉叶约2500 g。煎汤熏浴。

5. 湿疹，烂疮：大叶桉叶适量。煎水，洗患处。

【成分及药理作用】大叶桉鲜叶含挥发油（桉树油）约0.7%，如桉油精、百里香酚、蓝桉醇、松香芹酮、桉叶酸、苦味质、鞣质、树脂等。大叶桉抗菌力较强，抗菌谱亦广，水煎剂对金黄色葡萄球菌、肺炎球菌、八叠球菌、甲型链球菌、奈瑟氏球菌、痢疾杆菌、绿脓杆菌、大肠杆菌、伤寒杆菌、副伤寒杆菌均有抑制作用，对流感病毒也有抑制作用。大叶桉的挥发油能直接刺激呼吸道黏膜，促进分泌物增加，稀释痰液，有祛痰作用。

第二节　通气道、止咳平喘药

百　部

【别　名】百条根、野天门冬、药虱药、一窝虎、山百根。

【壮药名】棵拔部（gobakbouh）。

【性　味】微温，甜。

【功　效】调气道，止咳。

【主　治】风寒咳嗽，百日咳，肺结核，头虱，体虱等。

【用法用量】 水煎服，3～9 g。

【药膳应用】

1. 肺寒咳嗽：百部（炒）150 g，麻黄 90 g，杏仁共 40 粒。上药为末，炼蜜丸如芡实大，热水化下，加松子仁 50 粒，糖丸之，含化。

2. 咳嗽：百部汁、生姜汁各适量，合煎，服 50 mL。

【使用注意】 热咳者、水亏火炎者禁用。

【成分及药理作用】 百部的有效成分主要是多种生物碱，如百部碱、百部定碱、原百部碱、次百部碱、直立百部碱、新百部碱、对叶百部碱、新对叶百部碱、新斯替宁碱、蔓生百部碱等。百部的主要药理作用为镇咳、祛痰、平喘、镇痛。

杏　仁

【别　名】 杏仁核、杏子、杏、木落子、苦杏仁。

【壮药名】 歇景（cehgingq）。

【性　味】 微温，苦，有小毒。

【功　效】 调气道，通谷道。

【主　治】 咳嗽气喘，胸满痰多，肠燥便秘。

【用法用量】 水煎服，5～10 g，生品入煎剂宜后下。

【药膳应用】

1. 燥热型急性支气管炎，咳嗽：苦杏仁 10 g，鸭梨 1 个，冰糖少许。杏仁去皮尖打碎，鸭梨去核切块，加适量水同煮，待熟入冰糖令溶。代茶饮，不拘时。

2. 久咳气喘，面足浮肿，或肺结核，咳痰带血，咯血：猪肺 1 具，白萝卜 1 个，杏仁 9 g。前 2 味分别洗净，切块，杏仁去皮尖，共炖烂熟。

3. 咳嗽气喘，血燥津亏大便秘结：苦杏仁、粳米各 6 g。杏仁用沸水泡片刻后剥去皮尖，与粳米加水磨成浆，加白糖适量，煮熟。代茶饮，每日 1 次。

4. 风热头痛，目赤肿痛，高血压引起的头晕目眩：杏仁、菊花各 6 g。杏仁去皮尖打碎，菊花洗净，加水，文火烧沸 3～5 分钟，取汁。代茶饮。

【使用注意】 内服不宜过量，以免中毒。大便溏泻者、婴儿慎用。

【成分及药理作用】 杏仁主要含氰苷类成分，如苦杏仁苷；含苦杏仁酶，如苦杏仁苷酶、樱叶酶、醇腈酶等；含脂肪酸类，如油酸、亚油酸、棕榈酸等；

还含雌酮、α-雌二醇和蛋白质等。杏仁具有镇咳、平喘作用，还有抗炎、镇痛、增强机体细胞免疫、抗消化性溃疡、抗肿瘤、抗脑缺血、降血糖等作用。

桑白皮

【别　名】 桑根白皮、桑白、桑根皮、桑皮。

【壮药名】 能棵桑（naengosangh）。

【性　味】 寒，甜、辣。

【功　效】 通气道，清热毒，化痰止咳，通调水道。

【主　治】 贫痧（感冒），奔埃（咳嗽），唉百银（百日咳），肉扭（淋证），奔浮（水肿）。

【用法用量】 水煎服，9～15 g；或入散剂。

【药膳应用】

1. 肺热咳喘：桑白皮、地骨皮各 12 g，甘草 6 g。水煎服。

2. 肺虚有热，症见咳嗽少痰、气短、潮热盗汗：桑白皮、熟地黄各 15 g，西洋参 5 g（另炖），五味子 3 g。水煎服。

3. 高血压：桑白皮、夏枯草各 15 g。水煎代茶。

【使用注意】 本品性寒，故寒痰咳嗽者忌服。

【成分及药理作用】 桑白皮对心血管系统的作用：实验表明，桑白皮口服给药具有缓和、持久的降压作用，且与迷走神经的完整性无关。降压过程中，桑白皮抑制了颈动脉压反射，这可能与抑制血管运动中枢有关。同时在降压过程中，肾血流量似有增加。桑白皮对平滑肌的作用：实验表明，正丁醇提取物静脉注射能明显增加胃肠道蠕动，水提取物则无此作用，能松弛离体豚鼠回肠，抑制其自动节律活动，对大鼠胃贲门窦条片有轻度兴奋作用。

莱菔子

【别　名】 萝卜子、白萝卜子。

【壮药名】 歇老吧（cehlauxbaeg）。

【性　味】 凉，辣、甜。

【功　效】 调谷道，通调气道，清热毒，通谷道。

【主　治】 食积胀满，反胃吞酸，痢疾，咳嗽失音，吐血。

【用法用量】 煎汤服，或煮食，或榨汁服。

【药膳应用】

1. 老人气虚痰喘：莱菔子适量。为末，临睡酒送服，每次 3 g。

2. 中风口噤：莱菔子 9 g，皂角 6 g。合煎汤灌服。

3. 年久头风：莱菔子 9 g，生姜 3 片。合煎汤临睡服。

4. 牙齿疼痛：莱菔子适量。研末调入人乳塞患牙。

5. 痘疹不起：莱菔子适量。研末米泔送服，每次 3 g。

【使用注意】 气虚、无食积、痰滞者慎用，不宜与人参同用。

【成分及药理作用】 莱菔子含大量脂肪油，如芥酸、亚油酸、亚麻酸、三芥子酸甘油酯等；含少量硫挥发油，如甲硫醇等；含莱菔素，为抗菌物质；还含降压成分，如芥子碱、辛烯醛、甾醇、酶类等。莱菔子的药理作用为止咳、祛痰、平喘、抑制甲状腺功能、降压、抗菌、解毒、抗炎、利胆、降脂等。

鱼腥草

【别　名】 臭菜、侧耳根、臭根草、臭灵丹。

【壮药名】 枰危（byaekvaeh）。

【性　味】 微寒，苦。

【功　效】 清热毒，除湿毒，调气道、水道，清痈排脓。

【主　治】 钵农（肺痈），奔埃（咳嗽），哈呷（哮喘），发得（发热），阿意咪（痢疾），肉扭（淋证），呗农（痈疮）。

【用法用量】 水煎服，15～25 g，不宜久煎；或鲜品加倍，捣汁服。

【药膳应用】

1. 肺痈吐脓吐血：鱼腥草、天花粉、侧柏叶各等分。煎汤服。

2. 肺痈：鱼腥草适量。捣汁，入年久芥菜卤饮之。

3. 肺病咳嗽盗汗：鱼腥草叶 100 g，猪肚 1 个。将鱼腥草叶置于猪肚内炖汤服。每日 1 剂，连用 3 剂。

4. 痢疾：鱼腥草 18 g，山楂炭 6 g。水煎加蜜糖服。

5. 热淋，白浊，白带：鱼腥草 24～50 g。水煎服。

【使用注意】 脾胃虚寒者慎服。

【成分及药理作用】 鱼腥草主要含有挥发油、黄酮类、多糖、生物碱、酚类化合物、有机酸、蛋白质、氨基酸等。鱼腥草对金黄色葡萄球菌、肺炎双球菌、甲型链球菌、流感杆菌等多种革兰氏阳性和阴性细菌均有不同程度的抑制作用。鱼腥草的非挥发性成分有抗病毒作用，能增强细胞吞噬能力，提高机体免疫能力。此外，鱼腥草还有利尿、抗炎、镇痛、止血等作用。

枇杷叶

【别　名】巴叶、芦橘叶、卢橘。

【壮药名】盟比巴（mbawbizbaz）。

【性　味】微寒，苦、微辣。

【功　效】调气道，止咳化痰，调谷道。

【主　治】奔埃（咳嗽），陆裂（咯血），哈呷（哮喘），渗裂（衄血），鹿（呕吐），沙呃（呃逆），屙幽啶（消渴），哪呷（面瘫），酒渣鼻，叻仇（痤疮）。

【用法用量】水煎服，6～10 g。

【药膳应用】

1. 肺燥咳嗽：干枇杷叶（去毛）9 g，干桑叶 9 g，茅根 15 g。水煎服。

2. 肺热咳嗽：①枇杷叶 9 g，桑白皮 12 g，黄芩 6 g。水煎服。②蜜炙枇杷叶 12 g，蜜炙桑白皮 15 g。水煎服。

3. 百日咳：枇杷叶 15 g，桑白皮 15 g，地骨皮 9 g，甘草 3 g。水煎服。

4. 呕吐：枇杷叶 2 片，柿蒂 5 个，菖蒲 6 g，桂竹青（桂皮刮下的第二层皮）1 把。水煎服。

5. 回乳：枇杷叶（去毛）5 片，牛膝根 9 g。水煎服。

【使用注意】胃寒呕吐及风寒咳嗽者禁服。

【成分及药理作用】枇杷叶主要含挥发油和苦杏仁苷等成分。枇杷叶所含苦杏仁酸，在消化道内逐渐分解产生微量氢氰酸，起镇咳作用，但又不会引起氢氰酸中毒。枇杷叶煎剂及其油剂有祛痰平喘作用。另外，枇杷叶也具有抗菌、降糖作用。

白芥子

【别　名】辣菜子。

【壮药名】歇碰蛮（cehbyaekmanh）。

【性　味】温，辣。

【功　效】调气道，豁痰，通火路，散结，止痛。

【主　治】寒痰喘咳，悬饮，胸胁胀痛，痰滞经络，关节麻木疼痛，痰湿流注，阴疽肿毒。

【用法用量】水煎服，3～9 g。

【药膳应用】

1. 寒痰喘咳：白芥子、细辛各 20 g，甘遂、延胡索各 12 g。共研细末，分 3 次外用。用时取生姜 45 g，捣汁，调上药末 1 份为糊，分摊于 6 张小张的油纸，贴两侧肺俞穴、心俞穴与膈俞穴，用胶布固定，4～6 小时后取下，每 10 天贴 1 次，共贴 3 次，多在夏季三伏天贴用，冬天取效。

2. 食管癌：白芥子、礞石、火硝各 30 g，硇砂、冰片、沉香各 9 g，硼砂 60 g。共研细末，每服 1 g，每日 3 次，含咽。

【使用注意】本品辛温走散，耗气伤阴，故久咳肺虚和阴虚火旺者忌用。本品对皮肤黏膜有刺激性，故消化道溃疡、出血和皮肤过敏者忌用。

【成分及药理作用】白芥子含有芥子油苷类成分，为硫苷类化合物。此类油苷类成分本身无刺激作用，但遇水后经芥子酶作用可生成黄色挥发油（芥子油，为异硫氰酸酯类），具有辣味，为强力的皮肤发红剂、催吐剂和调味剂，并有起泡作用。炒白芥子水煎液中含苷量高于生品，含苷量的比较如下：炒白芥子粗粉＞生白芥子粗粉＞炒白芥子＞生白芥子。白芥子有镇咳、祛痰、平喘、抗炎、镇痛、抗前列腺增生等作用。

铁包金

【别　名】乌龙根、米拉藤、牛鞭子藤、老鼠耳、小叶黄鳝藤。

【壮药名】勾吼槈（gaeuhouznou）。

【性　味】平，苦、涩。

【功　效】止咳嗽，祛风湿，调龙路，消肿痛。

【主　治】奔埃（咳嗽），钵痨（肺痨），陆裂（咯血），巧尹（头痛），豪尹（牙痛），胴尹（胃痛），腊胴尹（腹痛），嗛疳（疳积），渗裂（咳血、衄血、胃出血），能蚌（黄疸），发旺（痹病），林得叮相（跌打损伤），呗农呗叮（痈疮疔肿），额哈（毒蛇咬伤），仲嘿嗛尹（痔疮），颈淋巴结肿大，睾丸肿痛。

【用法用量】水煎服，10～30 g；或制成糖浆、片剂。

【药膳应用】

1. 肺结核，肺燥咳嗽，内伤咳血，肝炎：铁包金 100 g。水煎服。

2. 风毒流注，睾丸肿痛：铁包金 100 g。水煎或加黄酒冲服。

3. 青蛇咬伤：铁包金捣烂，调米粉敷贴伤口。

4. 跌打损伤，蛇咬伤：铁包金浸酒外搽。

【成分及药理作用】铁包金含有槲皮素、β-谷甾醇等，具有止咳、平喘作用，对金黄色葡萄球菌、溶血性链球菌、福氏痢疾杆菌、伤寒杆菌等有抑制作用。

罗汉果

【别　名】拉汗果、假苦瓜。

【壮药名】芒裸寒（maklozhan）。

【性　味】凉，甜。

【功　效】通气道、谷道，清热毒，止咳化痰，生津润肠。

【主　治】货烟妈（咽痛），声音嘶哑，奔埃（咳嗽），比耐来（咳痰），唉百银（百日咳），陆裂（咯血），阿意勒（便血），阿意囊（便秘），屙幽啶（消渴）。

【用法用量】水煎汤，10～15 g；或捣汁饮。

【药膳应用】

1. 急慢性支气管炎，扁桃体炎，咽喉炎，便秘：罗汉果 15～30 g。开水泡，当茶饮。

2. 喉痛失音：罗汉果 1 个。切片，水煎，待冷后，频频饮服。

【使用注意】脾胃虚寒者忌服。

【成分及药理作用】罗汉果中的主要有效成分为三萜皂苷类、黄酮苷类等，其中主要甜味成分为罗汉果苷Ⅴ。药理研究表明，罗汉果具有降血糖、降血脂、抗氧化、抗诱变、镇咳祛痰等作用。

第二章　通谷道药

布渣叶

【别　名】破布叶、破布树、瓜布木。

【壮药名】棵瓦芦（govajlwij）。

【性　味】平，微酸、涩。

【功　效】调谷道，消食滞，解热毒。

【主　治】东郎（食积），胴尹（胃痛），能蚌（黄疸），呗农（痈疮）。

【用法用量】水煎服，5～10 g（鲜品 30～60 g）。

【药膳应用】

1. 感冒，消化不良，腹胀：布渣叶、番石榴叶、辣蓼各 18 g。水煎服，每日 2 剂。

2. 黄疸：①布渣叶 60 g，猪血 60 g。煎水服，每日 1 次，连服 6 天。②布渣叶、田基黄、茵陈蒿各 15～30 g。水煎服。

3. 热滞腹痛：布渣叶、鸭脚木皮、黄牛木叶、露兜簕根、岗梅根各 12～32 g。水煎当茶饮。

4. 蜈蚣咬伤：布渣叶 15～30 g。水煎服。

5. 瓜藤疮：布渣叶、鸭脚木叶、茅瓜苘、牢牛苘、食盐各适量。捣烂和牛尿炒热，待稍凉敷患处，再用高粱粟梗煮鸭肉食之。

【成分及药理作用】布渣叶除含黄酮类成分，还含异鼠李黄素、山柰黄素、槲皮黄素、5，6，4’-三羟基-3’-甲氧基黄酮-7-O-鼠李糖基葡萄糖苷、5，6，8，4’-四羟基黄酮-7-O-鼠李糖苷等。布渣叶可通过降低胃排空率，促进小肠蠕动，增加胃液分泌量，降低胃液酸度，提高蛋白酶活性，达到促消化的作用。

番石榴叶

【别　名】番桃叶、鸡矢果叶、缅桃叶。

【壮药名】盟您现（mbawnimbenj）。

【性　味】平，甜、涩。

【功　效】调谷道，收敛止泻，止血。

【主　治】白冻（泄泻），阿意咪（痢疾），东郎（食积），屙幽哝（消渴），优平（盗汗），中耳炎，能啥能累（湿疹），诺嚎哒（牙周炎），外伤出血，肾结石。

【用法用量】水煎服，3～5 g（鲜品 15～30 g）。炒番石榴叶收敛止泻作用增强，用于单纯性消化不良泄泻。

【药膳应用】

1. 腹泻：番石榴嫩叶 15 g，白米少许。炒至微黄，水煎服。

2. 痢疾：番石榴叶、桉树叶各 30 g。水煎服。

3. 胃肠炎：番石榴叶 15 g，生姜 6～9 g，食盐少许。捣烂，炒热后水煎服。

4. 腹痛：番石榴新芽适量。揉烂混以食盐服。

5. 消化不良：番石榴 30～60 g。水煎服，或加米少许，共炒至米黄后加水煎服。

【使用注意】大便秘结、泻痢积滞未清者慎服。

【成分及药理作用】番石榴叶含 β-谷甾醇、槲皮素、番石榴苷、无色矢车菊素、番石榴酸、扁蓄苷、丁香油酚、山楂酸、苹果酸、树脂、鞣质等。药理研究显示，番石榴叶有降血糖、抗菌和防癌等作用。在现代临床中，番石榴叶用于治疗急性胃肠炎、细菌性痢疾、消化不良腹痛、风湿病、湿疹、外伤出血、蛇虫咬伤和跌打损伤等。

槟　榔

【别　名】宾门药饯、槟榔仁、大腹槟榔、青仔、槟榔玉。

【壮药名】芒郎（maklangz）。

【性　味】温，苦、辣。

【功　效】除瘴气，通谷道，驱虫。

【主　治】胴西咪暖（肠道寄生虫病），阿意咪（痢疾），白冻（泄泻），奔浮（水肿），瘴病（疟疾）。

【用法用量】水煎服，3～9 g；驱绦虫、姜片虫用量为 30～60 g。

【药膳应用】

1. 肠道寄生虫病：槟榔 10 g，麻风草 20 g，排钱草 20 g，泽泻 20 g，鸡内金 10 g，白芍 10 g，使君子 6 g，甘草 6 g。水煎服。

2. 食积腹胀，呕吐痰湿：槟榔 10 g，生姜 10 g，山胡椒 5 g。水煎服。

3. 蛔虫攻痛：槟榔 100 g，酒 400 mL。煎至 200 mL，分 2 次服。

4. 食积满闷成痰涎呕吐：槟榔、半夏、砂仁、莱菔子、麦芽、干姜、白术各 6 g。水煎服。

5. 阴毛生虱：槟榔适量。水煎外洗。

6. 脚气累发，渐成水肿不消：槟榔，滚汤磨汁取 100 mL。饭前服，每日 2 次，连服 2 个月。

【使用注意】 脾虚便溏或气虚下陷者忌服，孕妇慎服。

【成分及药理作用】 槟榔含生物碱，主要为槟榔碱，其余为槟榔次碱、去甲基槟榔碱、去甲基槟榔次碱、脂肪油、槟榔红色素等。槟榔的主要药理作用为能使绦虫虫体引起弛缓性麻痹，触之则虫体伸长而不易断，故能把全虫驱出；对猪肉绦虫有较强的麻痹作用，对牛肉绦虫仅能使头节和未成熟节片麻醉，对蛲虫、蛔虫、钩虫、肝吸虫、血吸虫均有麻痹或驱杀作用，对皮肤真菌、流感病毒、幽门螺旋杆菌均有抑制作用。槟榔还可兴奋胆碱受体，促进唾液、汗腺分泌，增加肠蠕动，减慢心率，降低血压，滴眼可使瞳孔缩小。

叶下珠

【别　名】 珍珠草、叶下珍珠、叶后珠、十字珍珠草、夜合草。

【壮药名】 牙关头（nyagvanjdouj）。

【性　味】 凉，微苦、甜。

【功　效】 通水道，利湿毒，清热毒，调谷道，明目。

【主　治】 奔浮（水肿），肉扭（淋证），白冻（泄泻），阿意咪（痢疾），勒爷喯疳（小儿疳积），能蚌（黄疸），火眼（急性结膜炎），吧尹（口腔溃疡），呗农（痈疮），额哈（毒蛇咬伤）。

【用法用量】 水煎服，15～30 g（鲜品 30～60 g）。

【药膳应用】

1. 痢疾，肠炎泄泻：叶下珠、铁苋菜各 30 g。煎汤，加糖适量冲服，或配老鹳草水煎服。

2. 黄疸：鲜叶下珠 60 g，鲜马鞭草 90 g，鲜半边莲 60 g。水煎服。

3. 肝炎：鲜叶下珠、鲜黄胆草各 60 g，母螺 7 粒，鸭肝 1 个，冰糖 60 g。水炖服。

4. 夜盲症：鲜叶下珠 30～60 g，动物肝脏 120 g，苍术 9 g。水炖服。

5. 感冒发热，肠炎腹泻，痢疾，尿路感染：叶下珠全草 25～50 g。水煎服。

【使用注意】 阳虚体弱者慎用。

【成分及药理作用】 叶下珠的有效成分为鞣花鞣质类、木脂素类和黄酮类等。药理研究表明，叶下珠具有抗病毒、保肝、抗血栓、抗肿瘤等作用。

山　楂

【别　名】 广山楂、山楂果、台湾林檎、台湾苹果、山仙查。

【壮药名】 芒山楂（maksanhcah）。

【性　味】 微温，甜、酸。

【功　效】 通龙路，调谷道，散瘀肿。

【主　治】 东郎（食积），阿意咪（痢疾），胴尹（胃痛），京瑟（闭经），兵嘿细勒（疝气），高脂血症。

【用法用量】 水煎服，9～12 g。

【药膳应用】

1. 高血压病：焦山楂 9 g，草决明 12 g，白菊花 9 g。开水冲泡，代茶温饮。

2. 初期高血压、血脂过高和单纯性肥胖等：山楂 15 g，荷叶 12 g。将山楂、荷叶共研粗末，水煎 3 次，取浓汁。每日 1 剂，代茶徐饮。

3. 胃肠消化不良：生山楂 10 g，炒麦芽 10 g。将生山楂洗净，切成薄片，与炒麦芽一同放入杯中，冲入沸水，盖好盖，泡 3 分钟即可饮用。

4. 痛经：葵花籽 15 g，干山楂 30 g，红糖 60 g。前二者烤焦研末，加红糖冲服或煎服。每日 2 次，经前 1～2 日服，每个月经周期服 2 剂，连服几个月经周期。

【使用注意】 脾胃虚弱而无积滞者、胃酸分泌过多者均慎服。

【成分及药理作用】 山楂的主要化学成分有苷类、黄酮类、山楂酸、齐墩果酸、维生素 C、维生素 B_2、胡萝卜素、鞣质、蛋白质、果糖、熊果酸等。药理研究表明，山楂具有降血脂、降血压、抗癌、抗心绞痛、抗心律失常、抗氧化、抗菌、保护视网膜、抑制畸变等作用。临床用于治疗冠状动脉粥样硬化性心脏病、高血压病、高脂血症、细菌性痢疾等。

神　曲

【别　名】六神曲。

【壮药名】多漏（ndolaeuj）。

【性　味】温，甜、辣。

【功　效】通调谷道，健脾。

【主　治】饮食停滞，消化不良，脘腹胀满，食欲不振，鹿（呕吐），泻痢。

【用法用量】水煎服，10～15 g；或入丸、散剂。

【药膳应用】

1. 回乳：炒麦芽 60 g，炒神曲 30 g。每日 1 剂，分 2 次温服，5～7 日为 1 个疗程。

2. 脾胃虚弱，消化不良：神曲 300 g，麦蘖（炒）150 g，干姜（炮）200 g，乌梅肉（焙）200 g。共研为末，加蜜调成丸子。每服 50 丸。米汤送下，每日服 3 次。

3. 偏于肉食积滞之脘腹疼痛，恶心，厌油：神曲 15 g，山楂 20 g，大米 100 g。将神曲、山楂水煎，去渣取汁，与大米煮成稀粥。每日上午、下午空腹服食。可连服 3～5 日。

【使用注意】脾阴不足者、胃火盛者、孕妇慎服。

【成分及药理作用】神曲属曲剂，含酵母菌、淀粉酶、维生素 B 复合体、麦角甾醇、蛋白质、脂肪、挥发油等成分。神曲有发酵作用，能助消化，增进食欲，下气调中。本品为一种酵母制品，含有多种消化酶，不宜炒用。

鸡内金

【别　名】鸡肶胵、鸡肫内黄皮、鸡肫皮、鸡黄皮、鸡食皮。

【壮药名】能得给（naengdawgaeq）。

【性　味】平，甜。

【功　效】通调谷道，健胃消滞，涩精止遗。

【主　治】东郎（食积），鹿（呕吐），阿意咪（痢疾），喯疳（疳积），濑幽（遗尿），濑精（遗精）。

【用法用量】水煎服，3～10 g；研末，每次 15～3 g；或入丸、散剂。外用：适量，研末调敷或生贴。

【药膳应用】

1. 食滞：鸡内金适量。研末，乳汁送服。

2. 反胃，食即吐出，上气：鸡内金适量。烧灰，酒服。

3. 脾胃湿寒，饮食减少，长作泄泻，完谷不化：白术 200 g，干姜 100 g，鸡内金 100 g，熟枣肉 25 g。白术、鸡内金各自轧细焙熟，再将干姜轧细，共和枣肉，同捣如泥，做成小饼，木炭火上炙干。空腹时，当点心，细嚼咽之。

4. 噤口痢疾：鸡内金适量。焙研，乳汁送服。

5. 小儿疳病：鸡内金（勿落水，瓦焙干，研末）20 个，车前子（炒，研末）200 g。共和匀，以米糖溶化，拌入与食。忌油腻、面食、煎炒。

【使用注意】脾虚无积者慎服。

【成分及药理作用】鸡内金含有胃激素、角蛋白、17 种氨基酸、微量胃蛋白酶和淀粉酶。临床用鸡内金治疗慢性萎缩性胃炎、圆形脱发、早期肝硬化等，有较好疗效。药理研究证实，鸡内金具有促进胃液分泌、增强胃蠕动等作用。

火麻仁

【别　名】麻子、麻子仁、麻仁、大麻子。

【壮药名】冷啦荬（lwglazmaij）。

【性　味】平，甜。

【功　效】通谷道。

【主　治】阿意囊（便秘），发旺（痹病），屙幽啘（消渴），肉扭（淋证），阿意咪（痢疾），月经不调，痂（癣），脚气。

【用法用量】水煎服，10～15 g；或入丸、散剂。

【药膳应用】

1. 头风疹多白屑：火麻仁 3 kg，秦椒 2 kg，柏叶（切）1 kg。浸于淘米水中一夜，次日煮沸，去渣洗头发。

2. 呃逆：火麻仁 15 g。熬熟，捣碎，以水研取汁，加少量盐吃。

3. 小儿红痢，白痢，体弱不堪，困重者：火麻仁 100 g。炒熟，捣末，每次取 15 g，以蜜或浆水送服。

【成分及药理作用】 火麻仁成分中脂肪油约含 30%，其中含饱和脂肪酸 4.5%～9.5%。不饱和脂肪酸含油酸 12%、亚麻酸 25%、亚油酸 53%。火麻仁还含蛋白质、维生素、卵磷脂、葡萄糖、甾醇、烯类等。火麻仁还含少量生物碱，为毒蕈碱、胆碱。火麻仁具有润肠作用。火麻仁中含不吸收脂肪油，在肠中被分解为脂肪酸，可刺激肠壁，促进肠蠕动，增加排便次数和粪便量。除此之外，火麻仁还具有降压、降脂作用。研究表明，高血压患者服用火麻仁乳剂 5～6 周，血压亦可下降。

木　瓜

【别　名】 贴梗海棠、皱皮木瓜、铁脚梨、宣木瓜、红阳果、川木瓜等。

【壮药名】 猛瓜（moeggva）。

【性　味】 温，酸。

【功　效】 通谷道，平肝舒筋，和胃化湿。

【主　治】 发旺（痹病），白冻（泄泻），寨痂（脚气），奔浮（水肿）。

【用法用量】 水煎服，6～9 g。

【药膳应用】

1. 细菌性痢疾：木瓜 15 g。水煎，加红糖适量，顿服。

2. 急性肠胃炎，腓肠肌痉挛：木瓜、吴茱萸、小茴香、甘草、生姜、紫苏梗各适量。水煎服。

3. 贫血、血虚所致肌肉抽搐：木瓜、当归、白芍各适量。水煎服。

4. 风湿性关节炎：木瓜、豨莶草、老鹳草各 9 g。水煎服。

【使用注意】 多食损伤牙齿和筋骨。

【成分及药理作用】 木瓜营养丰富，含木瓜酵素较多，可减轻胃肠的负担，帮助消化，防治便秘，并可预防消化系统癌变。此外，木瓜中维生素 C 的含量也非常高，能抗衰养颜。

药理研究表明，木瓜可健胃消食、滋补催乳、舒筋通络，主治脾胃虚弱、食欲不振、乳汁缺少、风湿关节疼痛、肢体麻木、胃及十二指肠溃疡疼痛等症。药理研究表明，木瓜中的木瓜蛋白酶有消食化积的作用，木瓜碱有抗肿瘤和消炎功效。常吃木瓜可促进人体新陈代谢，改善血液循环，舒筋通络，提高免疫力。

番木瓜

【别　名】广西木瓜、木瓜、石瓜、木冬瓜、番瓜。

【壮药名】猛瓜（moeggva）。

【性　味】平，甜。

【功　效】调谷道，止痛，行水利湿，发奶。

【主　治】东郎（食积），胴尹（胃痛），湿热脚气，产呱嘻馁（产后缺乳）。

【用法用量】水煎服，30～60 g；研末，3～15 g；或适量绞汁饮。

【药膳应用】

1. 胃病，消化不良：①番木瓜适量。生吃或煮食。②番木瓜干粉，每服3～6 g，每日2次。

2. 乳汁稀少：鲜番木瓜、韭菜各适量。煮服。

3. 远年烂脚：番木瓜60 g，土薏米30 g，猪脚1条。共煲服。

4. 脚气浮肿，乳汁稀少：鲜番木瓜果实250～500 g，与猪脚炖吃。

5. 腰痛：未成熟番木瓜果实1个，切开一小段，去种子，放入适量白酒，照原样封盖，放火内煨熟后，取酒内服外搽。

【使用注意】寒湿精滑者慎用。

【成分及药理作用】果肉：含番木瓜碱、木瓜蛋白酶、凝乳酶、蔗糖、果胶、酒石酸、苹果酸、多种维生素。淡黄色的果肉含隐黄素、蝴蝶梅黄素、β-胡萝卜素和隐黄素环氧化物等色素，红色的果肉含番茄烃。种子：含异硫氰酸甲酯、番木瓜苷。果实的乳汁和种子都含微量番木瓜碱。药理研究表明，番木瓜有抗肿瘤、抗凝、降压、抑制平滑肌等作用。

第三章　通水道药

第一节　通水道、消肿药

薏苡仁

【别　名】薏仁、苡仁、珍珠米、水玉米、益米、米仁、薏米、起实。

【壮药名】糇容（haeuxrou）。

【性　味】微寒，甜、淡。

【功　效】通水道，除湿热，清热毒。

【主　治】奔浮（水肿），肉扭（淋证），隆白呆（带下），发旺（痹病），白冻（泄泻），兵西弓（肠痈），扁平疣。

【用法用量】煎汤服，10～30 g；或入丸、散剂，或浸酒，或煮粥，或做羹。

【药膳应用】

1. 清热祛湿：薏苡仁 30 g，淡竹叶 30 g，粳米 60 g。薏苡仁、淡竹叶加水 1000 mL，煎至 500 mL，滤除药渣后加入粳米，煮至黏稠，待温食用。

2. 鼻中生疮：用薏苡仁、冬瓜煎汤当茶饮。

3. 风疹：薏苡仁、红糖各 30 g，赤小豆 50 g，大枣 15 个。水煎服，连服 3 剂。

4. 风湿痹痛：薏苡仁 30 g。研末，加适量粳米煮粥服。

5. 乳痈：延胡索、薏苡仁各 25 g，黄酒 200 mL。煎至 100 mL，空腹服，出汗即验。

【成分及药理作用】薏苡仁含淀粉、脂肪酸、酯类、多糖、蛋白质、酚酸、甾醇、黄酮、内酰胺、三萜、生物碱、腺苷等物质，主要活性成分为酯类、不饱和脂肪酸、糖类和内酰胺类等。药理研究表明，薏苡仁具有抗肿瘤、镇痛抗炎、调节糖脂代谢、增强免疫、降血压、抗氧化、抗衰老、美白等作用。

车前草

【别　名】车轮菜、车轱辘菜、牛舌草、钱贯草、猪耳草、黄蟆叶、牛耳朵棵。

【壮药名】牙底马（nyadaezmax）。

【性　味】寒，甜。

【功　效】通水道，清热毒，凉血。

【主　治】肉卡（癃闭），肉扭（淋证），渗裂（衄血），阿意勒（便血），白冻（泄泻），呗农（痈疮）。

【用法用量】水煎服，9～30 g。

【药膳应用】

1. 高血压：车前草、鱼腥草各 50 g。水煎服。

2. 感冒：车前草、陈皮各适量。水煎服。

3. 尿血：车前草、地骨皮、旱莲草各 15 g。炖汤服。

4. 黄疸：车前草 25 g，观音螺 50 g。加酒 1 杯，炖服。

5. 泄泻：车前草 20 g，铁马鞭 10 g。共捣烂，冲凉水服。

6. 热痢：车前草叶适量。捣绞取汁 28 g，入蜜 20 mL，同煎一二沸，分温 2 服。

7. 白带：车前草根 15 g。捣烂，用糯米淘米水兑服。

【使用注意】肾虚精滑及内无湿热者慎服。

【成分及药理作用】车前草含多糖类、黄酮及其苷类、环烯醚萜及其苷类、苯甲基咖啡酰糖脂类、三萜、甾体类、挥发油等化合物，具有抗菌、利尿、抗氧化、增强免疫力、降低尿酸等药理作用。

茯　苓

【别　名】茯菟、松薯、不死面、松苓、松木薯。

【壮药名】茯苓（fuzlingz）。

【性　味】平，甜、淡。

【功　效】调水道、谷道，除湿毒，宁心安神。

【主　治】奔浮（水肿），肉扭（淋证），鹿（呕吐），纳呆，白冻（泄泻），心跳（心悸），自汗，年闹诺（失眠），濑精（遗精）。

【用法用量】 水煎服，10～15 g；或入丸、散剂。

【药膳应用】

1. 自汗：茯苓 50 g。研末，每次 10 g，艾叶煎汤送服。

2. 水肿：茯苓 15 g，白术 10 g，郁李仁 7 g，生姜 5 g。水煎服。

3. 泄泻：茯苓、白术各 10 g，野山药、四叶参各 15 g，神曲 6 g。水煎服。

4. 尿频：白茯苓、干山药（去皮，白矾水内浸过，慢火焙干）各等分。研末，每次 10 g，米汤送服。

5. 妊娠小便不通：茯苓、赤白各 15 g，苎麻根 9 g，当归 6 g，升麻 3 g，川芎3 g。急流水煎服，或调琥珀末 6 g 服，效果更佳。

【成分及药理作用】 茯苓主要含有多糖、三萜类（茯苓素、茯苓酸、猪苓酸）、蛋白质、麦角甾醇、无机盐等。药理研究表明，茯苓具有利尿、调节免疫、镇静、保肝、抗肿瘤等作用。

第二节　通水道、 通淋药

石　韦

【别　名】 石皮、石苇、金星草。

【壮药名】 棵细韦（gosizveiz）。

【性　味】 微寒，甜、苦。

【功　效】 通调水道、气道，凉血止血。

【主　治】 淋痛，尿血，尿路结石，肾炎，崩漏等。

【用法用量】 水煎服，6～12 g；或研末冲服。

【药膳应用】

1. 尿路结石：石韦、车前草各 30 g，生栀子 18 g，甘草 9 g。水煎服。

2. 放疗和化疗引起的白细胞下降：石韦 30 g，红枣 15 g，甘草 3 g。水煎服。

3. 尿血：石韦、当归、蒲黄、芍药各等分。研末冲服。

4. 慢性气管炎：石韦、蒲公英、鼠曲草、一枝黄花各 30 g。水煎服。

【成分及药理作用】 石韦含皂苷、蒽醌类、黄酮类、鞣质等物质。药理研究表明，石韦有镇咳、祛痰、平喘作用，对金黄色葡萄球菌、变形杆菌、大肠杆菌等有不同程度的抑制作用。

泽 泻

【别　名】 东方泽泻、水泽、天鹅蛋、如意花、车苦菜、一枝花、天秃。

【壮药名】 碰凛聘（byaeklinxbit）。

【性　味】 寒，甜、淡。

【功　效】 调谷道，利水道，清热毒，除湿毒。

【主　治】 兰啄（眩晕），能蚌（黄疸），奔浮（水肿），肉扭（淋证），幽涩（小便淋涩），泄泻尿少，得呦（热淋），寨痂（脚癣）等。

【用法用量】 水煎服，5～10 g。

【药膳应用】

1. 水湿肿胀：泽泻、白术各 30 g。共研为末，每服 9 g，茯苓汤送下。

2. 暑天吐泻（头晕，渴饮，小便不利）：泽泻、白术、茯苓各 9 g，水 1 碗，姜 5 片，灯芯草 10 根。煎取八成，温服。

3. 开胃暖中，利水渗湿：泽泻 15 g，鲫鱼 1 条（约 300 g），料酒 10 g，盐 3 g，姜 5 g，葱 10 g。

【使用注意】 阴虚无湿热及肾虚目昏者忌用。

【成分及药理作用】 泽泻主要含三萜类化合物、挥发油、生物碱、天门冬素、脂肪酸、树脂等成分。药理研究表明，泽泻有显著的利尿作用，能增加尿量，增加尿素与氯化物的排泄，对肾炎患者利尿作用更为明显；有降压、减肥、降血脂、抗脂肪肝和保肝作用；对实验性高胆固醇血症有明显的降血清胆固醇作用和抗动脉粥样硬化作用；对金黄色葡萄球菌、肺炎双球菌、结核杆菌等有抑制作用。

赤小豆

【别　名】 赤豆、红豆、红小豆、朱小豆、米赤豆、红饭豆。

【壮药名】 都红（duhhoengz）。

【性　味】 平，甜、酸。

【功　效】 通利水道，解毒排脓。

【主　治】奔浮（水肿），脚气，能蚌（黄疸），疮毒痈肿，瘾疹。

【用法用量】水煎服，9～30 g。

【药膳应用】

1. 除湿毒：赤小豆 30 g，白米 15 g，白糖适量。赤小豆煮熟后再加入白米煮粥，粥将成时，加白糖适量，待温食用。

2. 祛湿健脾：赤小豆 60 g，宣木瓜 30 g，薏苡仁 90 g，乌鸡 1 只，生姜 20 g。放入砂锅中加入适量水，文火炖烂，加盐和葱花，食肉喝汤。

【成分及药理作用】赤小豆主要含有酚类、五环三萜、皂苷、黄酮、鞣质等化合物。药理研究表明，赤小豆所含的黄酮类化合物具有较强的体外抗氧化作用，对大鼠原代肝细胞氧化损伤具有保护作用，是预防和治疗肿瘤、肝病等疾病的有效成分。赤小豆皮是难得的膳食纤维源，纤维含量高达 60%，能控制血糖，对肥胖症、糖尿病等有预防和保健的作用。赤小豆的三氯甲烷萃取物具有显著的利尿作用。从赤小豆中提纯的胰蛋白酶抑制药，剂量在2 mg/mL 以上时，能抑制人体精子，对人体精子顶体粒蛋白亦有较强的抑制作用。

广金钱草

【别　名】广东金钱草、金钱草、铜钱草、假花生、马蹄草。

【壮药名】旷金浅（gvangjgimcienz）。

【性　味】寒，甜、淡。

【功　效】利水道，除湿毒，解热毒，排结石，消积滞。

【主　治】肉扭（淋证），砂淋，石淋，奔浮（水肿），尿少，胆囊结石，能蚌（黄疸），喯疳（疳积），呗农（痈疮）。

【用法用量】水煎服，15～30 g（鲜品 30～60 g）。

【药膳应用】

1. 泌尿系结石，胆囊结石，黄疸型肝炎，肾炎水肿：广金钱草全草 100 g。水煎服。

2. 小儿疳积：广金钱草全草 20 g。水煎当茶饮，或同瘦肉、猪肝蒸食。

3. 荨麻疹：①广金钱草鲜全草 75 g，生盐 50 g。共捣烂外搽。②全草 50 g。水煎服。

4. 胆囊炎：广金钱草 30 g，鸡内金 9 g。水煎服。

5. 口腔炎及喉头炎：广金钱草 15～30 g。煎水冲蜂蜜服。

【成分及药理作用】 广金钱草全草含黄酮类、生物碱类、多糖类等成分，其中的多糖为治疗结石的主要有效成分。药理研究表明，广金钱草具有利尿、排石、利胆、抗炎等作用。

玉米须

【别　名】 玉麦须、玉蜀林须、红须麦、苞谷须、玉蜀黍蕊、苞粟须、苞米须。

【壮药名】 猛吼养（mumhhaeuxyangz）。

【性　味】 平，甜。

【功　效】 利水道，通龙路，散结肿，止血。

【主　治】 奔浮（水肿），寨痂（脚癣），能蚌（黄疸），肝炎，血压桑（高血压病），胆囊炎，胆结石，屙幽哾（消渴），鹿勒（吐血），渗裂（衄血），楞哝（鼻渊），呗嘻（乳痈）。

【用法用量】 水煎服，30～60 g。

【药膳应用】

1. 妇人乳房红肿，乳汁不通，怕冷发热，头痛体困：鲜玉米须适量。烘干为末，以酒送服。

2. 急性、慢性膀胱炎，尿道炎，胆囊炎，胆结石，浮肿，消渴：玉米须适量。水煎服。

【成分及药理作用】 玉米须含有脂肪油、挥发油、树胶样物质、树脂、苦味糖苷、皂苷、生物碱、谷甾醇、苹果酸、柠檬酸等。药理研究表明，玉米须具有较强的利尿作用，抑制蛋白质排泄，促进胆汁分泌，降低其黏稠度和胆红素含量，可增加血液中凝血酶原含量和血小板数，加速血液凝固，以及降压。

海金沙

【别　名】 金沙蕨、海南海金沙。

【壮药名】 溶随滇（rumseidiet）。

【性　味】 寒，甜、淡。

【功　效】 通水道，利湿毒，清热毒。

【主　治】肉扭（淋证），幽裂（尿血），白浊，隆白呆（带下），能蚌（黄疸）。

【用法用量】水煎服，6～15 g。宜布包煎。

【药膳应用】

1. 热淋急痛：海金沙适量。研末，生甘草汤冲服。

2. 脾湿胀满：海金沙 100 g，白术 10 g，甘草 1.5 g，黑丑 1.5 g。水煎服。

3. 肝炎：海金沙 25 g，阴行草 100 g，车前草 30 g。水煎服，每日 1 剂。

4. 尿酸结石症：海金沙、滑石适量。共研为末。以车前子、麦冬、木通煎水调药末，并加蜜少许，温服。

5. 小便出血：海金沙适量。研末，以新汲水调下。一方用砂糖水调下。

【使用注意】肾阴亏虚者慎服。

【成分及药理作用】海金沙含脂肪油、海金沙素、棕榈酸、硬脂酸等成分。药理研究表明，海金沙煎剂对金黄色葡萄球菌、绿脓杆菌、福氏痢疾杆菌、伤寒杆菌等有抑制作用，又能明显促进输尿管的蠕动，使输尿管上段的压力明显增大而具有排石作用。

凤尾草

【别　名】井口边草、井栏边草、铁脚鸡、山鸡尾、石长生。

【壮药名】良给团（rienggaeqdon）。

【性　味】凉，淡、微苦。

【功　效】利湿毒，清热毒，凉血止血，消痈肿。

【主　治】肉扭（淋证），隆白呆（带下），阿意咪（痢疾），白冻（泄泻），能蚌（黄疸），呗农呗叮（痈疮疔肿），货烟妈（咽痛），呗奴（瘰疬），航靠谋（痄腮），呗嘻（乳痈），高热抽搐，东笃哈（蛇虫咬伤），鹿勒（吐血），渗裂（衄血），肉裂（尿血），阿意勒（便血），外伤出血。

【用法用量】水煎服，15～30 g。

【药膳应用】

1. 热性赤痢：凤尾草 5 份，铁线蕨 1 份，海金沙藤 1 份。炒黑，水煎服。

2. 痢疾：鲜凤尾草 150 g。水煎或擂汁服，每日 3 剂。

3. 急性肝炎：鲜凤尾草 150 g。捣汁服，每日 3 剂，5 日为 1 个疗程。

4. 泌尿系炎症，血尿：鲜凤尾草 200 g。水煎服。

5. 热淋，血淋：凤尾草 35～100 g。用米泔水（取第二次淘米水）煎服。

【使用注意】 虚寒证患者慎服。

【成分及药理作用】 凤尾草主要有蕨素类倍半萜、对映-贝壳杉烷型二萜、黄酮类、多糖等化合物。根茎含大叶凤尾蕨甙 A、B、C、D，全草含 2β，6β，16α-三羟基-左旋-贝壳杉烷，蕨素 A、B、C、F、S，异蕨苷 C，欧蕨伊鲁苷，以及一些贝壳杉烯和贝壳杉烷的衍生物等。药理研究表明，凤尾草具有抗肿瘤、抗炎、抗菌、抗氧化、抗癌等作用。

第四章　通龙路、 火路药

第一节　通龙路药

功劳木

【别　名】土黄柏、刺黄柏、刺黄芩、黄连树、木黄连。

【壮药名】美黄连（maexvuengzlienz）。

【性　味】寒，苦。

【功　效】清热毒，除湿毒，调气道。

【主　治】奔埃（咳嗽），哈呷（哮喘），白冻（泄泻），阿意咪（痢疾），能蚌（黄疸），屙幽哼（消渴），呗农（痈疮），能啥能累（湿疹），渗裆相（烧烫伤）。

【用法用量】水煎服，6～9 g。

【药膳应用】

1. 肺结核，支气管炎，黄疸型肝炎，风湿骨痛，牙痛，急性结膜炎，感冒，痢疾，神经衰弱：功劳木根或茎 15～25 g。水煎服。

2. 风火牙痛：功劳木叶 15 g。水煎顿服。每日 1 剂，痛甚者服 2 剂。

【使用注意】脾胃虚寒者慎用。

【成分及药理作用】功劳木主要含生物碱类成分，如小檗碱、药根碱、刺檗碱、小檗胺、异粉防己碱、黄连碱、巴马汀和木兰花碱等。药理研究表明，功劳木具有抗病原微生物、抗肿瘤和肿瘤细胞多药耐药逆转等作用。

穿破石

【别　名】饭团簕、黄龙退壳、金腰带、柘根、莨芝根。

【壮药名】棵温戏（gooenciq）。

【性　味】凉，淡、微苦。

【功　效】祛风毒，清热毒，止咳喘，化痰湿，散瘀血，消肿痛，通经络。

【主　治】钵痨（肺痨），陆裂（咯血），能蚌（黄疸），胴尹（胃痛），蛊病（臌胀），肉扭（淋证），发旺（痹病），呗农（痈疮），呗叮（疔疮），航靠谋（痄腮），京瑟（闭经），林得叮相（跌打损伤）。

【用法用量】水煎服，15～30 g。

【药膳应用】

1. 肺痨，风湿：穿破石、铁包金、甘草适量。同煎服。

2. 体虚白带：穿破石 100 g。水煎服。

3. 肺结核，闭经，黄疸：穿破石根 25～50 g。水煎服。

4. 跌打损伤，风湿性腰腿痛：穿破石根 25～50 g。水煎服，或浸酒服。

5. 疮疖肿痛：穿破石鲜根皮或鲜叶适量。捣烂外敷。

【使用注意】孕妇忌用。

【成分及药理作用】穿破石含异黄酮 A、3’-O-甲基香豌豆苷元、去氢木香内酯、亚油酸甲酯。药理研究表明，穿破石有保肝作用，穿破石根的乙醇提物有较好的抗结核分枝杆菌作用。

茅　莓

【别　名】拦路蛇、铺地蛇、三月泡、天青地白。

【壮药名】芒东（makdumh）。

【性　味】寒，苦、涩。

【功　效】通龙路，利水道，清热毒，散瘀止痛。

【主　治】肉扭（淋证），能啥能累（湿疹），狠尹（疖肿）。

【用法用量】水煎服，10～15 g。

【药膳应用】

1. 跌打损伤：茅莓根 30 g，接骨木 15 g。水煎服，分 2 次服，加米酒适量冲服。

2. 过敏性皮炎：茅莓根 50 g，明矾 10 g。茅莓根煎水，去渣，加明矾溶化，趁温洗患处，每日 1 次。

3. 外伤出血：茅莓叶适量。晒干研末，撒敷伤口，外加包扎。

【成分及药理作用】茅莓叶含鞣质。茅莓茎含酚类、鞣质，如β-谷甾醇、月桂酸、邻硝基苯酚、β-胡萝卜苷、蔷薇酸、（+）一儿茶素。药理研究表明，茅莓水煎剂对白血病荷瘤裸鼠瘤体生长有明显抑制作用，对脑缺血缺氧有明显的保护作用，对多巴胺神经元有保护作用。

蒺藜

【别　名】白蒺藜、刺蒺藜、硬蒺藜、八角刺、地菱、鬼头刺。

【壮药名】宛芭酱（vanbajgyang）。

【性　味】平，苦、辣。

【功　效】通龙路，调谷道，调气道，明目，止痒。

【主　治】巧尹（头痛）、嗒叮（目赤肿痛）、麦蛮（风疹）、能晗（瘙痒）、呗嘻（乳痈）等。

【用法用量】水煎服，6～15 g。

【药膳应用】

1. 身体风痒，燥涩顽痹：蒺藜 120 g，胡麻仁 60 g，玉竹 90 g，金银花30 g。炼蜜为丸，早晚各 9 g，白开水送服。

2. 白内障：蒺藜 120 g，玉竹 90 g。共炒为散，每次 9 g，早饭前白开水调服。

3. 通身浮肿：蒺藜适量。煎汤洗。

4. 老年慢性气管炎：蒺藜适量。制糖浆服。

5. 风疹瘙痒：蒺藜、防风、蝉蜕各 9 g，白鲜皮、地肤子各 12 g。水煎服。

6. 急性结膜炎：蒺藜 12 g，菊花 6 g，青葙子、木贼、决明子各 9 g。水煎服。

7. 高血压，目赤多泪：蒺藜 15 g，菊花 12 g，决明子 30 g，甘草 6 g。水煎服。

【使用注意】孕妇慎用。

【成分及药理作用】蒺藜鲜果含山柰酚、山柰酚-3-葡萄糖苷、山柰酚-3-O-芸香糖苷、刺蒺藜皂苷、过氧化物酶。干果含脂肪油、少量挥发油、鞣质、树脂、甾醇、钾盐、微量生物碱、皂苷等。药理研究表明，蒺藜水浸液和乙醇浸出液对麻醉动物有降血压作用，可使血压迅速下降，其降血压机制由胆碱能神经功能加强所致；蒺藜水溶性部分有利尿作用；蒺藜总皂苷有显著的强心、提高机体免疫功能、强壮、抗衰老等作用；蒺藜水煎液有降低血糖作用；蒺藜水提取物有抗过敏作用。

广西王不留行

【别　名】爬墙虎、巴山虎、王不留行、凉粉果、薜荔、络石藤。

【壮药名】芒不（makbup）。

【性　味】平，苦。

【功　效】通龙路，利水道，祛风毒，除湿毒。

【主　治】发旺（痹病），阿意咪（痢疾），肉扭（淋证），林得叮相（跌打损伤），约京乱（月经不调），乳汁不通，呗农（痈疮）。

【用法用量】水煎服，6～15 g。

【药膳应用】

1. 乳汁不通：广西王不留行果5个，猪脚1节，酒水各半。炖服。
2. 风湿关节痛：广西王不留行茎、南天竹根各30 g。水煎服。
3. 呕吐：广西王不留行藤30 g。水煎服。
4. 牙痛：广西王不留行藤60～90 g。水煎汁冲白蜜，每日服3次。
5. 阳痿，遗精：广西王不留行果12 g，葎草12 g。水煎服，连服半个月。

【成分及药理作用】广西王不留行主要含皂苷，有A、B、C、D四种，水解后，均得到同一种王不留行次皂苷，再分解为棉根皂苷元和葡萄糖醛酸。黄酮类王不留行还含异肥皂草苷，酸解后其苷元为肥皂草素，脱水后生成牡荆素。广西王不留行还有棉子糖、葡萄糖、淀粉、脂肪、蛋白质、黄酮苷、生物碱、香豆精、豆甾醇、植酸钙镁、磷脂等成分。药理研究表明，广西王不留行水煎剂对大鼠子宫有明显的兴奋作用，醇提取物对小鼠有抗着床、抗早孕作用。

骨碎补

【别　名】毛姜、猴掌姜、石连姜、肉碎补。

【壮药名】兴盆（hingbwn）。

【性　味】温，苦。

【功　效】调龙路、火路，补阳虚，强筋骨，祛风毒，除湿毒，消肿痛。

【主　治】腰腿痛，发旺（痹病），夺扼（骨折），林得叮相（跌打损伤），旁巴尹（肩周炎）。

【用法用量】水煎服，3～10 g。

【药膳应用】

1. 肾虚腰痛，风湿性腰腿疼：骨碎补、桑寄生各15 g，秦艽、豨莶草各9 g。水煎服。

2. 挫闪：骨碎补60 g。杵烂，同生姜母、菜油、茹粉少许，炒敷患处。

3. 接骨续筋：骨碎补200 g，浸酒100 g。分10次内服，每日2次；或晒干用，研末外敷。

【成分及药理作用】骨碎补主要含柚皮苷、北美圣草苷、β-谷甾醇、丁二酸，尚含内酯、多糖酸盐、淀粉、双氢黄酮苷，对损伤愈合有促进作用。药理研究表明，骨碎补水煎剂具有刺激骨关节软骨细胞代偿性增生作用，并能部分改善由于力学应力线改变造成关节软骨的退行性变，从而降低骨关节病变率；口服骨碎补水煎液可明显预防实验性高血脂兔血清的胆固醇、甘油三酯的上升，并能防止主动脉壁粥样硬化斑块的形成。豚鼠实验提示，骨碎补煎剂与卡那霉素合用可减轻卡那霉素对耳蜗的毒性作用，但不能控制停药后中毒性耳聋的发展；骨碎补煎剂在试管内还能抑制葡萄球菌的生长。

第二节　通火路药

羊耳菊

【别　名】大力王、白牛胆、猪耳风、大刀药、白背风。

【壮药名】雅粉抹（nyafaedmox）。

【性　味】温，辣、甜、微苦。

【功　效】通火路，祛风毒，除湿毒，调气道、谷道。

【主　治】发旺（痹病），林得叮相（跌打损伤），贫痧（感冒），奔埃（咳嗽），瘴病（疟疾），胴尹（胃痛），白冻（泄泻），阿意咪（痢疾），慢性肝炎，约京乱（月经不调），京尹（痛经），下肢溃疡，额哈（毒蛇咬伤）。

【用法用量】水煎服，15～30 g。

【药膳应用】

1. 风湿骨痛，跌打损伤：羊耳菊全株 15 g，酒 100 g。每次服 25～150 g 并用药酒搽患处。

2. 风寒感冒，慢性气管炎，慢性肝炎，慢性胃炎，月经不调，痛经：羊耳菊全株 25～50 g。水煎服。

3. 下肢溃疡，毒蛇咬伤：羊耳菊全株适量。研粉撒患处，并用全株水煎液洗患处。

4. 痔疮，疥癣：羊耳菊 60 g。煎水洗患处。

【成分及药理作用】羊耳菊主要含黄酮类成分，如木犀草素、芹菜素；含酰胺类成分，如橙黄胡椒酰胺乙酸酯、橙黄胡椒酰胺苯甲酸酯；蒽醌类成分，如大黄素甲醚；含有机酸类成分，如壬二酸、三十二烷酸、丁香酸；还含东莨菪内酯成分。药理研究表明，羊耳菊有体外抑菌作用，如白色葡萄球菌对羊耳菊水煎液高度敏感，金黄色葡萄球菌、卡他球菌、大肠埃希菌、铜绿假单胞菌对羊耳菊水煎液中度敏感；羊耳菊有抗炎镇痛作用，如羊耳菊醇提取物（生药量）5 g/kg 灌胃给药，能减轻二甲苯所致的小鼠耳肿胀症状，可显著抑制醋酸所致的小鼠腹腔毛细血管通透性增高，减少醋酸致小鼠在 20 分钟内的扭体次数，还能提高热板致痛小鼠的痛阈值。

两面针

【别　名】金椒、金牛公、两面针、上山虎、入山虎。

【壮药名】棵剩咯（gocaengloj）。

【性　味】温，辣、苦，有小毒。

【功　效】通火路、龙路，祛风毒，消肿止痛。

【主　治】发旺（痹病），林得叮相（跌打损伤），核尹（腰痛），贫痧（感冒），牙痛，货烟妈（咽痛），呗奴（瘰疬），渗裆相（烧烫伤），兵嘿细勒（疝气），额哈（毒蛇咬伤）。

【用法用量】水煎服，5～10 g；研末，1.5～3 g；或浸酒。

【药膳应用】

1. 风湿骨痛：两面针根皮 15 g，鸡蛋 1 个。水煎服。

2. 跌打损伤，风湿骨痛：①两面针根 100 g，酒 100 g。浸泡 7 日后可服，每次服 5～10 mL，一日 3 次。②两面针根 25 g。水煎服。

3. 牙痛：①两面针干根 25 g。水煎服。②两面针研成粉，水冲服 1.5 g。

4. 烫伤：两面针干根适量。研成粉撒患处，在撒粉前先用两面针煎水外洗。

5. 对口疮：两面针鲜根皮适量，红糖少许。捣烂外敷。

【使用注意】 孕妇慎服。

【成分及药理作用】 两面针根含生物碱类成分和木脂素类成分，其中两面针碱是主要活性成分。药理研究表明，两面针具有镇痛、抗菌和解痉等作用。

第五章　解毒药

第一节　解热毒药

一、解热毒、消肿药

板蓝根

【别　名】靛青根、蓝靛根、靛根、大蓝根、大青根、马蓝根、菘蓝根、葴根、大叶冬蓝根、青蓝根、山蓝根、草大青根、蓝龙根、土龙根、蓝根、大青叶根。

【壮药名】搬拦根（banjlanzgwnh）。

【性　味】寒，苦。

【功　效】清热毒，解湿毒。

【主　治】贫痧（感冒），发得（发热），货烟妈（咽痛），航靠谋（痄腮），呗哼（丹毒），呗农（痈疮）。

【用法用量】水煎服，9～15 g。

【药膳应用】

1. 肝脏损伤：小麦苗草粉 2 g，板蓝根 5 g，甘草 5 g，柠檬汁 5 g，蜂蜜适量。板蓝根、甘草洗净，沥干水。将砂锅洗净，加水适量，放入板蓝根和甘草，煮约 30 分钟，再加入小麦苗草粉，煮成 200 g，去渣取汁，待凉，加入柠檬汁、蜂蜜，拌匀即可饮用。

2. 湿热证：板蓝根 8 g，猪腱（猪前小腿的肉）60 g，姜 1 片，蜜枣半个。清洗猪腱，切成大片。用水冲洗一下板蓝根，然后把所有材料放入炖盅内，猛火炖 3 小时，再加入食盐调味。

【使用注意】体虚而无实火热毒者忌服，脾胃虚寒者慎用。

【成分及药理作用】板蓝根主要含生物碱类成分，如告依春、表告依春等；

含氨基酸类、喹唑酮类、有机酸类；还含靛玉红、靛蓝、谷甾醇、腺苷、丁香苷、落叶松树脂醇等。药理研究表明，板蓝根所含吲哚类化合物有抗菌、抗流感病毒、抗肝炎病毒、解热等作用；靛玉红有显著的抗肿瘤、抗白血病作用，并能抑制血小板聚集；板蓝根多糖可促进小鼠免疫功能。

灯芯草

【别　名】野席草、秧草、水灯芯、水葱、龙须草、灯草、野灯芯草。

【壮药名】哈扪灯（hazmwnzdaeng）。

【性　味】微寒，甜、淡。

【功　效】调“巧坞”，清热毒，利水道，除湿毒。

【主　治】年闹诺（失眠），呗叮（疔疮），幽卡（癃闭），幽涩（小便淋涩）等。

【用法用量】水煎服，1～3 g。

【药膳应用】

1. 鼻衄：灯芯草（焙）30 g，丹砂 3 g。碾末，每次 4 g，米汤调服。
2. 小儿热惊：灯芯草 5 g，车前草 10 g。水煎服。
3. 五淋癃闭：灯芯草 30 g，麦门冬、甘草各 15 g。水煎服。
4. 膀胱炎，尿道炎：灯芯草、车前草、薏苡仁、海金沙各 30 g。水煎服。
5. 肾炎水肿：灯芯草、车前草、草鞋根各 30 g。水煎服。

【使用注意】虚寒者慎用。

【成分及药理作用】灯芯草主要含菲类成分，如灯芯草二酚、去氢灯芯草二酚、去氢灯芯草醛、去氢-6-甲基灯芯草二酚和二氢菲类化合物，还含木犀草素、酚类和有机酸等。药理研究表明，灯芯草乙醇提取物有镇静和催眠作用，对枯草芽孢杆菌、草分枝杆菌、环状芽孢杆菌、金黄色葡萄球菌和白念珠菌有一定的抗菌作用；灯芯草水提取物有一定的抗氧化作用。

路边菊

【别　名】马兰、鱼鳅串、鸡儿肠、田边菊、蓑衣草、紫菊、马兰菊。

【壮药名】棵怀航（govaihag）。

【性　味】寒，辣、苦。

【功　效】除湿毒，解痧毒，清热毒，调谷道，止痒。

【主　治】货烟妈（咽痛），贫痧（感冒），奔埃（咳嗽），航靠谋（痄腮），能蚌（黄疸），胴尹（胃痛），腊胴尹（腹痛），鹿勒（吐血），约京乱（月经不调），呗叮（疔疮）。

【用法用量】水煎服，10～30 g（鲜品 30～60 g）。

【药膳应用】

1. 吐血：路边菊、茅根、湘莲子、红枣各 30 g。先将路边菊、茅根浓煎去渣，再加入湘莲子、红枣文火炖服。

2. 传染性肝炎：路边菊、酢浆草、地耳草、卷柏各取鲜全草 30 g。水煎服。

3. 小儿热痢：路边菊、木通、紫苏、铁灯草各 6 g，仙鹤草、马鞭草各 9 g。水煎服。

【使用注意】脾胃虚寒者慎用。

【成分及药理作用】路边菊主要含挥发油，如乙酸龙脑酯、甲酸龙脑酯、酚类、倍半萜醇和倍半萜烯等。药理研究表明，路边菊乙醇提取液有镇咳作用，并有抗惊厥和加强戊巴比妥钠的催眠作用，对小鼠有轻度的镇痛作用。

白花蛇舌草

【别　名】蛇舌草、蛇总管、蛇舌癀、白花十字草、尖刀草。

【壮药名】雅凛偶（nyarinngoux）。

【性　味】寒，甜、苦。

【功　效】解热毒，除湿毒，通龙路，散结消肿。

【主　治】癌肿，能蚌（黄疸），阿意咪（痢疾），货烟妈（咽痛），呗奴（瘰疬），肉扭（淋证），呗农（痈疮），喯疳（疳积），隆白呆（带下），额哈（毒蛇咬伤）。

【用法用量】水煎服，15～30 g，大剂量可用至 60 g；或鲜草捣汁，敷患处。

【药膳应用】

1. 小儿惊热，不能入睡：鲜白花蛇舌草适量。打汁，一汤匙服。

2. 毒蛇咬伤：鲜白花蛇舌草 50～100 g。捣烂绞汁或水煎服，渣敷伤口。

3. 痢疾，尿道炎：白花蛇舌草 50 g。水煎服。

4. 急性阑尾炎：白花蛇舌草 100～200 g，羊蹄草 50～100 g，两面针根15 g。水煎服。

【使用注意】 阴疽及脾胃虚寒者忌用，孕妇慎服。

【成分及药理作用】 白花蛇舌草主要含三十一烷、豆甾醇、熊果酸、齐墩果酸、β-谷甾醇、β-谷甾醇-D-葡萄糖苷、对香豆酸等。药理研究表明，白花蛇舌草具有抗肿瘤作用。白花蛇舌草在体外抑菌作用不显著，高浓度煎剂对金黄色葡萄球菌和痢疾杆菌有微弱的抑制作用；在体内能增强白细胞的吞噬能力，具有抗炎作用。白花蛇舌草还有抑制生精和保肝利胆作用。

八角莲

【别　名】 鬼臼、江边一碗水、八角盘、独脚莲、山荷叶、独角莲。

【壮药名】 莲边抗（lienzbetgak）。

【性　味】 凉，苦、辣。

【功　效】 通龙路，解热毒。

【主　治】 奔埃（咳嗽），鹿勒（吐血），胴尹（胃痛），呗奴（瘰疬），呗叮（疔疮），林得叮相（跌打损伤），额哈（毒蛇咬伤）。

【用法用量】 水煎服，3～12 g；或入丸、散剂。

【药膳应用】

1. 跌打损伤：八角莲 9 g。研细末，酒送服，每日 2 次。

2. 肿毒初起：八角莲适量，红糖或酒糟适量。共捣烂敷贴患处，日换 2 次。

3. 疔疮：八角莲 6 g。蒸酒服，并用须根捣烂敷患处。

【使用注意】 孕妇忌服，体质虚弱者慎服。

【成分及药理作用】 八角莲的主要活性成分为木脂素类化合物、鬼臼毒素类成分等。药理研究表明，八角莲在抗病毒、杀虫和治疗心血管疾病方面具有一定的作用。

荷　叶

【别　名】 莲叶、蕸。

【壮药名】 萠藕（mbawngaeux）。

【性　味】 平，苦、涩。

【功　效】清热毒，除湿毒，调谷道，凉血止血。

【主　治】暑热烦渴，白冻（泄泻），阿意咪（痢疾），血热吐衄，阿意勒（便血），兵淋勒（崩漏）。

【用法用量】水煎服，3～10 g（鲜品 15～30 g）；荷叶炭 3～6 g，或入丸、散剂。

【药膳应用】

1. 吐血不止：经霜败荷叶，烧存性，研末，新水服 6 g。

2. 秋时晚发之伏暑，并治湿温初起：连翘（去心）9 g，杏仁（去皮、尖，研）6 g，瓜蒌壳 9 g，陈皮 4.5 g，茯苓 9 g，制半夏 3 g，甘草 1.5 g，佩兰叶 3 g。加荷叶 6 g 为引，水煎服。

3. 下痢赤白：荷叶烧研，每服 6 g，红痢以蜜糖水调服，白痢以砂糖水调服。

4. 崩中下血：荷叶（烧炭）25 g，蒲黄、黄芩各 50 g。研为末，空腹时用酒送服 15 g。

5. 黄水疮：荷叶（烧炭）适量。研细末，香油调匀，敷患处，每日 2 次。

【使用注意】脾胃虚寒者慎服。

【成分及药理作用】荷叶中主要含有生物碱、黄酮、挥发油等成分。药理研究表明，荷叶具有降脂减肥、抗癌、解热、抗菌、抗病毒、抗衰老、降糖、抗氧化等作用。

野菊花

【别　名】山菊花、千层花、黄菊花。

【壮药名】华库农（vagutndoeng）。

【性　味】微寒，苦、辣。

【功　效】清热毒，通火路，明目。

【主　治】呗农（痈疮），货烟妈（咽痛），火眼（急性结膜炎），巧尹（头痛），兰喯（眩晕）。

【用法用量】水煎服，9～15 g。

【药膳应用】

1. 泌尿系统感染：野菊花 30 g，海金沙 30 g。水煎服，每日 2 剂。

2. 肝热型高血压：野菊花 15 g，夏枯草 15 g，草决明 15 g。水煎服。

3. 肾炎：野菊花、金钱草、车前草各 3 g。水煎服。

4. 疔疮：野菊花、黄糖各适量。捣烂贴于患处，如生于发际，加梅片、生地龙同敷。

5. 夏令热疖及皮肤湿疹溃烂：野菊花茎叶适量。浓煎洗涤，并以药棉或纱布浸药汤掩敷，一日数回。

【使用注意】 脾胃虚寒者及孕妇禁用。

【成分及药理作用】 野菊花主要含挥发油、野菊花内酯、野菊花素、混合蜡质、脂肪酸、三萜酸、乌索酸、亚油酸、碳水化合物、β-谷甾醇等。药理研究表明，野菊花具有抗病原微生物、增强免疫功能、影响血小板聚集功能、降压、降温、解蛇毒等作用。

蒲公英

【别　名】 黄花地丁、婆婆丁。

【壮药名】 棵凛给（golinzgaeq）。

【性　味】 寒，苦、甜。

【功　效】 清热毒，除湿毒，调谷道。

【主　治】 呗嘻（乳痈），呗叮（疔疮），呗奴（瘰疬），货烟妈（咽痛），钵农（肺痈），兵西弓（肠痈），能蚌（黄疸），肉扭（淋证），胴尹（胃痛），火眼（急性结膜炎）。

【用法用量】 水煎服，10～30 g，大剂量 60 g；或捣汁；或入散剂。

【药膳应用】

1. 乳痈：蒲公英 50 g，香附 50 g。每日 1 剂，煎服，分 2 次服。

2. 慢性胃炎、胃溃疡：蒲公英干根、地榆根各等分。研末，每服 10 g，每日 3 次，生姜汤送服。

3. 胃弱，消化不良，慢性胃炎，胃胀痛：蒲公英 50 g，橘皮 30 g，砂仁 15 g。混合共研，每服 1～1.5 g，一日数回，饭后温开水送服。

4. 肝炎：①蒲公英干根 30 g，茵陈蒿 20 g，柴胡、生山栀、郁金、茯苓各 15 g。水煎服。②干根、天名精各 50 g。水煎服。

5. 疳疮疔毒：蒲公英适量。捣烂覆之，别更捣汁，和酒煎服，取汗。

【使用注意】 脾胃虚寒者慎用。

【成分及药理作用】蒲公英成分：有机酸类成分，如咖啡酸、绿原酸、伪蒲公英甾醇棕榈酸酯等；挥发油，如正己醇、樟脑、正辛醇、反式石竹烯等；黄酮类成分，如槲皮素-3-O-葡萄糖苷、槲皮素-3-O-β-D-吡喃半乳糖苷、木犀草素-7-O-葡萄糖苷、木犀草素、香叶木素、芹菜素等。药理研究表明，蒲公英具有较强的抑菌作用，和磺胺增效剂之间有增效作用；蒲公英地上部分水提取物能活化巨噬细胞，有抗肿瘤作用。体外实验提示，蒲公英能激发机体的免疫功能，有利胆、保肝、抗内毒素及利尿作用。

紫　草

【别　名】大紫草、硬紫草。

【壮药名】棵雅偶（gonywjaeuj）。

【性　味】寒，甜、咸。

【功　效】清热毒，调龙路，凉血，透疹消斑。

【主　治】血热毒盛，斑疹紫黑，麻疹不透，疮疡，湿疹，水火烫伤，活血消肿。

【用法用量】水煎服，5～10 g。

【药膳应用】

1. 瘀热蕴结所致的肝癌：紫草 10 g，白芍、丹参各 6 g，大黄、甘草各5 g，薏米 30 g，蔗糖适量。前 5 味煎汤去渣，入薏米煮粥。调入蔗糖服。

2. 热毒蕴结所致的乳腺癌：紫草、菱角各 15 g，薏米 30 g，白果 15 g，蜂蜜适量。紫草煎汤去渣，与菱角、薏米、白果煮粥，调入蜂蜜服。

【使用注意】紫草性寒而滑利，有轻泻作用，故脾虚便溏者忌服。

【成分及药理作用】紫草主要含紫草素、乙酰紫草素、去氧紫草素、异丁酰紫草素等醌类化合物，以及软脂酸、油酸、亚油酸等脂肪酸。药理研究表明，紫草水煎液、醇溶液、油溶液，紫草素对金黄色葡萄球菌、溶血性链球菌、大肠杆菌、痢疾杆菌、绿脓杆菌等均具有抑制作用；紫草素具有明显的抗炎作用，对副流感病毒、单纯疱疹病毒、带状疱疹病毒等亦有抑制作用；紫草提取物对特异性过敏反应具有抑制作用；紫草素对烧烫伤、创伤有愈合作用。此外，紫草还具有抗肿瘤、保肝、止血、抗生育等作用。

山栀子

【别　名】黄枝、山枝子、黄栀子、山黄栀、栀子。

【壮药名】粉给现（faenzgaehhenj）。

【性　味】寒，苦。

【功　效】清热毒，除湿毒，通龙路、火路。

【主　治】发得（发热），白冻（泄泻），火眼（急性结膜炎），巧尹（头痛），能蚌（黄疸），血压桑（高血压病），肉扭（淋证），幽裂（尿血），吧尹（口腔溃疡），呗农（痈疮），邦印（痛症）。

【用法用量】水煎服，5～10 g；或入丸、散剂。

【药膳应用】

1. 目赤：山栀子 7 枚。钻透，入煻灰火煨熟，再以水 900 mL，煎至 100 mL，去滓，入大黄末 15 g，搅匀，食后旋旋温服。

2. 胃脘火痛：大山栀子 7 枚或 9 枚。炒焦，水 200 mL，煎七分，入生姜汁饮之。

3. 湿热黄疸：山栀子 20 g，鸡骨草、田基黄各 50 g。水煎，分 3 次服。

4. 尿淋，尿血：鲜山栀子 100 g，冰糖 50 g。煎服。

【使用注意】脾虚便溏者忌服。

【成分及药理作用】山栀子主要含栀子苷、羟异栀子苷、栀子素、西红花素、西红花酸、栀子花甲酸、栀子花乙酸、绿原酸，还含挥发油、多糖、胆碱及多种微量元素。药理研究表明，山栀子提取物在体外能明显抑制甲型流感病毒、副流感病毒、呼吸道合胞体病毒、单纯疱疹病毒等病毒的致细胞病变作用；山栀子有保肝利胆作用，能促进胆汁分泌、胆红素排泄，降低血中胆红素；山栀子水煎液能降低胰淀粉酶，促进胰腺分泌，增强胰腺炎时胰腺腺细胞的抗病能力，显著地增加正常肝血流量；栀子总苷能增加胃黏膜血流量，促进一氧化氮水平和一氧化氮合酶活性，降低细胞间黏附分子-1（ICAM-1）在胃组织的表达，对胃黏膜具有显著的保护作用。此外，山栀子还具有解热、镇痛、抗菌、抗炎、镇静催眠、降血压作用。

番泻叶

【别　名】旃那叶、泻叶、泡竹叶。

【壮药名】 萌细（mbawsiq）。

【性 味】 寒，甜、苦。

【功 效】 清热毒，通谷道、水道。

【主 治】 实热积滞，便秘腹痛，水肿胀满。

【用法用量】 水煎服，2～6 g，后下；或开水泡服。

【药膳应用】

实热便秘及肠道功能不完全的婴幼儿便秘：番泻叶 5～10 g，鸡蛋 1 个，菠菜、盐、味精各适量。将蛋搅散，番泻叶水煎，取汁，放入鸡蛋、菠菜、盐，煮沸加味精。

【使用注意】 孕妇及哺乳期、月经期者慎用。剂量过大，可致恶心、呕吐、腹痛等。

【成分及药理作用】 番泻叶主要含双蒽酮类成分，如番泻叶甙 A、B、C、D 等；尖叶番泻叶中还有少量游离蒽醌类成分，如大黄酸、芦荟大黄素、大黄酚等。番泻叶中含蒽醌衍生物，其泻下作用和刺激性比其他含蒽醌类的泻药更强，因而泻下时会伴有腹痛。其有效成分主要为番泻苷 A、B，经胃、小肠吸收后，在肝中分解，分解产物经血行而兴奋骨盆神经节以收缩大肠，引起腹泻。蒽醌类物质对多种细菌（葡萄球菌、大肠杆菌等）和皮肤真菌有抑制作用。

虎 杖

【别 名】 蛇总管、大叶蛇总管、阴阳莲、红贯脚、大虫杖、九龙根。

【壮药名】 棵天岗（godiengangh）。

【性 味】 微温，苦。

【功 效】 通气道、谷道、水道，解热毒，除湿毒。

【主 治】 能蚌（黄疸），肝硬化，白冻（泄泻），隆白呆（带下），胰腺炎，肺结核，痛风，奔埃（咳嗽），渗裆相（烧烫伤），肉扭（淋证）。

【用法用量】 水煎服，9～15 g。

【药膳应用】

病毒性肝炎：虎杖、大枣（切开）各 50 g。水煎服。

【使用注意】 孕妇忌服。

【成分及药理作用】 虎杖成分：游离蒽醌和蒽醌苷类成分，如大黄素、大黄素甲醛、大黄酚等；二苯乙烯苷类成分，如虎杖苷等。此外，虎杖还含多糖和氨基酸等。药理研究表明，虎杖具有泻下、祛痰止咳、降压、止血、镇痛作用，其煎液对金黄色葡萄球菌、绿脓杆菌等多种细菌均有抑制作用，对某些病毒亦有抑制作用。

金银花

【别　名】腺背忍冬、忍冬花、金花、银花、双花。

【壮药名】恩华（ngaenxva）。

【性　味】寒，甜、苦。

【功　效】解热毒，除痧毒，凉血止痢。

【主　治】呗农（痈疮），货烟妈（咽痛），呗奴（瘰疬），鼠疮，贫痧（感冒），阿意咪（痢疾）。

【用法用量】水煎服，9～30 g。

【药膳应用】

1. 肠痈：金银花 90 g，甘草 9 g，当归 60 g，地榆 30 g，麦冬 30 g，玄参 30 g，薏苡仁 15 g，黄芩 6 g。水煎服，每日 1 剂。

2. 痢疾：金银花 25 g。红痢以蜜糖水调服，白痢以砂糖水调服，每日 1 剂。

3. 有机磷农药中毒：金银花 60～90 g，明矾 6 g，大黄 15 g，甘草 60～90 g。水煎冷服，每日 2 剂。

4. 痈疽初起：金银花 250 g。水 10 碗煎至 2 碗，1 次服完。

【使用注意】虚寒者慎服。

【成分及药理作用】金银花成分：有机酸成分，如绿原酸、异绿原酸、咖啡酸等；黄酮类成分，如木犀草苷、忍冬苷、槲皮素等。此外，金银花还含有挥发油、环烯醚萜苷等。药理研究表明，金银花中的绿原酸类化合物对金黄色葡萄球菌、溶血性链球菌、痢疾杆菌等多种致病菌均具有抑制作用，有一定抗流感病毒、柯萨奇病毒等作用；金银花的水煎液、口服液、注射液有不同程度的退热作用；金银花还具有利胆保肝、止血作用等。

二、解热毒除湿药

白扁豆

【别　名】扁豆、南扁豆、沿篱豆、蛾眉豆、羊眼豆、白藊豆子。

【壮药名】督扁（dubndwi）。

【性　味】平，甜。

【功　效】通水道，调谷道，除湿毒。

【主　治】白冻（泄泻），鹿（呕吐），屙幽啶（消渴），隆白呆（带下），喯疳（疳积）。

【用法用量】水煎服，9～15 g。

【药膳应用】

1. 谷道虚弱：白扁豆 15 g，白术、茯苓各 10 g。水煎服。

2. 水肿：白扁豆、满天星各 15 g，虎杖、鱼腥草、黄芪、田基黄、千斤拔各 20 g，黄连 10 g。水煎服。

【使用注意】不宜多服，以免壅气伤脾。健脾、止泻宜炒用，消暑、养胃、解毒宜生服。

【成分及药理作用】白扁豆含碳水化合物、蛋白质、脂肪、维生素、微量元素、酪氨酸酶、胰蛋白酶抑制物等。药理研究表明，白扁豆具有抑制痢疾杆菌和抗病毒作用，还有抗氧化、增强免疫作用。

马齿苋

【别　名】马齿菜、马苋菜、猪母菜、瓜仁菜、长寿菜。

【壮药名】碰北（byaekbeiz）。

【性　味】寒，酸。

【功　效】清热毒，调龙路，止血，止痢。

【主　治】阿意咪（痢疾），呗农（痈疮），呗叮（疔疮），能啥能累（湿疹），额哈（毒蛇咬伤），仲嘿喯尹（痔疮），兵淋勒（崩漏）。

【用法用量】水煎服，10～15 g（鲜品 30～60 g）；或绞汁。

【药膳应用】

1. 血痢：马齿苋两大握（约 100 g），粳米三合（约 300 g）。煮粥，不放盐醋，空腹谈食。

2. 阑尾炎：生马齿苋一握。洗净捣绞汁 30 mL，加冷开水 100 mL，白糖适量，每日 3 次，每次 10 mL。

3. 小便热淋：马齿苋汁适量，服之。

【使用注意】 脾胃虚寒、肠滑作泻者禁用。

【成分及药理作用】 马齿苋主要含三萜醇类，如β-香树脂醇、丁基醚帕醇、帕克醇等。此外，还含黄酮类、氨基酸、有机酸、微量元素、硫胺素、核黄素、维生素 B、维生素 A、β-胡萝卜素、蔗糖、葡萄糖、果糖、L-去甲肾上腺素、多巴胺，以及少量的多巴。药理研究表明，马齿苋乙醇提取物和水煎液对痢疾杆菌有显著的抑制作用，对大肠杆菌、伤寒杆菌、金黄色葡萄球菌、奥杜盎氏小芽孢癣菌也有一定的抑制作用，能增强豚鼠离体回肠的收缩；口服或腹腔注射其水提取物，可使骨骼肌松弛，对子宫平滑肌有兴奋作用，能升高血钾浓度，对心肌收缩力呈剂量依赖性的双向调节。此外，马齿苋还有利尿和降低胆固醇等作用。

马蹄金

【别　名】 金挖耳、小灯盏草、荷包草。

【壮药名】 碰浅力（byaekcenzlik）。

【性　味】 凉，苦、辣。

【功　效】 通调龙路、水道，清热解毒。

【主　治】 湿热黄疸，痢疾，砂石淋痛，水肿，跌打损伤。

【用法用量】 水煎服，10～20 g。

【药膳应用】

1. 黄疸，肋痛：马蹄金 15 g，虎杖 20 g，威灵仙 30 g，鸡骨草 30 g，山栀子 20 g。水煎服。

2. 痔疮，便秘：马蹄金 15 g。水煎服。

3. 淋证：马蹄金 20 g，海金沙 10 g，车前草 20 g，瞿麦 9 g。水煎代茶饮。

【使用注意】 脾胃虚寒者慎用。

【成分及药理作用】 马蹄金主要含有黄酮类、挥发油类、糖类等化合物。其中，黄酮类成分有黄酮、异黄酮和黄酮醇等。做体外抗菌试验时，马蹄金水煎剂和酊剂对白喉杆菌高度敏感，对金黄色葡萄球菌中度敏感，对溶血性链球菌、枯草杆菌和大肠杆菌轻度敏感。

地桃花

【别　名】野桃花、红花地桃花、桃子草、痴头婆、刺头婆、肖梵天花。

【壮药名】华讨南（vadauznamh）。

【性　味】凉，甜、辣。

【功　效】通火路、龙路，调气道、谷道，祛风利湿，消肿解毒。

【主　治】发旺（痹病），贫痧（感冒），货烟妈（咽痛），奔埃（咳嗽），阿意咪（痢疾），白冻（泄泻），肉扭（淋证），奔浮（水肿），隆白呆（带下），约京乱（月经不调），林得叮相（跌打损伤），呗嘻（乳痈），狠尹（疖肿），额哈（毒蛇咬伤）。

【用法用量】水煎服，15～30 g（鲜品 30～60 g）。

【药膳应用】

1. 单喉蛾，淋病，外感寒热，痢疾：地桃花根 100 g。煎汤含漱及内服。
2. 流感，小儿肺炎：地桃花全草 9 g，万年青 6 g，陈石灰 6 g。水煎服。
3. 风湿痹痛，肠炎痢疾：地桃花干根 50～100 g。水煎服。
4. 白浊、白带：地桃花鲜根 50～100 g。水煎服。
5. 痈疮，拔脓：生地桃花根适量。捣烂敷患处。

【使用注意】脾胃虚寒者、孕妇慎用。

【成分及药理作用】地桃花主要含有黄酮、木脂素、大柱香波龙烷、酚酸。药理研究表明，地桃花具有抗菌、抗炎、抗氧化、抗肿瘤、止泻、镇痛等作用。

雷公根

【别　名】积雪草、崩大碗、地钱草、草如意、马蹄草、铜钱草、落得打。

【壮药名】碰喏（byaeknok）。

【性　味】寒，苦。

【功　效】利水道，清热毒，除湿毒，消肿痛。

【主　治】能蚌（黄疸），贫痧（感冒），中暑，阿意咪（痢疾），阿意囊（便秘），肉扭（淋证），陆裂（咯血），火眼（急性结膜炎），货烟妈（咽痛），呗农（痈疮）。

【用法用量】水煎服，15～30 g（鲜品 30～60 g）；或捣汁。

【药膳应用】

1. 湿热黄疸：雷公根 50 g，冰糖 50 g。水煎服。

2. 血淋：雷公根头、益母草根各 15 g。捣烂绞汁和冰糖 50 g，一次炖服。

3. 肝脏肿大：雷公根每次 400～500 g。水煎服。

4. 小便不通：鲜雷公根 50 g。捣烂贴肚脐，小便通即去药。

5. 中暑腹泻：雷公根鲜叶搓成小团，嚼细，开水吞服一二团。

6. 麻疹：雷公根 50～100 g。水煎服。

【使用注意】脾胃虚寒者慎服。

【成分及药理作用】雷公根含三萜类、挥发油类、多炔烯烃类、黄酮类等化合物，且主要以三萜类化合物居多。药理研究表明，雷公根具有抗肿瘤、抗炎、保护神经系统、促进伤口愈合等作用。

紫花地丁

【别　名】野堇菜、光瓣堇菜。

【壮药名】棵丁华偶（godinghvaaeuj）。

【性　味】寒，苦、辣。

【功　效】清热毒，除湿毒，消肿痛。

【主　治】呗叮（疔疮），痈疽发背，呗佇（丹毒），呗嘻（乳痈），兵西弓（肠痈），额哈（毒蛇咬伤）。

【用法用量】水煎服，15～30 g。

【药膳应用】

1. 黄疸内热：紫花地丁末 15 g。酒送服。

2. 实热肠痈下血：鲜紫花地丁 40～50 g（干品 25～40 g）。水煎成100 mL，饭前服，日服 2 次。

3. 前列腺炎：紫花地丁、紫参、车前草各 25 g，海金沙 50 g。水煎服，每日 1 剂，分 2 次服，连服数日。

4. 疔疮肿毒：紫花地丁适量。捣汁服。

【使用注意】体质虚寒者忌服。

【成分及药理作用】紫花地丁主要含黄酮、黄酮苷类、香豆素、香豆素苷类、甾醇、生物碱、内酯、挥发油、微量元素、有机酸等。药理研究表明，紫花地丁具有抗炎、体外抑菌、抗病毒、抗凝血、调节免疫、抗氧化等作用。

半边莲

【别　名】急解索、半边菊、半边花、半边旗、蛇利草。

【壮药名】莲半明（lienzbuenqmbiengj）。

【性　味】寒，甜。

【功　效】清热毒，利水道。

【主　治】额哈（毒蛇咬伤），呗农（痈疮），呗嘻（乳痈），药食中毒，奔浮（水肿）。

【用法用量】水煎服，15～30 g；或捣汁服。

【药膳应用】

1. 毒蛇咬伤：鲜半边莲 50～100 g。捣烂绞汁，加甜酒 50 g 调服。服后盖被入睡，以出微汗宜。毒重者每日服 2 次，并用捣烂的鲜半边莲敷于伤口周围。

2. 无名肿毒：鲜半边莲叶适量。捣烂加酒敷患处。

3. 疔疮，阳性肿毒：鲜半边莲适量。加食盐数粒同捣烂，敷患处，有黄水渗出，渐愈。

【使用注意】虚证水肿者禁服。

【成分及药理作用】半边莲主要含生物碱，如山梗菜碱，包含山梗菜酮碱、山梗菜醇碱、异山梗菜酮碱、去甲山梗菜酮碱等。还含有黄酮苷、皂苷、氨基酸、延胡索酸、琥珀酸、对羟基苯甲酸、葡萄糖和果糖等成分。药理研究表明，半边莲口服的利尿作用明显，可使患者的尿量，氯化物、钠的排出量显著增加；半边莲活性生物碱类成分洛贝林有扩张支气管、催吐等作用，对神经系统有先兴奋后抑制的作用；半边莲煎剂，以及从中分离出的琥珀酸钠、延胡索酸钠、对羟基苯甲酸钠有一定的抗蛇毒作用，口服有轻泻作用，体外实验对金黄色葡萄球菌、大肠杆菌、痢疾杆菌，以及常见致病真菌均有抑制作用；半边莲水煮醇沉制剂有利胆作用。

半枝莲

【别　名】并头草、狭叶韩信草、牙刷草、四方马兰。

【壮药名】那松虽（nomjsoemzsaeh）。

【性　味】寒，辣。

【功　效】清热毒，除湿毒，通水道。

【主　治】呗农（痈疮），货烟妈（咽痛），林得叮相（跌打损伤），奔浮（水肿），能蚌（黄疸），额哈（毒蛇咬伤）。

【用法用量】水煎服，15～30 g（鲜品加倍）；或入丸、散剂。

【药膳应用】

1. 咽喉肿痛：鲜半枝莲 40 g，鲜马鞭草 40 g，食盐少许。水煎服。

2. 咽喉炎、扁桃体炎：半枝莲、鹿茸草、一枝黄花各 15 g。水煎服。

3. 肺脓疡：半枝莲、鱼腥草各 50 g。水煎服。

【使用注意】水肿兼虚者慎服。

【成分及药理作用】半枝莲主要含黄酮类黄芩素。此外，还有生物碱、酚类、甾体、有机酸、氨基酸等成分。药理研究表明，半枝莲具有抗菌、抗癌、利尿等作用。

白茅根

【别　名】茅根、白茅、白茅草、茅草根、茅草。

【壮药名】壤哈（raghaz）。

【性　味】寒，甜。

【功　效】清热毒，止血，通水道。

【主　治】肉裂（尿血），陆裂（咯血、吐血），牙龈出血，阿意勒（便血），渗裂（紫癜），能蚌（黄疸），肉扭（淋证），奔浮（水肿）。

【用法用量】煎汤服，10～30 g（鲜品 30～60 g）；或鲜品捣汁服。

【药膳应用】

1. 咯血，吐血，衄血，尿血，急性肾炎，外感风热，麻疹热毒未清，暑热小便短赤：白茅根 50 g。水煎服。

2. 肾炎：白茅根 50 g，一枝黄花 50 g，葫芦壳 15 g，白酒药 3 g。水煎，分 2 次服，每日 1 剂，忌盐。

3. 尿血：白茅根、车前子各 50 g，白糖 15 g。水煎服。

4. 乳糜尿：鲜白茅根 250 g。加水 2000 mL 煎成约 1200 mL，加糖适量。每日分 3 次服，或代茶饮，5～15 日为 1 个疗程。

5. 曼陀罗中毒：白茅根 50 g，甘蔗 250 g。捣烂，榨汁，用 1 个椰子水煎服。

【使用注意】 脾胃虚寒、腹泻便溏者忌服。

【成分及药理作用】 白茅根成分：糖类化合物，如葡萄糖、蔗糖、果糖、木糖、淀粉等；酸类及钾盐，如柠檬酸、苹果酸、草酸等；三萜烯，如白茅素、芦竹素、羊齿醇等；类胡萝卜素、叶绿素、维生素等。药理研究表明，白茅根能显著缩短出血和凝血时间，其水煎剂和水浸剂有利尿作用，以给药 5～10 日作用明显；对肺炎球菌、卡他球菌、流感杆菌、金黄色葡萄球菌、福氏痢疾杆菌、宋氏痢疾杆菌等有抑制作用，有一定的抗乙型肝炎病毒能力。

淡竹叶

【别　名】 山冬、地竹、野麦冬、金竹、竹叶麦冬。

【壮药名】 棵坑补（gogaekboux）。

【性　味】 寒，甜、淡。

【功　效】 清热毒，除湿毒，通水道。

【主　治】 发得（发热），肉扭（淋证），货烟妈（咽痛）。

【用法用量】 水煎服，9～15 g。

【药膳应用】

1. 感冒发热，小儿高热，咽喉炎，口腔炎，尿路感染：淡竹叶全草 15～25 g，或鲜叶 50～100 g。水煎服。

2. 尿血：淡竹叶、白茅根各 15 g。水煎服，每日 1 剂。

3. 热淋：淡竹叶 20 g，灯芯草 15 g，海金沙 10 g。水煎服，每日 1 剂。

【使用注意】 脾胃虚寒者慎用。

【成分及药理作用】 淡竹叶主要含芦竹素、白茅素等三萜类化合物，以及β-谷甾醇、豆甾醇、菜油素甾醇、蒲公英甾醇等甾类物质。药理研究表明，淡竹叶煎剂有利尿作用，能增加尿中氯化物的排泄；淡竹叶水浸膏有解热作用；淡竹叶乙醇提取物，在体外实验中对金黄色葡萄球菌、溶血性链球菌、绿脓杆菌、大肠杆菌等有抑制作用。此外，淡竹叶还有解热、升血糖、抗肿瘤等作用。

通　草

【别　名】大通草、通脱木、木通树、通花根、白通草、泡通、方通。

【壮药名】棵伦泪（golwnxreij）。

【性　味】寒，甜、淡。

【功　效】清热毒，除湿毒，利水道，通乳汁。

【主　治】肉扭（淋证），幽哼（小便短赤），奔浮（水肿），能蚌（黄疸），产呱嘻馁（产后缺乳）等。

【用法用量】水煎服，3～5 g。

【药膳应用】

1. 伤寒后呕吐：通草 10 g，生芦根 15 g，橘皮 10 g，糯米 50～100 g。前 3 味水煎取汁，与糯米煮粥。随意食。

2. 通调乳房气血：通草、丝瓜络各 6 g，对虾 2 只。加水煎汤，调姜、盐少许即可。

3. 产后缺乳：通草 10 g，鲫鱼 500 g，猪前蹄 1 只，食盐适量。将鲫鱼洗净，猪前蹄洗净，与通草一起加水煎煮，熟后去通草加盐少许。

4. 脾虚水肿：通草 6 g，赤小豆 30 g。先煎通草取汁，入赤小豆煮粥。空腹服食。

【使用注意】孕妇慎用。

【成分及药理作用】通草主要含肌醇、多聚戊糖、葡萄糖、半乳糖醛酸、谷氨酸等 15 种氨基酸，还含有钙、镁、铁等 21 种元素。药理研究表明，通草有利尿作用，并能明显增加尿钾排出量；有促进乳汁分泌等作用；通草多糖具有调节免疫和抗氧化的作用。

葫芦茶

【别　名】剃刀柄、扎腰草、牛虫草、金剑草、咸鱼草。

【壮药名】茶煲（cazbou）。

【性　味】凉，苦、涩。

【功　效】清热毒，除湿毒，通谷道、水道。

【主　治】贫痧（感冒），货烟妈（咽痛），阿意咪（痢疾），奔浮（水肿），能蚌（黄疸），发旺（痹病），喯疳（疳积），尿毒症，咪裆鹿（妊娠呕吐），歇啥

（阴痒），月经不调，皮肤溃烂，痛风。

【用法用量】 水煎服，15～30 g，鲜品 30～60 g。

【药膳应用】

1. 咽痛：葫芦茶 100 g。煎水含咽。

2. 暑季烦渴：葫芦茶适量。煎成日常饮料，以代茶叶。

3. 肺病咳嗽出血：葫芦茶干全草 125 g。清水煎服。

4. 风湿性关节酸痛：葫芦茶茎 100 g。和猪脚节炖服。

5. 痢疾：葫芦茶全草、细叶扯头孟根各 100～150 g。加鸡蛋 1 个，同煎至鸡蛋熟时，将蛋壳除去再煎，加生盐调味，汤蛋同服。

【使用注意】 脾胃虚寒者慎用。

【成分及药理作用】 葫芦茶主要成分是有机酸，还有鞣质、二氧化硅、氧化钾等。药理研究表明，葫芦茶水煎液（剂量为临床用量的 10 倍）可治疗娃儿藤的非水溶性总生物碱部分所引起的呕吐，对金黄色葡萄球菌中度敏感，具有抗氧化、抗炎等作用。

山慈姑

【别　名】 山茨菇、山茨姑。

【壮药名】 冷嚎（lwgheuj）。

【性　味】 寒，辣、微苦。

【功　效】 祛风止痛，散瘀消肿。

【主　治】 痈疮肿毒，瘰疬结核，痰毒痰核。

【用法用量】 水煎服，3～6 g。

【药膳应用】

1. 恶疮：鲜山慈姑、五倍子各等分。捣烂外敷。

2. 无名肿痛：鲜山慈姑适量。捣烂外敷。

3. 乳腺癌：山慈姑适量。碾末，醋调外敷患处。

4. 腮腺炎：山慈姑 10 g，粳米 50 g。山慈姑洗净去皮，冷水浸泡 10 分钟后加热，水沸后改用文火煮 10 分钟，再与粳米同煮成粥，每日 1 次。

【使用注意】 山慈姑有毒，不可多服、久服。体虚者慎服。

【成分及药理作用】 山慈姑主要含二氢菲类、木脂素类、秋水仙碱等化合物。药理研究表明，山慈姑具有抗菌、抗炎、抗肿瘤、平喘、降压、镇静等作用。

竹 沥

【别　名】 淡竹沥、鲜竹沥、竹沥水。

【壮药名】 竹沥（cuklih）。

【性　味】 寒，甜。

【功　效】 清热毒，通气道，调“巧坞”。

【主　治】 痰热咳喘，中风痰迷，惊痫癫狂。

【用法用量】 冲服，30～50 mL。

【药膳应用】

1. 霍乱闷乱，烦渴，吐泻无度：竹沥 60 mL，粳米 100 g。炒黄粳米，水浸研细，去渣取汁，与竹沥和匀，顿服。

2. 乙脑、流脑所致的高热：竹沥适量。兑水，代茶饮。

3. 风热痰火，肺热咳嗽痰多色黄：竹沥 250 mL，粳米 100 g。煮粥，待熟入竹沥，搅匀，任意食。

【使用注意】 本品性寒滑利，寒痰、便溏者忌用。

【成分及药理作用】 竹沥主要含酚性成分、有机酸、多种氨基酸、糖类等，具有明显的镇咳祛痰、抗炎作用。

忍冬藤

【别　名】 金银花藤。

【壮药名】 勾恩华（gaeunngaenxva）。

【性　味】 微寒，甜。

【功　效】 热解毒，祛风毒，通火路。

【主　治】 贫痧（感冒），呗农（痈疮），阿意咪（痢疾），发旺（痹病）。

【用法用量】 水煎服，15～30 g。

【药膳应用】

风湿性关节炎：忍冬藤、乌梅、川乌、甘草、大青盐各 10 g，白酒500 g。浸泡 21 天。取酒饮服，每服 5 mL，日 3 次。

【使用注意】脾胃虚寒、大便溏泄者慎用。

【成分及药理作用】忍冬藤主要含黄酮类忍冬苷、绿原酸、生物碱、鞣酸等成分。药理研究表明，忍冬藤具有抗炎、抗过敏反应、增强免疫、降压降脂、加快心率、抗菌、镇咳、祛痰、平喘、轻度利尿等作用。

稔子根

【别　名】桃金娘根、金丝桃根、山稔根、岗稔根、当梨根、刀莲头、多年片、多年头。

【壮药名】壤芒您（ragmaknim）。

【性　味】平，甜、涩。

【功　效】调龙路，除湿毒，清热毒，补血虚。

【主　治】慢性肝炎，白冻（泄泻），发旺（痹病），兵淋勒（崩漏），核鲢（腰肌劳损）。

【用法用量】煎汤，15～60 g；或酒水各半煎服；或炖肉服。

【药膳应用】

黄疸型肝炎：稔子根 50 g，黄胆润 50 g。水煎服。

【使用注意】实热便秘者忌用。

【成分及药理作用】稔子根主要成分是酚、鞣质、三萜、多糖等。稔子根具有较强的抗氧化、抑菌作用。

伸筋草

【别　名】石松、过山龙。

【壮药名】棵佣（goyungj）。

【性　味】热，苦。

【功　效】通调龙路、火路，调气道，利水道，祛风毒，消肿痛。

【主　治】发旺（痹病），麻抹（肢体麻木），林得叮相（跌打损伤），奔埃（咳嗽），嗒叮（目赤肿痛），奔浮（水肿），呗农（痈疮），渗裆相（烧烫伤）。

【用法用量】水煎服，3～12 g；或浸酒内服；或外敷。

【药膳应用】

舒通经络，健体强身：伸筋草 15 g，白酒 500 mL。伸筋草捣碎，浸泡于白酒中，封口，置阴凉处。每日摇晃 1～2 次，7 日后过滤即可。每日 2 次，每次 15～20 mL。

【使用注意】孕妇忌用。

【成分及药理作用】伸筋草主要含生物碱、三萜类和酸性物质等。其中的生物碱成分有石松碱、宁碱、石松灵碱、法氏石松碱等。药理研究表明，伸筋草具有降温、利尿、通便等作用。实验表明，伸筋草对大鼠小肠和子宫有兴奋作用。

红　藤

【别　名】鸡血藤、血风、血藤、大血藤、三叶鸡血藤。

【壮药名】勾勒给（gaeulwedgaeq）。

【性　味】温，苦、甜。

【功　效】清热毒，调龙路、火路，祛风毒，除湿毒。

【主　治】勒内（血虚），发旺（痹病），麻抹（肢体麻木），麻邦（半身不遂），约京乱（月经不调）。

【用法用量】水煎服，10～15 g，大剂量可用至 30 g；或浸酒服。

【药膳应用】

1. 贫血，月经不调，痹病，四肢麻木，关节疼痛：红藤 25～50 g。水煎服。
2. 放射线引起的白血病：红藤 50 g。长期煎服。
3. 经闭：红藤、穿破石各 30 g。每日 1 剂，水煎服。

【使用注意】孕妇慎用。

【成分及药理作用】红藤主要含蒽醌类成分，如大黄素、大黄素甲醚、大黄酚、三萜类、木脂素类、甾醇类、多种酚及酚苷。药理研究表明，红藤煎剂对金黄色葡萄球菌和乙型链球菌均有较强的抑制作用，对大肠杆菌、白色葡萄球菌、卡他球菌、甲型链球菌和绿脓杆菌亦有一定的抑制作用；红藤水提物能抑制血小板聚集，增加冠脉流量，抑制血栓形成，提高血浆环磷酸腺苷水平，提高实验动物耐缺氧能力，扩张冠状动脉，缩小心肌梗死范围。

葛　根

【别　名】甘葛藤、干葛、葛藤、葛麻藤。

【壮药名】壤戈（gagat）。

【性　味】凉，甜、辣。

【功　效】通龙路、火路，解痧毒，清热毒，生津液，透麻疹，解酒毒。

【主　治】贫痧（感冒），屙幽哾（消渴），笃麻（麻疹），阿意咪（痢疾），白冻（泄泻），垩闷（胸闷），血压桑（高血压病）。

【用法用量】水煎服，10～15 g。解肌退热、透疹、生津宜生用，升阳止泻宜煨用。

【药膳应用】

1. 表证发热，项背强痛：葛根、薏苡仁、粳米各 50 g，刺五加 15 g。所有原料洗净，葛根切碎，刺五加先煎取汁，与余料同放锅中，加水适量，武火煮沸，文火熬粥，加冰糖适量服食。

2. 麻疹透发不畅：葛根 30 g，升麻 10 g，芍药 15 g，甘草 10 g。煎汤温服。

3. 热病口渴，消渴证：葛根粉 30 g，冬瓜块 500 g，粳米 100 g。共煮成粥，分 2～3 次食之。

【使用注意】本品治疗腹泻用量应大，胃寒者当慎用。

【成分及药理作用】葛根主含葛根素、大豆苷、大豆苷元、香豆素和三萜皂苷等成分。药理研究表明，葛根有解热、扩张冠状动脉、抗心肌缺血、改善心功能、改善脑循环、降血压、抑制血小板凝集、降血糖、降血脂、抗氧化、抗肿瘤等作用。

土茯苓

【别　名】冷饭团、红土苓、山猪粪、毛尾薯、山遗粮。

【壮药名】勾浪蒿（gaeulanghauh）。

【性　味】平，甜、淡。

【功　效】通龙路、火路，祛风毒，除湿毒，利关节。

【主　治】发旺（痹病），兵吟（筋病），奔浮（水肿），肉裂（血尿），肉扭（淋证），呗奴（瘰疬），梅毒。

【用法用量】水煎服，15～50 g。

【药膳应用】

1. 风湿骨痛，疮疡肿毒：土茯苓 500 g。去皮，和猪肉炖烂，分数次连滓服。

2. 血淋：土茯苓、茶根各 15 g。水煎服，白糖为引。

3. 瘰疬溃烂：土茯苓适量。切片或为末，水煎服；或入粥内食之，多食为妙。忌铁器和发物。

4. 杨梅疮毒：土茯苓 50 g 或 15 g。水酒浓煎服。

5. 大毒疮红肿，未成即烂：土茯苓适量。研细末，醋调敷。

【使用注意】 肝肾阴虚者慎服。

【成分及药理作用】 土茯苓主要化学成分包括黄酮、苯丙素、甾体、有机酸、挥发油类等。药理研究表明，土茯苓具有抗炎、镇痛、抗心肌缺血、对心肌缺血-再灌注损伤具有保护作用、抗心肌肥厚、调节血压、抗动脉粥样硬化、抗血栓形成、提高免疫力、抗肿瘤等作用。

救必应

【别　名】 铁冬青、圆果冬青、九层皮、白银树皮、熊胆木。

【壮药名】 美内妹（maexndeihmeij）。

【性　味】 寒，苦。

【功　效】 清热毒，除湿毒，调谷道。

【主　治】 货烟妈（咽痛），痧病，胴尹（胃痛），白冻（泄泻），阿意咪（痢疾），渗裆相（烧烫伤），能啥能累（湿疹）。

【用法用量】 水煎服，9～15 g。

【药膳应用】

1. 风热感冒，小儿发热，急性扁桃体炎，咽喉炎，急性肠胃炎，急性阑尾炎，肾炎水肿：救必应 10～15 g。水煎服。

2. 咽痛：救必应 15 g。水煎当茶饮。

3. 胃病：救必应 15 g，鸡蛋壳 25 g，绯红南五味子 15 g，白及 15 g，石菖蒲 5 g。共研细粉，每次服 25 g，每日 2 次，饭后服。

4. 急性盆腔炎，附件炎：救必应 50～100 g。水煎服。

5. 跌打肿痛：救必应 10 g。研粉，白糖 50 g，开水冲服。

【使用注意】 脾胃虚寒者慎用。

【成分及药理作用】 救必应成分：苯丙醇苷类成分，如紫丁香等；三萜苷类成分，如长梗冬青苷等；黄酮类成分，如具柄冬青苷等；鞣质。药理研究表明，救必应具有抗病原微生物、稳定血压、减慢心率、抗氧化、抗内毒素、抗炎、调节免疫、镇痛等作用。

六月雪

【别　名】满天星、多须公、土牛七、广西土牛膝、大泽兰、兰草。

【壮药名】棵使兰（gocwzlanz）。

【性　味】凉，苦、淡、微辣，有毒。

【功　效】清热毒，解痧毒，利咽，调龙路、火路。

【主　治】货烟妈（咽痛），兵霜火豪（白喉），贫痧（感冒），发得（发热），奔埃（咳嗽），肉裂（血尿），阿意咪（痢疾），林得叮相（跌打损伤），呗农（痈疮），额哈（毒蛇咬伤），渗裆相（烧烫伤），笃麻（麻疹）。

【用法用量】水煎服，10～20 g（鲜品 30～60 g）。

【药膳应用】

1. 感冒高热：六月雪 100 g。切碎，煎浓汁，加蜜糖调服。

2. 咽痛，单双蛾喉：①六月雪鲜根 500 g。捣烂榨汁，加盐少许服。②六月雪、熊胆皮、甘草适量。煎浓汁，缓缓吞咽，并留一部分含漱。

3. 血淋：六月雪 100 g。加少量米酒，水煎服。

【使用注意】孕妇忌服。

【成分及药理作用】六月雪主要含苷类、鞣质等成分，主要作用为治疗痢疾、肝炎、肾炎、关节炎。

火炭母

【别　名】火炭毛、地肤蝶、黄鳝藤、乌饭藤、接骨丹。

【壮药名】勾莓（gaeumei）。

【性　味】寒，涩、酸。

【功　效】清热毒，除湿毒，凉血止痛。

【主　治】阿意咪（痢疾），白冻（泄泻），能蚌（黄疸），货烟妈（咽痛），歇啥（阴痒），呗嘻（乳痈），呗农（痈疮），能啥能累（湿疹），额哈（毒蛇咬伤）。

【用法用量】水煎服，9～15 g（鲜品 30～60 g）。

【药膳应用】

1. 湿热黄疸：火炭母 50 g，鸡骨草 50 g。水煎服。

2. 赤白痢：火炭母、海金沙各适量。捣烂取汁，冲沸水，加糖少许服之。

3. 痢疾，肠炎，消化不良：火炭母、小凤尾草、布渣叶各 30 g。水煎服。

4. 妇女带下病：鲜火炭母 100～150 g，白鸡冠花 3～5 朵。酌加水煎成半碗，饭后服，日 2 次。

【使用注意】 脾胃虚寒者慎用。

【成分及药理作用】 火炭母成分：黄酮类，如槲皮苷、异槲皮苷、柚皮素、异鼠李素等；酚酸类，如没食子酸、咖啡酸等；甾体类和挥发性化合物。药理研究表明，火炭母具有抗炎、抗病毒、抗菌、抗氧化、保肝、保护心血管、抗疟疾、抗辐射、保护肾脏、降压等作用。

古羊藤

【别　名】 老鸦嘴、毛青才、南苦参、奶藤、马达。

【壮药名】 勾咩（gaeumbe）。

【性　味】 寒，微甜、苦，有小毒。

【功　效】 清热毒，除湿毒，通水道、谷道。

【主　治】 贫痧（感冒），发得（发热），白冻（泄泻），阿意咪（痢疾），胴尹（胃痛），奔浮（水肿），能啥能累（湿疹）。

【用法用量】 水煎服，3～6 g；或研末服，1.5～3 g。

【药膳应用】

1. 溃疡病：古羊藤、山暗册等量。晒干研粉。每次 1 g，每日 3～4 次，内服，疗程 1 个月。

2. 急慢性肠炎，心胃气痛，外感寒热：古羊藤根晒干研末。每服 2.5～5 g，开水送下，日服 2 次。

3. 红白痢症：古羊藤根 50 g。煎汤冲 25 g 蜜糖，每日分 2 次服。

4. 毒蛇咬伤：古羊藤鲜叶 100 g。捣烂，冲酒 100 g，绞取酒 100 g，内服。渣涂敷伤口四周。

【使用注意】 虚寒者忌用。古羊藤种子和叶有小毒，误食会引起头晕、腹痛。

【成分及药理作用】 古羊藤主要含羽扇豆醇酯、混合脂肪酸甘油酯、α-香树脂醇乙酸酯、羽扇豆醇乙酸酯、α-香树脂醇和β-谷甾醇等。药理研究表明，古羊藤具有抗氧化、抗菌、治疗急性肠胃炎、抗肿瘤、抗细胞凋亡等作用。

第二节　解寒毒药

肉　桂

【别　名】玉桂、桂树、桂皮、牡桂、肉桂皮。

【壮药名】能桂（naenggveiq）。

【性　味】热，辣、甜。

【功　效】通调龙路、火路，祛寒毒，行气止痛，补火助阳。

【主　治】头痛，核尹（腰痛），胴尹（胃痛），胁痛，哈呷（哮喘），阳虚头晕，委约（阳痿），遗精，约京乱（月经不调），阴疮。

【用法用量】水煎服，3～6 g；宜后下或焗服。

【药膳应用】

1. 胃寒腹痛，虚寒泄泻，虚寒腰痛，寒疮阴疽：①肉桂 1.5～2.5 g。研粉，温开水送服。②肉桂 2.5～5 g。切成薄片，开水泡服。

2. 肾虚喘咳，遗尿，尿频：肉桂、熟附子、泽泻、牡丹皮各3 g，熟地黄12 g，山茱萸，山药、茯苓各 6 g。水煎服，或制成丸剂，每日 2 次，每次 9 g。

3. 产后余血作痛兼块者：桂心、姜黄等分为末，酒服 5 mL。

【使用注意】有出血倾向者慎用，孕妇忌用。不宜与赤石脂同用。

【成分及药理作用】肉桂含桂皮油、鞣质、黏液质、树脂等，具有缓解胃肠痉挛疼痛、扩张血管、抑制溃疡、保护肾上腺皮质功能、抗凝血、杀菌等作用。

干　姜

【别　名】药姜。

【壮药名】兴荷（hinghawq）。

【性　味】热，辣。

【功　效】温中散寒，回阳通脉，温肺化饮。

【主　治】脘腹冷痛，鹿（呕吐），白冻（泄泻），肢冷脉微，寒饮喘咳。

【用法用量】水煎服，3～10 g。

【药膳应用】

1. 脾胃虚寒，脘腹冷痛：干姜、高良姜各等分。炮制研末，糊丸 3 g。饭后，猪皮汤送服 3 丸。

2. 脾胃虚寒，呕吐泄泻：干姜 30 g，木瓜 15 g，茯苓粉 50 g，粳米 60 g，红糖适量。用清水适量先煮干姜、木瓜半小时，去渣取汁，再煮粳米，米将烂时加茯苓粉、红糖，小火熬粥。搅匀，早晚空腹食用，连服数日。

【使用注意】辛热燥烈、阴虚内热、血热妄行者忌服。

【成分及药理作用】干姜含挥发油、姜辣素、二苯基庚烷、黄酮类、糖苷类、氨基酸、多种维生素和多种微量元素等。干姜具有抗炎杀菌、抗氧化、抗血小板聚集、抗肿瘤、镇痛、止呕、降血脂、降血糖、提高免疫力等作用，临床用于治疗心律失常、胃溃疡、白血病、糖尿病、高血压病等。

高良姜

【别　名】大良姜、山姜、良姜。

【壮药名】棵苟嘎（gogouxgax）。

【性　味】热，辣。

【功　效】散寒毒，暖脾胃，行气止痛。

【主　治】胴尹（胃寒痛），腊胴尹（腹冷痛），东郎（食积），鹿（呕吐），沙呃（呃逆），白冻（泄泻）。

【用法用量】水煎服，3～9 g；或入丸、散剂。

【药膳应用】

1. 胃寒气滞作痛：高良姜、制香附各 60 g。共研细粉，水泛为丸。每服3 g，每日 3 次。

2. 胸胁胀痛：高良姜、厚朴、当归各 9 g，桂心 3 g，生姜 6 g。水煎服。

3. 关节麻，皮肤瘙痒，蛇、虫、蝎咬伤：高良姜鲜根适量。捣烂外敷。

【使用注意】胃热者忌服。

【成分及药理作用】高良姜含挥发油、萜烯、桉油精、桂皮酸甲酯、高良姜酚、淀粉、鞣质和脂肪等，具有减轻溃疡、抑制胃肠蠕动、抗腹泻、利胆、镇痛等作用。

山苍子

【别　名】荜澄茄、澄茄子、山香椒、豆豉姜、木姜子。

【壮药名】高京虽（gaugynghsaej）。

【性　味】温，辣、苦。

【功　效】散寒毒，祛风毒，理气止痛。

【主　治】胴尹（胃痛），腊胴尹（腹痛），东郎（食积），贫痧（感冒），巧尹（头痛）。

【用法用量】水煎服，3～10 g；或研末服，1～2 g。

【药膳应用】

1. 胃寒痛，疝气：①山苍子 1.5～3 g。开水泡服。②山苍子研粉，每次服 1～1.5 g。

2. 单纯性消化不良：山苍子 6 g，茶叶 3 g，鸡矢藤 9 g。水煎服，每日 1 剂，分 3～4 次服。

3. 胃寒腹痛，呕吐：山苍子 9 g，干姜 9 g，高良姜 9 g。水煎服。

4. 寒疝腹痛：山苍子 9 g，小茴香 9 g，青木香 9 g，乌药 9 g，橘核 12 g。水煎服。

5. 支气管哮喘：山苍子 9 g，胡颓叶 15 g，马兜铃 12 g，桑白皮 9 g。水煎服。

【使用注意】内有实热及阴虚火旺者忌用。

【成分及药理作用】山苍子含挥发油、柠檬醛、柠檬烯、生物碱等，具有抑菌、抑制血吸虫、杀灭阴道滴虫、祛痰、抑制血栓形成、降血压、抗心律失常等作用。

益智仁

【别　名】益智子、小良姜、益仁。

【壮药名】兴良依（hinglieng'iq）。

【性　味】温，辣。

【功　效】调谷道、水道，散寒毒，补肾虚。

【主　治】白冻（泄泻），腊胴尹（腹痛），口多唾涎，肾虚，濑幽（遗尿），幽堆（尿频），濑精（遗精），幽豪（白浊）。

【用法用量】水煎服，3～10 g。

【药膳应用】

1. 腹中冷痛，尿频，遗尿，泄泻：益智仁 5 g，糯米 50 g。将益智仁研为细末，再用糯米煮粥，后调入益智仁末，加盐少许，稍煮片刻即可食用。

2. 遗精虚漏，小便余沥，夜多小便：益智仁 24 枚。研为细末，加水 200 mL，盐少许，同煎服。

3. 妇人崩中：益智仁适量。炒，碾细，米饮入食盐，每服 3 g。

【使用注意】阴虚火旺、大便秘结者慎用。

【成分及药理作用】益智仁成分：挥发油，如桉油精、姜烯、姜醇；庚烷衍生物类；微量元素、维生素、氨基酸、脂肪酸等。药理研究表明，益智仁具有兴奋膀胱、抗疲劳、抗高温、中枢抑制、镇痛、免疫抑制、抗过敏、抗癌、抗应激、延缓衰老、消除自由基、抗氧化、提高学习能力等作用。

乌　药

【别　名】千打锤、吹风散、天台乌、矮樟、香桂樟。

【壮药名】粉潜桶（faenzcenzdongz）。

【性　味】温，辣。

【功　效】调气道、谷道，散寒止痛。

【主　治】胸闷（胸闷），胴尹（胃痛），腊胴尹（腹痛），东郎（食积），巧尹（头痛），兵嘿细勒（疝气），京尹（痛经），产呱腊胴尹（产后腹痛），幽堆（尿频），濑幽（遗尿）。

【用法用量】煎汤服，5～10 g；或入丸、散剂。

【药膳应用】

1. 心腹气痛：乌药适量。水磨浓汁 1 盏（约 200 mL），入橘皮 1 片，苏叶 1 片。煎服。

2. 气滞胃痛，宿食不消，心腹疼痛，疝气，尿频，夜尿：乌药 3～9 g。水煎服。

3. 胀满痞塞，七情忧思所致：乌药、香附、沉香、砂仁、橘红、半夏各适量。共研细末，每服 6 g，灯芯草汤调。

4. 浑身胀痛，气血凝滞：香附（盐、酒、便、醋四分制之）、乌药各适量。共研细末，酒下四五分。

5. 七情伤感，上气喘息，烦闷不食：人参、槟榔、沉香、乌药各适量。上药各浓磨水，和作七分盏，煎三五沸，放温服。

【使用注意】 气虚及内热证者禁服，孕妇及体虚者慎服。

【成分及药理作用】 乌药含有呋喃倍半萜、内酯、挥发油、黄酮、异喹啉生物碱等。药理研究表明，乌药具有抗菌、抗病毒、抗炎镇痛、抗肿瘤、抗氧化等广泛的药理活性，对消化系统、心血管系统以及中枢神经系统等有显著的改善作用，对肾脏和肝脏等有保护作用。

八角茴香

【别　名】 大茴香、八角、大料、五香八角、八月珠。

【壮药名】 芒抗（makgak）。

【性　味】 热，辣、甜。

【功　效】 祛寒毒，调火路，通谷道，止痛。

【主　治】 鹿（呕吐），胴尹（胃痛），核尹（腰痛），兵嘿细勒（疝气），额哈（毒蛇咬伤）。

【用法用量】 水煎服，3～6 g；或入丸、散剂。

【药膳应用】

1. 胸腹冷痛，呕吐，寒疝：八角茴香 3～6 g。水煎服。

2. 小肠气坠：八角茴香、小茴香各 9 g，乳香少许。水煎热服，取汗。

3. 腰重刺胀：八角茴香适量。炒，为末，饭前酒服 6 g。

4. 大小便皆秘，腹胀如鼓，气促：大麻子（炒，去壳）15 g，八角茴香 7 个。上作末，生葱白 3～7 根，同研煎汤，调五苓散服。

5. 毒蛇咬伤：八角茴香适量。捣烂，调冷开水外涂。

【使用注意】 胃热者忌服，孕妇慎用。

【成分及药理作用】 八角茴香含有挥发油、脂肪油、蛋白质、树胶、树脂等，具有抑菌、升白细胞、促进胃肠蠕动、缓解腹部疼痛、祛痰等作用。

花　椒

【别　名】香椒、大花椒、椒目、秦椒、蜀椒、川椒。

【壮药名】花肖（vaceu）。

【性　味】温，辣。

【功　效】暖脾胃，散寒毒，祛湿毒，驱虫止痒。

【主　治】腊胴尹（腹痛），鹿（呕吐），白冻（泄泻），胴西咪暖（肠道寄生虫病），能啥能累（湿疹），歇啥（阴痒）。

【用法用量】水煎服，3～6 g。

【药膳应用】

1. 脘腹寒痛，呕吐：花椒 3～5 g，白面粉 150 g，生姜 3 片。先将花椒研为末，与面糊和匀，入水煮羹，后加生姜稍煮即可。

2. 蛔虫性肠梗阻：麻油 100～200 g，置锅中煎煮，投入花椒 15～20 g，花椒呈微焦即捞出丢弃，待花椒油微温时一次服完。

【使用注意】阴虚火旺者忌服，孕妇慎服。

【成分及药理作用】花椒含有挥发油、生物碱、黄酮类、苷类、苯丙素类等成分，具有抗炎、镇痛、局部麻醉、抗氧化、抗肿瘤、抑菌、杀虫、抗皱等作用。

艾　叶

【别　名】艾蒿、家艾。

【壮药名】盟埃（mbawngaih）。

【性　味】温，辣、苦，有小毒。

【功　效】祛寒毒，温经止血，祛湿毒，止痒。

【主　治】鹿勒（吐血）、衄血、兵淋勒（崩漏）、约京乱（月经不调），胎漏下血，少腹冷痛，经寒不调，宫冷不孕。

【用法用量】水煎服，3～9 g；或入丸、散剂。

【药膳应用】

1. 伤寒时气，温病头痛，壮热脉盛：干艾叶适量。水 2 L，煮至1 L，顿服取汗。

2. 先兆流产：艾叶炭 6 g，菟丝子、桑寄生各 15 g，当归 9 g。水煎服。

3. 功能性子宫出血，腹痛：①艾叶炭 6 g，香附、白芍各 12 g，当归、延胡索各 9 g。水煎服。②鲜五月艾根 90 g，切碎炒焦，醋、水各半共 200 mL，煎取 100 mL 服。

【使用注意】阴虚血热者慎用。有小毒，不可过量服用。

【成分及药理作用】艾叶含有挥发油、黄酮类、苯丙素类、萜类等成分，具有抗菌、抗病毒、止血、抗肿瘤、保肝、镇痛、抗炎、抗氧化、止咳平喘等作用。

白豆蔻

【别　名】多骨、壳蔻、白蔻、圆豆蔻、扣米、豆蔻。

【壮药名】豆寇豪（duhgaeuhau）。

【性　味】温，辣。

【功　效】祛湿毒，行气，调谷道，止呕，消食。

【主　治】湿阻气滞，脾胃不和，脘腹胀满，不思饮食，湿温初起，胸闷不饥，胃寒呕吐，食积不消。

【用法用量】水煎服，3～6 g，后下；或入丸、散剂。

【药膳应用】

1. 胃寒作吐及作痛：白豆蔻 9 g。为末，酒送下。

2. 胃气冷，吃饭即欲得吐：白豆蔻 9 g，酒 200 mL。捣，筛，研细，酒微温调之，并饮 300～400 mL。

3. 气膈脾胃，全不进食：白豆蔻、缩砂各 60 g，陈米 750 g（淘洗，略燕过，铫内炒），丁香（不见火）15 g。上为细末，枣肉为丸，如小赤豆大。每服 50 丸、70 丸至 100 丸，米饮下。

4. 妊娠呕吐：白豆蔻 3 g，竹茹 9 g，大枣 6 g，鲜姜 3 g。将生姜捣碎取汁，前三药煎取一茶杯（约 50～60 mL）过滤，冲姜汁服。

5. 小儿胃寒吐乳：白豆蔻 14 颗，缩砂仁 14 颗，生甘草 6 g，炙甘草6 g。为末，常掺入儿口中。

【使用注意】阴虚血燥者禁服。

【成分及药理作用】白豆蔻含挥发油、柠檬烯、β-蒎烯、樟烯等，具有抑菌、平喘、芳香健胃、驱风等作用。

炮 姜

【别　名】黑姜、炮干姜、炒干姜、干姜炭、炮姜炭、黑姜炭、炒姜炭、姜炭。

【壮药名】兴炭（hingdanq）。

【性　味】热，辣。

【功　效】调气道、谷道，通火路，散寒毒。

【主　治】虚寒性脘腹疼痛，鹿（呕吐），泻痢，鹿勒（吐血），阿意勒（便血），兵淋勒（崩漏）。

【用法用量】水煎服，3～6 g；或入丸、散剂。

【药膳应用】

1. 蜘蛛咬人：炮姜切片，贴伤口。

2. 功能性子宫出血：炮姜、棕皮炭、乌梅肉炭各等量。共研细末，每服6 g，温开水送下。

【使用注意】孕妇及阴虚有热者忌服。

【成分及药理作用】炮姜含有挥发油，如莰烯、桧烯、姜黄烯、龙脑、桉叶油醇、蒎烯等，还含有多姜酚类、多糖类、无机微量元素类等。药理研究表明，炮姜具有抗凝、抗炎、抗肿瘤、抗氧化、降压、强心等作用。

第六章　调气药

陈　皮

【别　名】橘皮、广陈皮、柑果皮。

【壮药名】能柑（naenggam）。

【性　味】温，辣、苦。

【功　效】调气道、谷道，除湿痰，健脾胃。

【主　治】东郎（食积），鹿（呕吐），白冻（泄泻），胴尹（胃痛），腊胴尹（腹痛），奔埃（咳嗽），比耐来（咳痰）。

【用法用量】水煎服，3～10 g。

【药膳应用】

1. 脾胃不调，冷气暴折，客乘于中，寒则气收聚，聚则壅遏不通，是以胀满，其脉弦迟：陈皮 200 g，白术 100 g。共研细末，酒糊和丸，如梧桐子大。煎木香汤下 30 丸。

2. 元气虚弱，饮食不消，或脏腑不调，心下痞闷：陈皮、枳实（炒黄）各 50 g，白术 100 g。研为极细末，荷叶裹烧饭为丸，如绿豆一倍大。每服 50 丸，白汤下，不拘时候。

3. 小儿脾疳泄泻：陈皮 50 g，青橘皮、诃子肉、甘草（炙）各 25 g。研为粗末。每服 6 g，水 200 mL，煎至六分，饭前温服。

【使用注意】服温热香燥药时慎服。

【成分及药理作用】陈皮含柠檬烯、陈皮甙、川陈皮素、维生素 B_1、肌酐等。药理研究表明，陈皮具有抗肝损伤、抗脂肪肝、抗肝纤维化、抗肝衰竭、抗肿瘤、抗肺纤维化和抗肺炎等作用。

化橘红

【别　名】化州橘红、芸红、光七爪、光五爪。

【壮药名】能芒桶（naengmakdoengj）。

【性　味】温，辣、苦。

【功　效】调气道、谷道，祛湿毒，化痰。

【主　治】咳嗽痰多，食积伤酒，呕恶痞闷。

【用法用量】水煎服，3～10 g；或入丸、散剂。

【药膳应用】

逢寒即发或寒痰所致的冷哮：化橘红 30 g，白酒 500 g。将化橘红研碎，浸入白酒中，密封 7 天即可饮用。每晚睡前服 15～30 mL。

【使用注意】气虚阴亏及干咳少痰者慎用。

【成分及药理作用】化橘红含枸橼醛、香叶醇、芳樟醇、邻氨基苯甲酸甲酯、蛋白质、脂肪、碳水化合物、铁、钙、磷等。化橘红富含黄酮类成分，具有明显的降血脂、抗氧化、抗衰老、抗炎、抗过敏、调节免疫、保护心脑血管、保肝、利胆等作用；化橘红中的挥发油，具有显著的镇咳、祛痰、抗炎、抑菌等作用。

香　附

【别　名】香附子、香头草、地沟草、三棱草、辣姜草。

【壮药名】棵寻谋（gocidmou）。

【性　味】平，辣、微苦。

【功　效】调气机，消郁滞，调经止痛，安胎。

【主　治】巧尹（头痛），胸痛，胁痛，胴尹（胃痛），腊胴尹（腹痛），鹿（呕吐），兵嘿细勒（疝气），约京乱（月经不调），京尹（痛经），京瑟（闭经），兵淋勒（崩漏），咪裆腊胴尹（妊娠腹痛），胎动不安，隆白呆（带下）。

【用法用量】水煎服，10～20 g。

【药膳应用】

1. 心气痛、腹痛、少腹痛、血气痛不可忍者：香附 100 g，蕲艾叶 25 g。以醋汤同煮熟，去艾，炒为末，米醋糊为丸，如梧桐子大。每白汤服 50 丸。

2. 胃寒痛：香附 30 g，高良姜 15 g。共研细末，每服 3 g，每日 2 次，温开水送下。

3. 跌打损伤：①炒香附 20 g，姜黄 30 g。共研细末，每日 3 次，每次服

10 g。②香附鲜块茎捣烂，酒炒外敷。

4. 月经不调，经期腹痛，胸胁痛，虚寒胃痛：香附块茎 10 g。水煎服。

5. 安胎：香附（炒，去毛）适量。研为细末，浓煎紫苏汤调下 5 g。

【使用注意】 月经前期、孕妇不宜服用。

【成分及药理作用】 香附含 α-蒎烯、β-蒎烯、柠檬烯、α-紫罗兰酮、α-香附酮、香附烯酮、生物碱类、蒲公英萜酮、泽渥萜和达玛二烯醇乙酸酯等，具有抗炎、镇痛、抑菌、抗氧化、抗肿瘤、抗抑郁等作用。

茉莉花

【别　名】 茉莉、末莉、白末利、末梨花、小南强。

【壮药名】 华闷蕾（vamaedleih）。

【性　味】 温，辣、甜。

【功　效】 调谷道，清热毒，除湿毒。

【主　治】 巧尹（头痛），嗒叮（目赤肿痛），腊胴尹（腹痛），阿意咪（痢疾），呗农（痈疮）。

【用法用量】 水煎服，1.5～3 g；或泡茶饮。

【药膳应用】

1. 夏季感冒暑湿，发热头胀，脘闷少食，小便短少：茉莉花 3 g，藿香 6 g，荷叶（切丝）10 g。以沸水浸泡，时时饮服。

2. 目赤肿痛，迎风流泪：①茉莉花适量。煎水熏洗。②茉莉花适量，金银花 9 g，菊花6 g。煎水服。

3. 慢性痢疾，慢性结肠炎：①茉莉花 10～20 朵。沸水冲泡代茶饮。②茉莉花 5 g，绿茶 3 g，水 500 mL，煎沸 2 分钟后，少量多次饮。

4. 关节风痛：茉莉花适量。加白酒浸泡服。

【使用注意】 茉莉花偏温，火热内盛、燥结便秘者慎食，体有热毒者不宜饮用，孕妇忌用。

【成分及药理作用】 茉莉花含挥发油、脂肪酸、环烯醚萜苷、黄酮苷类、裂环环烯醚萜苷、苯丙素类、三萜类、生物碱类等，具有镇痛、镇静、退热、麻醉、催眠、抗菌、抗毒性等作用。

月季红

【别　名】四季花、月月红、月季花。

【壮药名】华也吉（vayezgi）。

【性　味】温，甜。

【功　效】通龙路，益气。

【主　治】约京乱（月经不调），京瑟（闭经），京尹（痛经），呗奴（瘰疬），林得叮相（跌打损伤），渗裆相（烧烫伤）等。

【用法用量】水煎服，3～6 g；或研末泡服。

【药膳应用】

1. 月经不调，痛经：月季红、益母草各 9 g。水煎服。

2. 月经不调：鲜月季红 15～21 g。开水泡服。

3. 筋骨酸痛：干月季红 3 g。研末，酒冲服。

【使用注意】不宜久煎，用量不宜过大，多服久服可引起腹痛和便溏腹泻。孕妇慎用。

【成分及药理作用】月季红含黄酮类、黄酮苷类、酚酸类化合物、芳香油、鞣质和色素等，具有抗氧化、抗菌、抗病毒、抗肿瘤、抗凝血、利尿等作用，还有调节免疫功能、心肌收缩舒张功能等作用。

木　香

【别　名】广木香、南木香。

【壮药名】棵摸壤（gomoegrang）。

【性　味】温，辣、苦。

【功　效】行气止痛，调谷道。

【主　治】脾胃气滞，脘腹胀痛，食欲不振，恶心，鹿（呕吐），肠鸣腹泻，下痢腹痛。

【用法用量】水煎服，3～6 g。

【药膳应用】

1. 气郁之腹痛：陈皮、木香各 3 g，瘦猪肉 200 g。陈皮、木香焙脆，研末备用。在锅内放食用油少许，烧热后放入猪肉片，炒片刻，放适量清水，待熟后放陈皮、木香末和食盐并搅匀。食肉喝汤。

2. 气滞型便秘症：木香、槟榔各 5 g，粳米 100 g，冰糖适量。先用水煎煮木香、槟榔，去渣留汁，再入粳米煮粥，粥将熟时加冰糖适量，稍煎待溶即可。早晚分食。

3. 气滞腰痛：青木香、乳香各 6 g。酒浸，饭上蒸，均以酒调服。

4. 一切痈疽、疮病、疫瘘、恶疮、下注疮、藤疮溃后，外伤风寒，恶汁臭败不敛：木香、黄连、槟榔各等分。共研细末，油调频涂之，取效。

5. 小儿天行，壮热头痛：木香 2 g，白檀香 1 g。共研细末，清水和服。仍温水调涂卤顶上取痣。

【使用注意】 脏腑燥热、胃气虚弱、元气虚脱、阴虚内热人群忌用木香，阴虚津液不足人群慎服木香。

【成分及药理作用】 木香含挥发油、内酯类成分、豆甾醇、菊糖、木香生物碱、白桦脂醇、树脂等。药理研究表明，木香具有解除平滑肌痉挛、降血压和抗菌等作用。

厚　朴

【别　名】 厚皮、重皮、赤朴、烈朴、川朴、紫油厚朴。

【壮药名】 棵厚朴（gohoubuz）。

【性　味】 温，苦、辣。

【功　效】 祛湿毒，消痰，调谷道。

【主　治】 湿滞伤中，脘痞吐泻，食积气滞，腹胀便秘，痰饮喘咳。

【用法用量】 水煎服，3～10 g。

【药膳应用】

1. 腹胀经闭，脉沉弦者：厚朴 15 g。姜汁炒，水煎浓汁，去渣温服。

2. 肥疮：厚朴适量。烘碎研细末，麻油调搓患处。

3. 白秃疮：厚朴 70 g，麻油 240 g。同煎，待冷搓之。

4. 月水不通：厚朴（炙）90 g。加水 3000 mL，煎取 1000 mL，空腹服用，不过三四剂，病愈。

【使用注意】 厚朴易耗气伤津，故气虚津亏者及孕妇慎用。

【成分及药理作用】 厚朴含厚朴酚、和厚朴酚、厚朴碱、挥发油，还有少量的皂苷、鞣质、钙、钠、钾等，具有抗氧化、抗菌、抗病毒、抗炎镇痛、抗肿瘤、抗焦虑、抗抑郁、抗溃疡、抗凝血等作用。

枳　实

【别　名】甜橙、橙子、金橙、黄果、鹅眼枳实。

【壮药名】芒动（makdoengj）。

【性　味】微寒，苦。

【功　效】调谷道，消积滞。

【主　治】阿意咪（痢疾）、阿意囊（便秘）、墨闷（胸胁痛）等。

【用法用量】水煎服，3～6 g；或入丸、散剂。

【药膳应用】

1. 胸痹心中痞气，气结在胸，胸满胁下逆抢心：枳实 8 g，厚朴 12 g，薤白 9 g，桂枝 3 g，栝楼实 12 g。上五味，以水 5000 mL，先煮枳实、厚朴，取 2000 mL，去滓，纳诸药，煮数沸，分温三服。

2. 卒患胸痹痛：枳实捣成末，宜服 5 g，每日 4 次，日三夜一服。

3. 伤寒后，卒胸膈闭痛：枳实、麸炒为末。米饮服 6 g，每日 2 次。

4. 痞，消食，强胃：白术 100 g，枳实（麸炒黄色，去瓤）30 g。研为极细末，荷叶裹炒，饭为丸，如梧桐子大。每服 50 丸，多用白汤下，无时。

5. 大便不通：枳实、皂荚各等分。共研细末，饭为丸，米饮下。

【使用注意】脾胃虚弱及孕妇慎服。

【成分及药理作用】枳实成分：黄酮类，如橙皮苷、橙皮素、柚皮苷、柚皮素等；挥发油，如柠檬烯、芳樟醇等成分；生物碱类、腺苷、柠檬苦素、去甲肾上腺素、脂肪、蛋白质、碳水化合物、胡萝卜素、核黄素、γ-氨基丁酸等。药理研究表明，枳实具有调节肠胃运动、调节子宫机能、升血压、强心、抗氧化、抗菌、镇痛、抗血栓、抗溃疡、利胆、利尿、抗过敏等作用。

苏　木

【别　名】苏枋、苏方、苏方木、窊木、棕木、赤木、红柴。

【壮药名】棵苏木（gosoqmoeg）。

【性　味】平，甜、咸。

【功　效】通龙路，消肿止痛。

【主　治】妇人血气心腹痛，经闭，产后瘀血胀痛喘急，痢疾，破伤风，痈肿，扑损瘀滞作痛。

【用法用量】水煎服，3～9 g；研末或熬膏。

【药膳应用】

1. 偏坠肿痛：苏木 60 g。用适量酒煮熟频饮。

2. 跌打伤损，因疮中风：苏木（槌令烂，研）60 g。用酒 2000 mL，煎取 1000 mL，分 3 次服，早、中、晚各一服。

3. 产后气滞作喘：苏木、人参、麦门冬各适量。水煎服。

4. 产后血运，腹闷，气喘急欲死：苏木（末）60 g，荷叶（炙）3 g，芍药 45 g，肉桂（去粗皮）30 g，鳖甲（去裙襕，醋炙）45 g。上五味，锉如麻豆大，以水 1000 mL，藕汁 100 mL，同煎取二盏，去滓，入红雪 30 g，分温二服，粥食前，如人行三五里再服。

【使用注意】血虚无瘀者不宜服，孕妇忌服。

【成分及药理作用】苏木含原苏木素、巴西苏木素、高异黄酮、苏木查尔酮和二苯等类化学成分，具有较强的抗关节炎、抗神经炎、抗肿瘤、免疫抑制、抗菌、改善肾损伤、舒张血管等作用，对乳腺组织具有保护作用。

枳　壳

【别　名】只壳、商壳。

【壮药名】芒动现（makdoengjhenj）。

【性　味】微寒，苦、辣、酸。

【功　效】破气，通气道、谷道，消积。

【主　治】胸膈痰滞，胸痞，胁胀，食积，噫气，呕逆，下痢后重，脱肛，子宫脱垂。

【用法用量】水煎服，3～9 g（大剂量 15～60 g）；或入丸、散剂。

【药膳应用】

1. 伤寒呃噫：枳壳 15 g（去穰，麸炒黄），木香 3 g。研为细末，每服 3 g，白汤调下。

2. 顺气止痢：甘草（炙）18 g，枳壳（炒）72 g。研为细末，每服 3 g，空腹，沸汤点服。

3. 远年近日肠风下血不止：枳壳（烧成黑灰存性，研为细末）15 g，羊胫炭（研为细末）9 g。和匀，用 200 mL 米饮调下，空腹，再服见效。

4. 大便下血：枳壳 6 g，乌梅肉 9 g，川黄连 1.5 g。共研细末，饭前开水冲下，分 2 次服。

【使用注意】 脾胃虚弱者及孕妇慎服。

【成分及药理作用】 枳壳成分：黄酮类，如黄酮、黄酮醇、异黄酮、二氢黄酮、二氢黄酮醇等；挥发油类，如柠檬烯、芳樟醇、α-松油醇等；生物碱类，如辛弗林、酪胺、N-甲基酪胺、大麦芽碱等；苯丙素类、马尔敏、葡萄内酯、伞形花内酯等。药理研究表明，枳壳具有抗炎抑菌、抗氧化、抗抑郁、抗肿瘤、降血脂、保肝、升压、抗血小板凝聚、调节免疫等作用。

佛　手

【别　名】 佛手柑、手柑。

【壮药名】 芒研（makien）。

【性　味】 温，辣、苦、酸。

【功　效】 通气道，调谷道，止痛，祛湿毒，化痰。

【主　治】 肝胃气滞，胸胁胀痛，胃脘痞满，食少呕吐，咳嗽痰多。

【用法用量】 水煎服，3～9 g。

【药膳应用】

1. 痰气咳嗽：陈佛手 6～9 g。水煎饮。方中佛手和胃化痰，为君药。

2. 胁肋疼痛，心烦易怒，胸闷不舒，嗳气泛恶，纳谷不香，消化不良：佛手 120 g，五加皮 30 g，木瓜、青皮各 12 g，栀子、陈皮各 15 g，高良姜、砂仁、肉桂各 9 g，木香、公丁香各 6 g，当归 18 g。上药为粗末，装入绢袋内，入 10 kg酒浸，文火煮之，滤清入 2.5 kg 冰糖即成。每服约 30 g，1 日 3 次。

3. 妇女白带：佛手 15～30 g，猪小肠 1 尺。水煎服。

【成分及药理作用】 佛手含黄酮及其苷类、香豆素类、单萜类、倍半萜类、柠檬苦素类、多糖类、有机酸类等，具有抗菌、抗肿瘤、止咳、祛痰、降血脂、健脾胃、促消化、抗炎止痛、治疗抑郁症等作用。

玫瑰花

【别　名】玫瑰、排徊花、笔头花、湖花、刺玫花、红玫瑰。

【壮药名】华玫瑰（vameizgveiq）。

【性　味】温，甜、微苦。

【功　效】通龙路，益气，调气道，止痛。

【主　治】林得叮相（跌打损伤），约京乱（月经不调）。

【用法用量】水煎服，3～9 g；浸酒或熬膏。

【药膳应用】

1. 肝胃气痛：玫瑰花阴干，冲汤代茶饮。

2. 肺病咳嗽吐血：鲜玫瑰花捣汁炖冰糖服。

3. 肝风头痛：玫瑰花 10～14 g，蚕豆花 9～12 g。泡开水代茶频饮。

4. 新久风痹：玫瑰花（去净蕊蒂，阴干）9 g，红花、全当归各 3 g。水煎去滓，酒和服 7 剂。

5. 噤口痢：玫瑰花阴干，水煎服。

【使用注意】阴虚火旺者慎服。

【成分及药理作用】玫瑰花成分：黄酮类，如黄酮醇、儿茶酸、表儿茶酸、绿原酸等；挥发油和芳香成分，如醇类、萜类、酯类、醛类、烷烃类和酮类等多种化合物；多糖类、多酚类，如槲皮素、没食子酸等；脂肪酸类，如氨酸、缬氨酸、蛋氨酸、异亮氨酸、亮氨酸等。此外，玫瑰花还含蛋白质、生物碱类，钙、镁、锌等元素。药理研究表明，玫瑰花具有抗氧化、抑菌、降血脂、降血糖、抗肿瘤等作用。

第七章　止血药

侧柏叶

【别　名】香柏、扁柏、柏树。

【壮药名】柏变（bekbenj）。

【性　味】寒，苦、涩。

【功　效】凉血止血，调龙路，祛痰止咳。

【主　治】鹿勒（吐血），渗裂（衄血），肉裂（尿血），血痢，兵淋勒（崩漏），奔埃（咳嗽）。

【用法用量】水煎服，6～12 g；或入丸、散剂。

【药膳应用】

1. 吐血不止：侧柏叶、干姜各 90 g，艾草 3 把。上三味，以水 5000 mL，马通汁 1000 mL，合煮，取 1000 mL，分温再服。

2. 忧恚呕血，烦满少气，胸中疼痛：侧柏叶捣罗为散，不拘时候，以粥饮调下 6 g。

3. 历节风痛，痛如虎咬，走注周身，不能转动，动即痛极，昼夜不宁：侧柏叶 15 g，木通、当归、红花、羌活、防风各 6 g。水煎服。

4. 妇人月水久不断：芍药、侧柏叶（炙）各 3 g。上二味，粗捣筛。每服 9 g，水、酒各半盏，煎至七分，去滓温服。

5. 小儿洞痢：侧柏叶煮汁，代茶饮。

【成分及药理作用】侧柏叶含槲皮苷、杨梅苷、芦丁、α-石竹烯、β-石竹烯、α-蒎烯、鞣质类化合物、无机元素、有机酸和多糖类等。药理研究表明，侧柏叶所含黄酮类具有镇咳、祛痰、松弛平滑肌、镇静作用；对金黄色葡萄球菌、白色葡萄球菌、卡他球菌、痢疾杆菌、伤寒杆菌、大肠杆菌等有抑制作用；亦有抗流感、抗柯萨奇病毒，以及抗氧化、抗肺癌细胞、止血、促进毛发生长等作用。

黄　根

【别　名】狗骨木、四蕊三角瓣花、三角瓣花、白狗骨、黑根子。

【壮药名】壤现（raghenj）。

【性　味】微寒，微苦。

【功　效】调龙路，凉血止血，利湿退黄，补血虚，强筋骨。

【主　治】勒艾今（白血病），再生障碍性贫血，地中海贫血，硅肺，肝炎，嚎勒（齿衄），发旺（痹病），林得叮相（跌打损伤），肉扭（淋证）。

【用法用量】水煎服，10～30 g。

【药膳应用】

1. 地中海贫血，再生障碍性贫血：黄根 30 g，与猪骨炖汤，不加油盐，每日服 2～3 次。

2. 风湿性关节炎，肝炎：黄根 25～50 g，水煎服。

【成分及药理作用】黄根含有机铝、乌楠醌、茜黄、茜黄-1-甲醚、虎刺醛和β-谷甾醇等。药理研究表明，黄根对实验性硅肺具有明显的抑制作用，对肝功能损伤、肝纤维化的治疗有一定作用，对金黄色葡萄球菌和炭疽杆菌有高度抗菌作用，对地中海贫血治疗亦有积极作用。

仙鹤草

【别　名】脱力草、龙牙草、龙芽草。

【壮药名】牙猜骂（nyacaijmaj）。

【性　味】平，苦、涩。

【功　效】止血，调龙路，止痢，补虚，杀虫。

【主　治】陆裂（咯血），鹿勒（吐血），渗裂（衄血），肉裂（尿血），阿意勒（便血），兵淋勒（崩漏），白冻（泄泻），阿意咪（痢疾），蛊病（肝硬化腹水），瘴病（疟疾），渗裆相（烧烫伤），呗农（痈疮），呗（无名肿毒）。

【用法用量】水煎服，10～15 g，大剂量可用 30～60 g；或入散剂。

【药膳应用】

1. 肺痨咯血：鲜仙鹤草 30 g（干品 9 g），白糖 3 g。将仙鹤草捣烂，加冷开水，搅拌，榨取液汁，再加入白糖，一次服用。

2. 赤白痢，咯血，吐血：仙鹤草 9～18 g。水煎服。

3. 贫血衰弱，精力痿顿（民间治脱力劳伤）：仙鹤草 30 g，红枣 10 颗。水煎，一日数回分服。

4. 过敏性紫癜：仙鹤草 90 g，生龟板 30 g，枸杞根、地榆炭各 60 g。水煎服。

5. 疟疾，胸腹饱胀：仙鹤草 9 g。研成细末，于发疟前用烧酒吞服，连用 3 剂。

【使用注意】 非出血不止者忌用。

【成分及药理作用】 仙鹤草含有芦丁、花旗松素、香豆素、木犀草素、山柰酚、芹菜素、芳香烃苷、仙鹤草酚 B、三萜类化合物、糖苷类化合物等。药理研究表明，仙鹤草具有抗炎、降糖、抗肿瘤、抗氧化、抗菌杀虫、促进凝血等作用。

槐　花

【别　名】 槐蕊、金药树、护房树、豆槐、槐米。

【壮药名】 花怀（vavaiz）。

【性　味】 微寒，苦。

【功　效】 凉血止血，通气道，解热毒。

【主　治】 肠风便血，痔疮下血，血痢，幽裂（尿血），血淋，兵淋勒（崩漏），鹿勒（吐血），渗裂（衄血），肝热头痛，目赤肿痛，痈肿疮疡。

【用法用量】 水煎服，3～15 g；或入丸、散剂。

【药膳应用】

1. 大肠下血：槐花、荆芥穗各等分。为末，用酒服 1.5 g。

2. 脏毒，酒病，便血：槐花 30 g（15 g 炒，15 g 生），山栀子（去皮，炒）30 g。研为细末，每服 10 g，新汲水调下。饭前服。

3. 暴热下血：生猪脏 1 条，洗净，控干水，以炒槐花末填满扎定，米醋炒，锅内煮烂，擂，丸弹子大，日干。每服 1 丸，空腹服，当归煎酒化下。

4. 诸痔出血：槐花 60 g，地榆、苍术各 45 g，甘草 30 g。俱微炒，研为细末，每日早晚饭前服 9 g。气痔者（因劳损中气而出血者），人参汤调服；酒痔者（因酒积毒过多而出血者），陈皮干葛汤调服；虫痔者（因痒而内有虫动出血者），乌梅汤调服；脉痔者（因劳动有伤，痔窍血出远射如线者），阿胶汤调服。

5. 尿血：槐花（炒）、郁金（煨）各30 g。为末，每服6 g，淡豉汤下。

【使用注意】脾胃虚寒者慎服。

【成分及药理作用】槐花成分：黄酮类，如芦丁（芸香苷）、槲皮素、山柰酚-3-O-芸香糖苷；脂肪酸，如棕榈酸、二丁基邻苯二甲酸、硬脂酸、亚油酸、亚麻酸；挥发油，如氧化石竹烯、芳樟醇、1-辛烯-3-醇。此外，槐花还含氨基酸，钙、磷、镁、钾、铁等多种元素。药理研究表明，槐花具有止血、降血糖、抗氧化、抗菌、抗病毒、抗肿瘤、降血压、保护胃肠、增强免疫力等作用。

田　七

【别　名】人参三七、参三七、文州三七。

【壮药名】棵点镇（godienzcaet）。

【性　味】温，甜、微苦。

【功　效】通龙路，调火路，消肿止痛。

【主　治】林得叮相（跌打肿痛），发旺（痹病），鹿勒（吐血），渗裂（衄血），月经过多，外伤出血，额哈（毒蛇咬伤）。

【药膳应用】

1. 吐血，衄血，月经过多：田七（晒干，煅存性）3～9 g。水煎服。

2. 跌打损伤：田七3～9 g。水煎服或浸酒内服，并用鲜块根捣烂酒炒外敷。

第八章 调“巧坞”药

红 花

【别 名】草红，刺红花，杜红花，金红花。

【壮药名】花红（vahoengz）。

【性 味】温，辣。

【功 效】通龙路、火路，止痛。

【主 治】胸痹，京尹（痛经），闭经，产后恶露不尽，产后小腹痛，癥瘕，痈疮。

【用法用量】水煎服，5～10 g；或入散剂，或浸酒，或鲜者捣汁。

【药膳应用】

1. 胸痹：红花、黄芩、苦丁茶、郁金各 10 g，生地黄、玄参、川芎各 15 g。水煎服。

2. 痛经，产后小腹痛：红花 5 g，苏木、桃仁、当归、香附、大血藤、土牛膝各 10 g。水煎服。

3. 伤寒产后，血晕欲死：荷叶、红花、姜黄各等分。炒研末，童子小便调服 6 g。

4. 通经破血：旧屋阴处瓦花（熬膏）150 g，当归须、干漆（烧烟尽）各 30 g，当门子 6 g。为末，枣肉和丸，如梧桐子大。每服 70 丸，红花汤下。

5. 产后血晕，心闷气绝：红花 30 g。共研细末，分作二服，酒 200 mL，煎为 100 mL，连服。如口噤，斡开灌之，或入小便尤妙。

【使用注意】孕妇及有出血倾向者慎服。

【成分及药理作用】红花含有黄酮类、脂肪酸、马鞭草烯酮、肉桂酸甲酯等一些挥发性成分。药理研究表明，红花具有扩张冠状动脉，改善心肌缺血的作用；可扩张血管，降低血压，对抗心律失常，抑制血小板的聚集，降低全血的黏度；对中枢神经系统有镇静、镇痛和抗惊厥的作用。

川　芎

【别　名】山鞠穷、芎䓖、香果、胡䓖、马衔芎䓖、雀脑芎、京芎、贯芎、抚芎、台芎、西芎。

【壮药名】棵先弓（gocenhgongh）。

【性　味】温，辣。

【功　效】通龙路，调气道，祛风毒，止痛。

【主　治】风冷头痛眩晕，胁痛腹疼，寒痹筋挛，经闭，难产，产后瘀阻块痛，痈疽疮疡，月经不调，经闭痛经，瘕腹痛，胸胁刺痛，跌扑肿痛，头痛，风湿痹痛。

【用法用量】水煎服，3～6 g；或入丸、散剂。

【药膳应用】

1. 风热头痛：川芎 3 g，茶叶 6 g。水一钟，煎五分，饭前热服。

2. 妊娠腹中痛（胞阻）：川芎 60 g，阿胶 60 g，甘草 60 g，艾叶 90 g，当归 90 g，芍药 120 g，干地黄 360 g。加水 5000 mL，清酒 3000 mL，合煮，取 3000 mL，去渣，纳胶令消尽，温服 1000 mL，日三服，不瘥，更作。

3. 产后血晕：当归 30 g，川芎 15 g，荆芥穗（炒黑）6 g。水煎服。

4. 产后心腹痛：川芎（洗，锉）、桂心（不见火，锉）、木香（锉，怀干）、当归（去芦须，洗，锉，焙）、桃仁（去皮、尖并双仁，炒黄）各 30 g。同为细末。每服 3 g，热酒调下。如不欲饮酒，即用水 200 mL，药末 6 g，煎至七分，带热服。

【使用注意】阴虚火旺、上盛下虚及气弱之人忌服。

【成分及药理作用】川芎含挥发油、生物碱、多糖等，含苯酞及其二聚体、生物碱、有机酸酚、脑苷脂、神经酰胺等类化合物，具有镇痛、抗炎、抗氧化、抗肿瘤、抗凝血、抗抑郁、抗衰老、抗动脉粥样硬化、细胞保护、改善心功能等作用。

桃　仁

【别　名】桃实。

【壮药名】歇芒桃（cehmakdauz）。

【性　味】平，苦、甜。

【功　效】通龙路、火路，调水道，化瘀消肿。

【主　治】奔浮（水肿），图爹病（肝脾肿大），阿意囊（便秘），肉扭（淋证），京瑟（闭经），呗农巧（有头疽），呗叮（疔疮），狠尹（疮疖），能啥能累（湿疹），京尹（痛经），血滞闭经，产后瘀滞腹痛，癥瘕结块，林得叮相（跌打损伤），瘀血肿痛，钵农（肺痈），肠痈，肠燥便秘。

【用法用量】水煎服，6～10 g；用时打碎或入丸。

【药膳应用】

1. 疝气：桃仁 10 g，杧果核、龙眼核、核桃肉各 20 g，丹参 15 g，淫羊藿 8 g。水煎服。

2. 痛经：桃仁 10 g，益母草 15 g，香附 5 g。水煎服。

3. 闭经：桃仁（焙）、红花、当归（酒洗焙）、土牛膝各 150 g。研为细末，每次服 15 g，温酒调下。

4. 老人虚秘：桃仁、柏子仁、火麻仁、松子仁各等量。研末，熔白蜡，和丸如梧桐子大，以少黄丹汤下。

5. 里急后重，大便不畅：桃仁（去皮）90 g，吴茱萸 60 g，盐 30 g。炒熟，去盐和茱萸，只留下桃仁，不拘时任意嚼 5～20 粒。

【使用注意】孕妇及便溏者慎服。

【成分及药理作用】桃仁成分：脂类，如甘油三酯等；苷类，如苦杏仁苷等。此外，桃仁还含糖类、蛋白质、氨基酸等。药理研究表明，桃仁水煎剂具有镇痛、抗炎、抗菌、抗过敏等作用，桃仁提取液能抗肺纤维化，桃仁苷具有镇咳平喘和抗肝纤维化的作用。

元　胡

【别　名】延胡索、玄胡。

【壮药名】元胡（yienzhuz）。

【性　味】温，辣、苦，无毒。

【功　效】通龙路，调气道，止痛。

【主　治】心腹腰膝诸痛，月经不调，癥瘕，崩中，产后血晕、恶露不尽，跌打损伤。

【用法用量】水煎服，5～9 g；或入丸、散剂。

【药膳应用】

1. 血痢疼痛，饮食不进：元胡（炒）研为细末。每次 6 g，米饮调下。

2. 小便尿血：元胡 30 g，朴消 23 g。研为细末，每次 12 g，水煎服。

3. 坠落车马，筋骨疼痛不止：元胡 30 g。捣细罗为散，不拘时候，以豆淋酒调下 6 g。

4. 产后恶露下不尽，腹内痛：元胡末，以温酒调下 3 g。

5. 小儿盘肠气痛：元胡、小茴香各等分。炒研，空腹米汤送服，量儿大小与服。

【使用注意】 血热气虚者及孕妇忌服。

【成分及药理作用】 元胡含生物碱（如原小檗碱类、阿朴啡类、原阿片类）、甾体类、有机酸、糖类、核苷类，此外还含铜、铁等微量元素。药理研究表明，元胡具有镇痛、抗焦虑、镇静催眠、抗心肌缺血、抗脑缺血、抗胃溃疡、抗肿瘤、增强内分泌系统功能、抗血小板聚集、抗抑郁等作用。

三　棱

【别　名】 草根、京三棱、红蒲根、光三棱、黑三棱。

【壮药名】 棵三林（gosamlimq）。

【性　味】 平，苦、辣。

【功　效】 通龙路，行气，调谷道，止痛。

【主　治】 瘕痞，瘀滞经闭，痛经，食积胀痛，跌年伤痛。

【用法用量】 水煎服，5～10 g；或入丸、散剂。

【药膳应用】

1. 气攻头痛：葫芦巴（炒）、三棱（酒浸焙）各 15 g，干姜（炮）7.5 g。为末，姜汤或温酒每服 6 g。

2. 食积腹胀：三棱、莱菔子各 9 g。水煎服。

3. 慢性肝炎或迁延性肝炎：三棱、莪术、当归各 9 g，赤芍 12 g，丹参24 g，白茅根 30 g，青皮 9 g。水煎服。

4. 产后癥块：三棱（微煨，锉）30 g，木香 15 g，硇砂（细研）0.9 g，芫花（醋拌炒干）15 g，巴豆 0.3 g（去心、皮，纸裹压去油）。以上诸药捣罗为末，研入硇砂、巴豆令匀，以米醋 2000 mL，熬令减半，下诸药，慢火熬令稠可丸，和丸如绿豆大，每服空腹，以醋汤下 2 丸。

5. 乳汁不下：三棱 6 g，水 200 mL，煎汁 100 mL，洗奶取汁出为度。

【使用注意】 气虚体弱者、血枯经闭者及孕妇忌服。

【成分及药理作用】 三棱含挥发油类、黄酮类、有机酸类、皂苷类、苯丙素类和生物碱类等，具有抗凝、抗血栓、镇痛、抗炎、抗器官纤维化、抗肿瘤、抗动脉粥样硬化、治疗妇科病等作用。

莪 术

【别　名】 臭屎姜、温莪术、芋儿七、黑心姜、文术、蓬莪术。

【壮药名】 京昆（ginghgun）。

【性　味】 温，辣、苦。

【功　效】 通龙路、火路，调谷道，消食积，止痛。

【主　治】 垩闷（胸闷），林得叮相（跌打损伤），京瑟（闭经），图参病（肝脾肿大），东郎（食积）等。

【用法用量】 水煎服，3～10 g；或入丸、散剂。行气止痛多生用，破血祛瘀宜醋炒。

【药膳应用】

1. 小肠胀气，非时痛不可忍：莪术研末，空腹用葱酒送服 3 g。

2. 跌扑疼痛：莪术、白僵蚕、苏木各 30 g，没药 15 g。为末，每服 6 g，水煎服，日 3～5 服。

3. 漆疮：莪术、贯众煎汤洗之。

4. 妇人血积、血块、经闭：莪术、三棱各 30 g，熟大黄 30 g。上为末，炼丸如绿豆大，每服 20 丸，米汤送服。

5，产后心腹有宿冷疼痛：蓬莪术 30 g，五灵脂 90 g，醋 3000 mL。上药捣罗为末，以醋熬为膏，和丸如梧桐子大。不拘时候，以怀香汤或热酒下 10 丸。

【使用注意】 月经过多者及孕妇忌服。

【成分及药理作用】 莪术含有挥发油、姜黄素类、多糖类、甾醇类、酚酸类、生物碱类等，具有抗肿瘤、抗血小板聚集、抗血栓、调血脂、抗动脉粥样硬化、抗组织纤维化、抗炎镇痛、抗菌、抗病毒、降血糖、抗氧化等作用。

赤　芍

【别　名】木芍药、草芍药、红芍药、毛果赤芍。

【壮药名】赤芍（cikcok）。

【性　味】微寒，苦。

【功　效】清热毒，凉血，通龙路，止痛。

【主　治】瘀滞经闭，癥瘕积聚，腹痛，胁痛，衄血，血痢，肠风下血，目赤，痈肿。

【用法用量】水煎服，4～10 g；或入丸、散剂。

【药膳应用】

1. 衄血不止：赤芍为末，温水服 3 g。

2. 血痢腹痛不可忍：赤芍 60 g，黄柏（以蜜拌合涂，炙令尽，锉）60 g。上药捣筛为散，每服 9 g，以淡浆水 200 mL，煎至五分，去滓，不拘时候稍热服。

3. 血痢腹痛：赤芍、黄柏（去粗皮，炙）、地榆各 30 g。上三味捣筛，每服 7.5 g，以浆水 200 mL，煎至七分，去滓，不拘时温服。

4. 五淋：赤芍 30 g，槟榔（面裹煨）1 个。上为末，每服 3 g，水煎，空腹服。

5. 肠风下血：赤芍（瓦上烧存性）30 g。为末，温酒调下 10 g。

【使用注意】不宜与藜芦同用。血虚无瘀之症者及痈疽已溃者慎服。

【成分及药理作用】赤芍含芍药苷、羟基芍药苷、苯甲酰芍药苷、苯甲酰羟基芍药苷、二氢芹菜素、油酸、十五烷酸、丹皮酚、棕榈酸、多糖类、醇类、有机酸、微量元素等。药理研究表明，赤芍具有保护神经系统、调控内分泌系统、抗炎、抑菌、抗肿瘤、抗氧化、抗抑郁、调节免疫等作用。

牡丹皮

【别　名】牡丹根皮、丹皮、丹根。

【壮药名】能毛丹（naengmauxdan）。

【性　味】微寒，苦、辣。

【功　效】清热毒，凉血，通龙路。

【主　治】热入营血，温毒发斑，吐血衄血，夜热早凉，无汗骨蒸，经闭痛经，跌扑伤痛，痈疮肿毒。

【用法用量】 水煎服，4.5～9 g；或入丸、散剂。

【药膳应用】

1. 伤寒热毒发疮如豌豆：牡丹皮、山栀子仁、黄芩（去黑心）、大黄（锉、炒）、木香、麻黄（去根、节）各等分，锉如麻豆大。每服 4.5 g，水200 mL，煎至七分，去滓，温服。

2. 妇人恶血攻聚上面，多怒：牡丹皮 15 g，干漆（烧烟尽）15 g。水二盅，煎一盅服。

3. 伤寒及温病应发汗而不发汗之内蓄血者，鼻衄，吐血不尽，内余瘀血，面黄，大便黑：犀角 30 g，生地黄 240 g，芍药 90 g，牡丹皮 60 g。上四味切细，以水 9 L，煮取 3 L，分 3 次服。

4. 胎前衄血：牡丹皮、黄芩、蒲黄、白芍、侧柏叶。共为细末，早米糊为丸。空腹，白汤下百丸。

5. 妇人骨蒸，经脉不通，渐增瘦弱：牡丹皮 45 g，桂（去粗皮）30 g，木通（锉、炒）30 g，芍药 45 g，鳖甲（醋炙，去裙襕）60 g，土瓜根 45 g，桃仁（汤浸，去皮、尖、双仁，炒）100 g。上七味粗捣筛。每 7.5 g，加水 300 mL，煎至200 mL，去滓，分温二服，空腹、饭后各 1 次。

【使用注意】 脾胃虚寒泄泻者忌用。

【成分及药理作用】 牡丹皮含苯乙酮类、萜类、苷类、苯甲酸、对羟基苯甲酸、没食子酸、咖啡酸、丹皮酚、油酸、儿茶素、槲皮素、山柰酚等黄酮类化合物，具有抗炎、解热、抗血小板聚集、抗血栓形成、改善血液流变性、抗肿瘤等作用。

姜 黄

【别　名】 黄姜、毛姜黄、宝鼎香、郁金、黄丝郁金。

【壮药名】 让兴现（raghinghenj）。

【性　味】 温，辣、苦。

【功　效】 通龙路、火路，散结肿。

【主　治】 乭闷（胸闷），发旺（痹病），林得叮相（跌打损伤），京瑟（闭经），活邀尹（颈椎病）。

【用法用量】 水煎服，3～9 g；或入丸、散剂。

【药膳应用】

1. 心痛不可忍：姜黄（微炒）、当归（切，焙）各 30 g，木香、乌药（微炒）各 15 g。上四味，捣罗为散，每服 3 g，煎茱萸醋汤调下。

2. 胃炎，胆道炎，腹胀闷，疼痛，呕吐，黄疸：姜黄 4.5 g，黄连 1.8 g，肉桂 0.9 g，延胡索 3 g，广郁金 4.5 g，绵茵陈 4.5 g。水煎服。

3. 经水先期而至，血涩少，其色赤者：当归、熟地黄、赤芍、川芎、姜黄、黄芩、牡丹皮、延胡索、香附（制）各等分。水煎服。

4. 妊娠胎漏，下血不止，腹痛：姜黄 30 g，当归（锉，微炒）30 g，熟地黄 30 g，艾叶（微炒）30 g，鹿角胶（捣碎，炒令黄燥）30 g。上药，捣筛为散，每服 12 g，以水 200 mL，入生姜 0.15 g，枣 3 枚，煎水去滓，饭前温服。

【使用注意】血虚无气滞血瘀者及孕妇慎服。

【成分及药理作用】姜黄根含二苯基庚烷、二苯基酮类、苯基丙烯、单萜、倍半萜、二萜、三萜、黄酮、黄酮醇、黄体素、芹菜素、生物碱和多糖类等。药理研究表明，姜黄根具有抗肿瘤、抗菌、抗炎、抗氧化、保肝、抗糖、降血脂及保护神经等作用。

牛　膝

【别　名】怀牛膝、红牛膝、牛褉膝、对节草、山苋菜、土牛膝。

【壮药名】拍脱（baihdoh）。

【性　味】平，苦、甜、酸。

【功　效】通龙路，补肝肾，强筋骨，调水道。

【主　治】兰喯（眩晕）、京瑟（闭经）、核尹（腰膝酸软）。

【用法用量】水煎服，5～12 g。

【药膳应用】

1. 风湿痹痛，腰痛少力：牛膝（去苗）30 g，桂心 1 g，山茱萸 30 g。以上诸药，捣细罗为散。每于饭前，以温酒调下 6 g。

2. 鹤膝风：牛膝、木瓜、五加皮、骨碎补、金银花、紫花地丁、黄柏、萆薢、甘菊根各适量。水煎服。

3. 胞衣不下：冬葵子 150 g，牛膝 30 g。加水 2000 mL，煎至 1000 mL，温服。

4. 妊妇胎动（母欲死，子尚在）：水银、朱砂各 15 g，研膏。牛膝 15 g，水

1000 mL，煎汁。上诸药入蜜调服，每次半匙。

5. 小儿行迟：五加皮 25 g，牛膝、木瓜各 8 g。研为末，每服 2 g，米饮入酒 2～3 点调服。

【使用注意】 孕妇慎用。

【成分及药理作用】 牛膝含葡萄糖、甘露糖、果糖、三萜皂苷类、蜕皮甾酮、牛膝甾酮、旌节花甾酮、有机酸、小檗碱、巴马汀、黄连碱、α-菠甾醇、α-菠甾醇葡萄糖苷、β-谷甾醇、胡萝卜苷、豆甾醇、挥发油、氨基酸、5-羟甲基糠醛等。药理研究表明，牛膝具有调节血压、扩张下肢血管、强心、抗骨质疏松、降血糖、降血脂、抗衰老、兴奋免疫、抗炎、使子宫平滑肌明显收缩等作用。

地　龙

【别　名】 蚯蚓、广地龙、大蚯蚓、沙蚯蚓。

【壮药名】 堵黏（duzndwen）。

【性　味】 寒，咸。

【功　效】 通调火路、龙路，息风止痉，清热毒，调气道，利尿。

【主　治】 狠风（高热抽搐），发北（癫狂），麻邦（半身不遂），邦印（痛症），发旺（痹病），哈呷（哮喘），奔埃（咳嗽），奔浮（水肿），肉卡（癃闭）。

【用法用量】 水煎服，5～15 g（鲜品 10～30 g）；或入丸、散剂。

【药膳应用】

1. 高血压：活地龙 3～5 条。放盆内排出污泥后切碎，加鸡蛋 2～3 个，炒熟吃，隔天吃一次，至血压降至正常为止。

2. 中风半身不遂：地龙 9 g，全蝎 6 g，赤芍 12 g，红花 9 g，牛藤 12 g。水煎服。

3. 支气管喘息：地龙研细末，装入胶囊，每次 3 g，日服 3 次，温开水下。

4. 抽筋：地龙 1 条，胡黄连 3 g。水煎，日服 3 次。

5. 小儿急慢惊风：白颈地龙，不拘多少。去泥焙干，为末，加朱砂等分，糊为丸，金箔为衣，如绿豆大。每服 1 丸，白汤下。

【使用注意】 阳气虚损、脾胃虚弱、肾虚喘促、血虚不能濡养筋脉者不宜使用。

【成分及药理作用】 地龙含精氨酸、脯氨酸、丙氨酸、腺苷、腺嘌呤、鸟嘌呤、亮氨酰苯丙氨酸、环缩二亮氨酸、琥珀酸、二十碳五烯烯酸、棕榈烯酸、铝、钡、汞、锰、蛋白质类化合物等。药理研究表明，地龙具有抗炎镇痛、治疗哮喘、化痰止咳、镇静催眠、抗惊厥、促进创伤愈合、降脂、抑制血小板聚集、预防糖尿病和肾脏疾病、诱导骨髓间充质干细胞增殖等作用。

天　麻

【别　名】定风草、明天麻、白龙皮、赤箭。

【壮药名】雅定风（nyadingfungh）。

【性　味】平，甜。

【功　效】祛风毒，调“巧坞”，通火路，平肝息风。

【主　治】眩晕，头风头痛，肢体麻木，半身不遂，小儿惊风，高血压病，癫痫。

【用法用量】煎汤服，3～10 g。

【药膳应用】

1. 肝肾不足，风阳上扰之眩晕、耳鸣、健忘等：猪脑 1 个，天麻 10 g，粳米 250 g。猪脑、天麻入砂锅内，加入淘洗干净的粳米和适量清水，煮成稀粥，以猪脑熟为度，早晚分食。

2. 体虚眩晕，高血压眩晕，记忆力减退：鱼头 1 个，天麻 15 g。煲汤食，经常服食。

3. 肝阳上亢所致的头重脚轻、面红目赤等：芹菜 250 g，天麻 15 g。芹菜洗净切段放入锅中，加清水上火煮汤，不放盐，淡食。

【使用注意】天麻不能和羊肉同炖。牙痛者慎用。

【成分及药理作用】天麻所含的成分：酚类，如天麻素、天麻苷元等；脂肪酸类，如棕榈酸、十七烷酸；多糖类，如天麻多糖等。此外，还含胡萝卜苷、多种氨基酸、多种微量元素（如铬、锰、铁、钴、铜、锌等）。药理研究表明，天麻具有镇静催眠、抗惊厥、改善记忆力、保护神经元、抗焦虑、抗抑郁、降血压、扩张血管、保护心肌细胞、抗凝血、抗血栓、抗血小板聚集、抗炎、镇痛、抗衰老、抗氧化、抗缺氧、抗辐射、保肝、保护胃黏膜、兴奋肠管、增强机体非特异性免疫和细胞免疫等作用。

第九章　补虚药

第一节　补气药

甘　草

【别　名】美草、蜜甘、蜜草、国老、灵通、粉草、甜草、甜根子、棒草。

【壮药名】甘绍（gamcauj）。

【性　味】平，甜。

【功　效】调谷道，补脾益气，清热毒，通调气道，缓急止痛，调和诸药。

【主　治】脾胃虚弱，倦怠乏力，心气不足，心跳（心悸）气短，脉结代，痈肿疮毒，咽喉肿痛，咳嗽痰多，脘腹、四肢挛急疼痛。

【用法用量】水煎服，2～10 g。清热解毒宜生用，补中缓急、益气复脉宜蜜炙用。

【药膳应用】

1. 老人中风热毒，心闷气：甘草 30 g，乌豆 80 g，生姜 15 g。以水400 mL，煎取 200 mL，去渣，徐徐服之。

2. 胃癌疼痛：甘草 20 g，杭芍 30 g。水煎服。

3. 脏躁，癔症：甘草 15 g，大枣 30 g，浮小麦 12 g。水煎服。

4. 小儿水痘：绿豆 10 g，赤小豆 10 g，黑豆 10 g，生甘草 3 g。加水浸泡 1 小时后，煮开，文火煨至烂熟。以上为一次量，每日服 2～3 次。

【使用注意】甘草不宜与海藻、京大戟、红大戟、甘遂、芫花同用。湿盛胀满、水肿者不宜用。大剂量久服可导致水钠潴留，引起浮肿。

【成分及药理作用】甘草的成分：三萜皂苷类，如甘草皂苷、甘草酸、甘草次酸等；黄酮类，如甘草黄酮、异甘草黄酮、甘草素、异甘草素等。此外，甘草还含有生物碱、多糖、香豆素、氨基酸，以及少量的挥发性成分等。药理研究表明，甘草具有抗心律失常、抗溃疡、抗幽门螺杆菌、解痉、镇咳、祛痰、平喘、利尿、降血脂、保肝、类似肾上腺皮质激素样等作用。

白 术

【别　名】冬术、浙术、种术。

【壮药名】白术（begswd）。

【性　味】温，甜、苦。

【功　效】补气，调谷道，通水道，止汗，安胎。

【主　治】脾气虚弱，食少倦怠，白冻（泄泻），奔浮（水肿），带下，气虚自汗，脾虚胎动不安。

【用法用量】水煎服，9～30 g。燥湿利水宜生用，补气健脾宜炒用，健脾止泻宜炒焦用。

【药膳应用】

1. 脾虚所致中耳炎：白术 15 g，山药 18 g，白扁豆 20 g，红糖适量。白术煎汤，去渣后入其他三味，煲烂。日 1 剂，连服食 7～8 剂。

2. 中湿骨节疼痛：白术 40 g，酒 600 mL。以上煎至 200 mL。不拘时频服。

3. 妇人中风口噤，言语不得：白术（捣碎）30 g，黑豆（炒熟）30 g。以酒 400 mL，煎至 200 mL，去渣，分 4 次服。

4. 妊娠脾虚气弱，胎气不安：白术 60 g。研为细末，每服 6 g，黄酒50 mL，同煎数沸，候温顿服。早、中、晚各 1 次。

【使用注意】白术燥湿伤阴，故阴虚内热者和津液亏耗者不宜使用。

【成分及药理作用】白术主要含苍术酮、苍术醇、苍术醚、杜松脑、苍术内酯等挥发油，还含有酯类化合物、果糖、菊糖、白术多糖、氨基酸、白术三醇、维生素 A 等多种成分。药理研究表明，白术具有防治实验性胃溃疡、增强唾液淀粉酶活性、促进营养物质吸收、调节胃肠道功能、利尿、增强细胞免疫功能、抗衰老、保肝、利胆、降血糖、抗菌、抗肿瘤、镇静、镇咳、祛痰等作用。

山 药

【别　名】广山药、淮山、怀山药、薯蓣、山芋。

【壮药名】扪岜（maenzbya）。

【性　味】平，甜。

【功　效】补肺、脾、肾，调谷道、气道、水道。

【主　治】奔埃（咳嗽），哈呷（哮喘），濑精（遗精），核尹（腰痛），喯疳（疳积），白冻（泄泻），隆白呆（带下），肉扭（淋证），屙幽啘（消渴）。

【用法用量】水煎服，15～30 g，大剂量 60～250 g；研末吞服，每次 6～10 g。补阴生津宜生用，健脾止泻宜炒用。

【药膳应用】

1. 脾胃虚弱，不思饮食：山药、白术各 30 g，人参 1 g。上三味，捣罗为细末，煮白面糊为丸，如小豆大，每服 30 丸，空腹用温米汤送服。

2. 脾胃虚弱，腹泻，久痢，遗精，遗尿，带下，盗汗：山药 9～30 g。水煎服。

3. 湿热虚泄：山药、苍术各等分。饭丸，米饮服。

4. 噤口痢：干山药适量。一半炒黄色，一半生用，研为细末，米饮调下。

5. 消渴：山药 60～120 g，猪胰脏 1 条。炖汤服。

【使用注意】湿盛中满或有积滞者不宜使用。

【成分及药理作用】山药主要含皂苷、黏液质、糖蛋白、甘露聚糖、尿囊素、山药素、胆碱、多巴胺、粗纤维、果胶、淀粉酶和微量元素等多种成分。药理研究表明，山药具有防治脾虚、增强小肠吸收功能、帮助消化、保护胃黏膜、提高免疫功能、抗氧化、抗衰老、抗刺激、麻醉镇痛、消炎抑菌、降血脂、降血糖、抗肿瘤等作用。

黄　芪

【别　名】黄耆、绵黄芪、王孙、百药棉、北芪、箭黄芪。

【壮药名】黄芪（vuengzgiz）。

【性　味】微温，甜。

【功　效】补气升阳，益卫固表，通利水道，生津养血，行滞通痹，通火路，托毒排脓，敛疮生肌。

【主　治】气虚乏力，食少便溏，水肿尿少，中气下陷，久泻脱肛，便血崩漏，肺气虚弱，咳喘气短，表虚自汗，内热消渴，血虚萎黄，气血两虚，气虚血滞，半身不遂，痹痛麻木，气血亏虚，痈疽难溃，久溃不散。

【用法用量】水煎服，9～30 g。益气补中宜蜜炙用，其他方面多生用。

【药膳应用】

1. 脑血栓：黄芪 15～30 g，川芎 6 g，当归、赤芍、地龙、桃仁、牛膝、丹参各 9 g。水煎服。

2. 脾胃虚弱以及气虚下陷引起的胃下垂、肾下垂、子宫脱垂、脱肛：黄芪 12 g，党参、白术、当归各 9 g，炙甘草、陈皮、升麻、柴胡各 4.5 g。水煎服。

3. 白细胞减少症、贫血：生黄芪、鸡血藤各 60 g，当归 30 g，党参、熟地黄各 15 g。每日 1 剂，水煎 2 次，分 2 次服。孕妇当归应减量。

4. 体虚自汗：黄芪 15 g，白术 9 g，防风 6 g。水煎服。

5. 血小板减少性紫癜：黄芪 30 g，当归、龙眼肉、五味子各 15 g，红枣 10 枚，黑豆 30 g。水煎服。

【使用注意】凡表实邪盛者、内有积滞者、阴虚阳亢者、疮疡初起或溃后热毒尚盛者，均不宜用。

【成分及药理作用】黄芪的成分：三萜皂苷类，如黄芪甲苷；黄酮类，如芒柄花素、毛蕊异黄酮葡萄糖苷等。此外，黄芪还含多糖、氨基酸等。药理研究表明，黄芪具有促进 RNA 和蛋白质合成、使细胞生长旺盛、延长寿命、抗疲劳、耐低温、抗流感病毒、保护造血功能、保护缺血缺氧心肌、保护肾脏、调节血压、抗衰老、抗辐射、抗炎、降血脂、降血糖、增强免疫、抗肿瘤、保肝等作用。

五指毛桃

【别　名】五指牛奶、土黄芪、土五加皮、五爪龙、母猪奶。

【壮药名】棵西思（gocijcwz）。

【性　味】平，甜。

【功　效】调谷道、气道，健脾补肺，祛湿毒，通火路，舒筋活络。

【主　治】脾虚浮肿，食少无力，肺痨咳嗽，盗汗，带下，产后无乳，风湿痹痛，水肿，肝硬化腹水，肝炎，跌打损伤。

【用法用量】水煎服，60～90 g。

【药膳应用】

1. 神经衰弱：五指毛桃根、葫芦茶、含羞草各 50 g，酒 60 mL。浸泡 10 日后备用。每次 20 mL，每日 3 次。

2. 慢性气管炎：紫花杜鹃 150 g，毛冬青 100 g，五指毛桃 100 g。每日 1 剂，水煎服。一般用药后第六日见效。

3. 老年气虚浮肿：①五指毛桃 90 g，千斤拔 30 g。水煎服。②五指毛桃 90 g。炖猪脊骨食。

4. 产后无乳：五指毛桃 60 g。炖猪脚服。

5. 带下：五指毛桃 30 g，一匹绸 60 g。水煎服。

【使用注意】 孕妇慎服。

【成分及药理作用】 五指毛桃含香豆素类、氨基酸类、挥发油类、糖类、甾体类、酚类、黄酮类、苯丙素类，以及各种矿质元素等，具有抗衰老、提高免疫力、保护肝细胞、抗氧化、抑菌抗炎、止咳平喘、抑制气管平滑肌痉挛、抗过敏性休克等作用。

扶芳藤

【别　名】 岩青藤、爬行卫矛、爬墙虎、山百足、铁草鞋。

【壮药名】 勾咬（gaeundaux）。

【性　味】 温，苦、甜。

【功　效】 通火路、龙路，补肾壮腰，益气血，舒筋活络，止血消瘀。

【主　治】 麻邦（半身不遂），发旺（痹病），核尹（腰痛），陆裂（咯血），鹿勒（吐血），嘘内（气虚），勒内（血虚），林得叮相（跌打损伤），创伤出血，约京乱（月经不调），兵淋勒（崩漏），笃绥（落枕）。

【用法用量】 水煎服，6～15 g；或浸酒；或入丸、散剂。

【药膳应用】

1. 体质虚弱：扶芳藤 30 g，棉花根 60 g，山茱萸 24 g。共研细末，每服9 g，每日 2 次，开水冲服。

2. 腰肌劳损：扶芳藤 30 g，大血藤 15 g，或加梵天花根 15 g。水煎，冲红糖、黄酒服。

3. 两脚转筋，四肢无力：扶芳藤、席草根各 30 g，大血藤 15 g。煮鸡蛋吃。

4. 咳血，鼻衄，月经不调，崩漏：扶芳藤 9～18 g。水煎服。

【使用注意】 孕妇忌服。

【成分及药理作用】扶芳藤含三萜类、木脂素类、黄酮类、有机酸类（或芳香类）、糖醇类等。药理研究表明，扶芳藤具有抗疲劳、调节免疫、抗氧化、抗衰老、抗血栓、止血等作用，对心血管、脑组织有保护作用，对心力衰竭、骨科病、病态窦房结综合征、慢性疲劳综合征等具有一定的治疗作用。

黄花倒水莲

【别　名】黄花吊水莲、黄花大远志、观音串、鸡仔树。

【壮药名】棵华现（govahenj）。

【性　味】平，甜。

【功　效】补气血，壮筋骨，祛湿毒，通龙路。

【主　治】病后或产后虚弱，急慢性肝炎，约京乱（月经不调），勒内（血虚），京尹（痛经），奔寸（子宫脱垂），笨浮（水肿），肉扭（淋证），核尹（腰痛），发旺（痹病），林得叮相（跌打损伤）。

【用法用量】水煎服，15～30 g。

【药膳应用】

1. 贫血：黄花倒水莲、土党参、鸡血藤各 30 g。水煎服。

2. 风湿关节炎，肾虚腰痛：黄花倒水莲根 30～60 g。水煎服或浸酒服。

3. 病后、产后虚弱：①黄花倒水莲 30～60 g，气虚加党参，血虚加当归。水煎服或炖猪脚服。②黄花倒水莲根 30～60 g。水煎或炖猪脚服。

【成分及药理作用】黄花倒水莲含皂苷类、多糖类、甾醇类、有机酸及其酯类等，具有降血脂、抗病毒、抗氧化、抗炎、抗血栓、保肝、提高免疫力等作用。

灵　芝

【别　名】灵芝草、木灵芝、菌灵芝、赤芝。

【壮药名】艳当（raetndangh）。

【性　味】平，甜。

【功　效】补气养血，调龙路，调气道、谷道。

【主　治】兰喯（眩晕），年闹诺（失眠），血压桑（高血压），冠心病，高血脂，慢性肝炎，哈呷（哮喘），奔埃（咳嗽），硅肺。

【用法用量】 水煎服，10～15 g；研末，2～6 g；或浸酒服。

【药膳应用】

1. 神经衰弱，心悸头晕，夜寐不宁：灵芝 10 g。水煎服。

2. 冠心病：灵芝切片 6 g。加水煎煮 2 小时服用，早晚各 1 次。

3. 肝炎，肾盂肾炎，支气管哮喘：灵芝研末，开水冲服，每次服 0.9～1.5 g，每日 3 次。

4. 积年胃病：灵芝 1.5 g。切碎，用老酒浸泡服用。

【使用注意】 实证者慎服。

【成分及药理作用】 灵芝含多糖、三萜类、麦角甾醇、棕榈酸酯、天门冬氨酸、谷氨酸、精氨酸、赖氨酸、胆碱、甜菜碱、腺嘌呤核苷、维生素 E、胡萝卜素、微量元素（钼、锌、镉）等。药理研究表明，灵芝具有抗动脉粥样硬化、抗肿瘤、降血脂、保肝、保护血管内皮细胞、清除自由基、调节免疫、改善睡眠、抗病毒、祛痰等作用。

党　参

【别　名】 上党人参、黄参、防党参、上党参、狮头参、中灵草。

【壮药名】 党辛（dangjsinh）。

【性　味】 平，甜。

【功　效】 调谷道、气道，养血生津。

【主　治】 脾肺气虚，食少倦怠，咳嗽虚喘，气血不足，面色萎黄，头晕乏力，心悸气短，气津两伤，气短口渴，内热消渴。

【用法用量】 水煎服，9～30 g。

【药膳应用】

1. 神经衰弱，睡眠不宁，易惊易醒：党参粉每次 3 g，每日 2 次。

2. 贫血，萎黄病，白血病，血小板减少：党参 9 g，当归 6 g，熟地 12 g。水煎服，每日 1 剂。

3. 小儿瘦弱，贫血：党参 9 g，黄芪 9 g，当归 6 g，鹌鹑（去肠杂）2 只。将药纳入鹌鹑腹内，加水和油、盐，隔水炖熟，食鹌鹑饮汤。

【使用注意】 不宜与藜芦同用。实证、热证者忌服；正虚邪实证，不宜单独使用。

【成分及药理作用】党参含党参多糖、党参苷、植物甾醇、党参内酯、黄酮类、酚酸类、生物碱、香豆素类、无机元素、氨基酸、微量元素等。药理研究表明，党参具有调节胃肠运动、抗溃疡、刺激胃泌素释放、调节肠道菌群、升高外周血血红蛋白、促进脾脏代偿造血功能、增强免疫功能、兴奋呼吸中枢、改善记忆能力、益智抗痴呆、延缓衰老、抗缺氧、抗辐射、降低血糖、调节血脂和抗心肌缺血等作用。

土人参

【别　名】假人参、参草、土高丽参、飞来参。

【壮药名】棵称能（gocaenghnaengh）。

【性　味】平，甜。

【功　效】补虚，调气，润肺止咳，清热敛汗，调经止带。

【主　治】嘘内（气虚），病后虚弱，产呱嘻馁（产后缺乳），白冻（泄泻），兰喯（眩晕），钵痨（肺痨），奔埃（咳嗽），潮热，优平（盗汗），约京乱（月经不调），隆白呆（带下）。

【用法用量】水煎服，30～60 g。

【药膳应用】

1. 病后虚弱，老年体弱：土人参根适量与鸡肉或猪脚煲服。
2. 虚劳咳嗽：土人参、隔山撬、通花根、冰糖各适量。炖鸡服。
3. 劳倦乏力：土人参 15～30 g，或加墨鱼干 1 只。酒水炖服。
4. 脾虚泄泻：土人参 25～30 g，大枣 15 g。水煎服。
5. 盗汗，自汗：土人参 60 g，猪肚 1 个。炖服。

【成分及药理作用】土人参含钙、磷、铁、抗坏血酸、胡萝卜素、核黄素、硫胺素、三萜皂苷、香豆素类、挥发油和糖类等。药理研究表明，土人参具有抗氧化、营养神经、提高胃动力、抗炎、抑菌、降血脂等作用。

土党参

【别　名】金钱豹、大花金钱豹、奶参、土洋参。

【壮药名】壤雷给（ragleizgaeq）。

【性　味】平，甜。

【功　效】补血虚，清热毒，除湿毒。

【主　治】囊奈（身体虚弱），奔埃（咳嗽），耷寸（子宫脱垂），约京乱（月经不调），嘻馒（乳汁稀少），瞬痞（疫积），白冻（泄泻）等。

【用法用量】水煎服，15～30 g，干品 9～15 g。

【药膳应用】

1. 脾胃虚弱，倦怠：土党参根 15～60 g。水煎服。

2. 脾虚泄泻：土党参 15～30 g，大枣 15～25 g。水煎服。

3. 虚劳：土党参 60 g，糯米 300 g。水煎服。

4. 多汗，心悸：土党参 15 g。水煎服。

5. 乳汁不下：土党参、黄芪、党参、当归各适量。炖鸡服。

【使用注意】不宜与藜芦同用。

【成分及药理作用】土党参含有苯丙素苷、黄酮、三萜和甾体等成分，具有改善造血功能、预防心力衰竭、调节免疫功能、抗氧化、抗衰老、抗肿瘤、抗溃疡、抗菌、增强胃肠功能、改善记忆力、调节性激素分泌等作用。

绞股蓝

【别　名】七叶胆、小叶胆、遍地生根、五爪金龙。

【壮药名】棵镇榻（gocaetmbaw）。

【性　味】寒，苦。

【功　效】补脾气，清热毒，通气道，祛痰止咳。

【主　治】嘘内（气虚），奔埃（咳嗽），痰多，咽痒，哈呷（哮喘），能蚌（黄疸），高脂血症。

【用法用量】水煎服，15～30 g；散剂每次 3 g，每日 3 次；或泡开水代茶饮。

【药膳应用】

1. 慢性支气管炎：绞股蓝晒干，研粉，吞服，每次 3～6 g，每日 3 次。

2. 劳伤虚损，遗精：绞股蓝 15～30 g。水煎服，每日 1 剂。

【成分及药理作用】绞股蓝含达玛烷型皂苷、商陆素、芦丁、槲皮素、萜类、多糖、氨基酸、钙、镁、钾、钠、磷等。药理研究表明，绞股蓝具有抗肿瘤、抗衰老、抗炎、抗病毒活性、调节血脂、降血糖、保护肝脏、保护心血管等作用。

牛奶木

【别　名】牛奶树、乳汁麻木、牛奶稔、猪母茶、猪奶树、牛乳药、大牛奶、多糯树、稔水冬瓜、铁牛入石、乳汁公树。

【壮药名】榧喜怀（faexcijvaiz）。

【性　味】平，甜。

【功　效】调龙路，通谷道，除湿毒，祛风毒。

【主　治】东郎（食积），阿意咪（痢疾），鹿（呕吐），白冻（泄泻），林得叮相（跌打损伤），发旺（痹病），隆白呆（带下）。

【用法用量】水煎服，15～30 g。

【药膳应用】

劳倦乏力：牛奶木根或茎 30～60 g，墨鱼干（不去骨）1 个。水煎至墨鱼熟，再加黄酒酌量调服。

【使用注意】用于缺乳时，忌吃萝卜、酸品等食物。

【成分及药理作用】牛奶木的成分：生物碱，如 3，6，7-三甲氧基菲并吲哚啶、三十烷基乙酸酯、β-香树脂醇乙酸酯、花生酸-10-酮二十四醇酯；香豆素类，如香柑内酯、补骨脂素等。药理研究表明，牛奶木具有镇咳、祛痰、平喘作用。

隔山香

【别　名】金鸡爪、鸡爪参、香前胡、鸡爪前胡、柠檬香碱草、香白芷、山竹香、九步香、岩风。

【壮药名】少给金（caujgaeqgim）。

【性　味】平，苦、辣。

【功　效】通龙路、火路，行气止痛。

【主　治】风热咳嗽，心绞痛，胃痛，疟疾，痢疾，经闭，带下，跌打损伤。

【用法用量】水煎服，9～15 g；或浸酒服。

【药膳应用】

1. 咳血：隔山香根 9 g，接骨金粟兰根 6 g，雪见草 9 g，六月雪 6 g。水煎服，红糖、米酒为引。

2. 咳嗽多痰：隔山香根 15 g。水煎服。

3. 风热咳嗽：隔山香根 15 g。水煎服。

4. 感冒：①隔山香根 25 g，紫苏叶 6 g，生姜 3 g。水煎服。②隔山香茎 9～15 g。水煎服。

【成分及药理作用】 隔山香含挥发油芹菜脑、人参炔醇、肉豆蔻醚等，反式-异莳萝脑、异莳萝脑乙二醇、异芹菜脑、芹菜醛、隔山香素、β-谷甾醇、豆甾醇等。药理研究表明，隔山香具有舒张血管、抗炎、祛痰、止泻、镇咳、抗菌、抗病毒、保护心肌细胞等作用。

棉花根

【别　名】 草棉根皮、蜜根、土黄芪。

【壮药名】 壤棵怀（raggofaiq）。

【性　味】 温，甜。

【功　效】 补虚，调气道，调经。

【主　治】 体虚咳喘，疝气，崩漏，子宫脱垂。

【用法用量】 水煎服。根，50～100 g；根皮，15～50 g。

【药膳应用】

1. 体虚咳嗽气喘：棉花根、葵花头、蕈菜各 30 g。水煎服。

2. 肺结核：棉花根、仙鹤草各 30 g，枸骨根 15 g，鲜金不换叶 10 片。水煎服。

3. 慢性肝炎：棉花根 30 g，地骨皮 18 g。水煎服。

4. 神经衰弱，月经不调：棉花根 15～30 g。水煎服或浸酒服。

5. 月经不调：棉花根皮 15～30 g。水煎服或浸酒服。

【使用注意】 孕妇忌服。

【成分及药理作用】 棉花根中含棉酚（干燥棉根）、香荚兰乙酮、酚酸、水杨酸、无色酚类物质、黄色酸类物质、甜菜碱、脂肪醇、甾醇、皂苷、黄酮类物质和酚性成分。药理研究表明，棉花根具有止咳、祛痰、平喘、抗菌、抗病毒、抗癌、促进子宫收缩等作用。

第二节　补血药

熟地黄

【别　名】熟地、大熟地、九地。

【壮药名】熟堆（sugdeih）。

【性　味】微温，甜。

【功　效】补血滋阴，益精填髓。

【主　治】血虚萎黄，心悸怔忡，月经不调，崩漏下血，肝肾阴虚，腰膝酸软，骨蒸潮热，盗汗遗精，内热消渴，肝肾不足，精血亏虚，眩晕耳鸣，须发早白。

【用法用量】水煎服，9～15 g。

【药膳应用】

1. 气血两虚，面色萎黄，食欲不振，四肢乏力：党参、茯苓、炒白术、炙甘草、熟地黄、白芍各 5 g，当归 3 g，黄芪 6 g，猪肉、猪骨各 750 g，母鸡 1 只。煎煮，分次食用，吃肉喝汤。

2. 肝肾亏虚所致的脱发、健忘、不孕：熟地黄、枸杞子各 60 g，沉香 6 g，白酒 1 L。上药浸泡于酒中，封盖 10 日后即可服用。

3. 血虚所致的惊悸失眠、头晕、月经量少色淡，肾阴不足所致的遗精、盗汗、脱发、腰膝酸痛：熟地黄 15 g，粳米 50 g，冰糖适量。将熟地黄切片，用纱布包裹，文火煎至药汁成棕黄色，入粳米煮熟，煮熟后去熟地黄，加冰糖，待冰糖溶化即成。

【使用注意】气滞痰多者、湿盛中满者、食少便溏者忌服。若重用久服，宜与陈皮、砂仁等同用，以免滋腻碍胃。

【成分及药理作用】熟地黄主要含苯乙烯苷类成分，如毛蕊花糖苷等；还含有单糖、氨基酸、维生素 A 类物质等。药理研究表明，熟地黄具有促进失血性贫血小鼠红细胞、血红蛋白的恢复，对抗地塞米松对垂体-肾上腺皮质系统的抑制，促进肾上腺皮质激素的合成，增强免疫功能，促进血凝，强心，降血糖，防治骨质疏松，调节免疫，抗衰老，抗焦虑，改善记忆力等作用。

当 归

【别　名】干归、马尾当归、秦归、马尾归、云归、西当归、岷当归。

【壮药名】当归（danggvi）。

【性　味】温，甜、辣。

【功　效】补血，通龙路，调经止痛，通谷道。

【主　治】血虚萎黄，眩晕，心悸，血虚、血瘀之月经不调，经闭痛经，虚寒腹痛，风湿痹痛，跌扑损伤，痈疽疮疡，血虚肠燥便秘。

【用法用量】水煎服，6～12 g。

【药膳应用】

1. 气虚血亏，体倦乏力，头昏：当归 10 g，黄芪 60 g。煎水饮。

2. 久病体虚，倦怠乏力，消瘦：鳝鱼 300 g，当归 15 g，党参 15 g，大葱 25 g，鲜姜 15 g。先将鳝鱼剖后洗净切段，当归、党参用布包扎，共放入锅内，加水适量，煎煮约 1 小时，捞出药包，加入葱、姜、盐调味，稍煮二三沸即成，吃鱼喝汤。

3. 妇女产后气血虚弱，阳虚失温所致的腹痛：羊肉 500 g，当归 50 g，生姜 70 g。煎煮，饮汤吃肉。

4. 安胎：当归（锉）25 g，葱白（细切）0.5 g。上二味，先以水 3 盅，煎至 2 盏，入酒 1 盏，更煎数沸，去滓，分作 3 服。

【使用注意】湿盛中满者、大便泄泻者忌服，胎前产后者亦不得服。

【成分及药理作用】当归的成分：挥发油，如藁本内酯、香荆芥酚、马鞭草烯酮、黄樟醚、对乙基苯甲醛等；有机酸类，如阿魏酸、香草酸、烟酸、琥珀酸；还含多糖、维生素、氨基酸等。药理研究表明，当归具有抗子宫兴奋、促进血红蛋白和红细胞的生成、抗血栓、增加冠脉血流量、抗心肌缺血、增强机体免疫、抑制炎症后期肉芽组织增生、抗脂质过氧化、抗肿瘤、抗菌、抗辐射等作用。

大血藤

【别　名】红藤、活血藤、槟榔钻。

【壮药名】勾红（gaeuhoengz）。

【性　味】平，苦。

【功　效】清热毒，祛风毒，通龙路。

【主　治】风湿痹痛，跌打肿痛，肠痈腹痛，经闭痛经。

【用法用量】水煎服，10～50 g。

【药膳应用】

1. 胆道蛔虫病：大血藤 50 g，黄酒 200 mL。煎至约 60 mL 即可服用，小儿量酌减。

2. 肠胃炎腹痛：大血藤 10 g。水煎服。

3. 瘤型麻风结节反应：①大血藤适量。碾末，每次服 3 g。②大血藤根 500 g，白酒 5000 mL。浸泡 10 天，每次服 10 mL。

【成分及药理作用】大血藤含鞣质、大黄素、大黄素甲醚、胡萝卜苷、鹅掌楸苷、右旋二氢愈创木脂酚、β-谷甾醇、硬脂酸等物质。此外，大血藤还含儿茶素、大血藤素、异大血藤素。大血藤对心血管系统有降压作用，能够抑制肠平滑肌，对大肠杆菌、绿脓杆菌、甲型链球菌、卡他球菌、白色葡萄球菌亦有一定的抑制作用，能够抑制血小板聚集和抗血栓形成。

何首乌

【别　名】首乌、赤首乌、红内消。

【壮药名】门甲（maenzgya）。

【性　味】微温，苦、甜、涩。

【功　效】补血虚，通谷道，除湿毒。

【主　治】勒内（血虚），兰喯（眩晕），巧豪（须发早白），年闹诺（失眠），优平（盗汗），腰腿酸痛，勒格（高脂血症），慢性肝炎，胴尹（胃痛），阿意囊（便秘），隆白呆（带下），呗奴（瘰疬），呗农（痈疮），能啥能累（湿疹），麦蛮（风疹）。

【用法用量】水煎服，10～30 g。

【药膳应用】

1. 发枯燥发黄，须发早白，头晕，耳鸣，失眠，腰膝软弱，梦遗滑精，崩漏带下，久病：何首乌 30～60 g，粳米 160 g，红枣 3～5 枚，红糖适量。先将何首乌用砂锅煎煮，去渣取汁，再加入粳米、红枣，文火煮粥。待粥熟，加入红糖，再煮一二沸，趁热服食。分顿食用。

2. 气虚所致的子宫脱垂：何首乌 30 g，鸡蛋 2 个，小米 50 g，白糖适量。

将何首乌用纱布包裹，与小米同煮粥。粥熟前捞出药包，将鸡蛋打入，加白糖调匀，煮熟即可。空腹分顿食用。

【使用注意】 大便溏泄及有湿痰者不宜服。

【成分及药理作用】 何首乌主要含蒽醌类，如大黄素、大黄酚、大黄酸、大黄素甲醚等。此外，何首乌还含二苯乙烯苷类、卵磷脂、粗脂肪等成分。药理研究表明，何首乌具有促进肠道蠕动、抗氧化、抗炎、抗菌、抗病毒、抗癌、抗诱变、保肝、降血脂、抗动脉粥样硬化、提高记忆力、提高免疫力等作用。

鸡血藤

【别　名】 血风、血藤、血风藤、三叶鸡血藤、九层风。

【壮药名】 勾勒给（gaeulwedgaeq）。

【性　味】 微温，苦、甜。

【功　效】 调龙路、火路，补血虚，除湿毒。

【主　治】 勒内（血虚），约京乱（月经不调），麻抹（肢体麻木），麻邦（半身不遂），发旺（痹病）。

【用法用量】 水煎服，10～15 g，大剂量可用至 30 g；或浸酒服。

【药膳应用】

1. 血虚经闭，月经不调，面色萎黄，头晕身痛，风湿痹痛：乌鸡 1 只，水发墨鱼 500 g，鸡血藤 50 g，黄精 30 g，当归 10 g，姜 10 g，葱 20 g，盐 5 g，料酒 20 g，胡椒粉 2 g，清汤适量。将鸡杀后去毛、内脏，洗净；墨鱼洗净；鸡血藤、黄精、当归洗净切片，用干净纱布包好；姜洗净拍破，葱洗净打结。各料放入砂锅内，加入清汤炖至鸡肉熟烂，去药包、姜、葱，调味即成。

2. 血虚体弱，风湿痹痛，腰膝酸软，经闭痛经：鸡血藤 100 g，杜仲 100 g，五加皮 100 g，当归 50 g，白酒 3000mL。各药洗净，晾干，切小块，放入酒坛内，加入白酒，浸泡数周后即可饮用。

3. 妇女月经不调，贫血：鸡血藤 30 g，鸡蛋 2 个。将鸡血藤、鸡蛋加清水两碗同煮，蛋熟后去壳再煮片刻，煮成 1 碗后，加白砂糖少许调味。每日 2 次，饮汤，食鸡蛋。

【使用注意】 阴虚火亢者慎用。

【成分及药理作用】 鸡血藤主要含鸡血藤醇。药理研究表明，鸡血藤能增加血细胞，使血红蛋白升高，具有补血作用。此外，还能增强子宫节律性收缩，抑制金黄色葡萄球菌。

荔　枝

【别　名】离枝、丹荔。

【壮药名】诺擂谁（nohlaehcei）。

【性　味】温，甜、酸。

【功　效】益气补血，调气道，生津，止痛。

【主　治】病后体弱，脾虚久泻，疝气痛，睾丸肿痛，胃痛，痛经。

【用法用量】水煎服，5～10 枚；或烧存性，研末服；或浸酒服。

【药膳应用】

1. 脾虚久泻：①荔枝干 7 枚，大枣 5 枚。水煎服。②荔枝干 15 枚，山药10 g，莲子 15 g。水煎去渣，加入 50 g 大米煮粥食，每日 2 次，连服 3～5 日。

2. 老人五更泻：荔枝干 5 枚，春米 1 把，煮粥食，连服 3 次。酌加山药或莲子同煮更佳。

3. 老年阳痿：荔枝肉（去核）1000 g，人参（切片）100 g，酒 2500 g，将上药入袋内，浸酒 3 日可服，每日早晚饮 1～2 杯。

4. 妇女体弱，白带过多：荔枝干 20 枚，莲子 60 g，放碗中加水蒸熟食之。

【使用注意】阴虚火旺者慎服。

【成分及药理作用】荔枝肉中含葡萄糖 66%、蔗糖 5%、蛋白质 1.5%、脂肪 1.4%、维生素 C、维生素 B、维生素 A、叶酸、柠檬酸、苹果酸、游离的精氨酸和色氨酸等。此外，荔枝干燥外果皮含多酚氧化酶。药理研究表明，荔枝的活性成分能阻断亚硝胺合成，清除亚硝酸根离子，抗氧化，清除自由基，抑制 HBsAg、HbeAg 和 HBV-DNA 等的生物活性，增强胰岛素抵抗模型大鼠胰岛素敏感性，抑制小鼠移植性肿瘤。此外，荔枝还具有抗炎、止痛、退热、对抗免疫性和急性肝损伤、调节血脂等作用。

桑　葚

【别　名】葚、桑实、乌椹、黑葚、桑枣等。

【壮药名】冷娘侬（lwgnengznuengx）。

【性　味】寒，甜。

【功　效】补阴虚、血虚，补肝肾，生津，通谷道。

【主　治】眩晕耳鸣，心悸失眠，须发早白，津伤口渴，内热消渴，血虚便秘。

【用法用量】9～15 g。

【药膳应用】

1. 肝肾不足，精血亏少，早衰，耳鸣失聪，视物昏花：5000 g桑葚捣汁煮备用，将3000 g大米煮半熟沥干，与桑葚汁液拌和均匀，蒸煮后下适量酒曲搅拌和匀，装入瓦坛保温发酵后即可服用。每次服30～50 mL，用开水冲服或加水煮热服。

2. 须发早白：常食桑葚。

3. 头昏脑涨，眼花干涩，视物模糊：桑葚、龙眼肉各120 g，浸于2000 g白酒中密封，10日后开封即可饮。

【使用注意】脾胃虚寒作泄者勿服。

【成分及药理作用】桑葚含糖、鞣酸、苹果酸、维生素B_1、维生素B_2、维生素C和胡萝卜素。桑葚油的脂肪酸主要由亚油酸、硬脂酸、油酸等组成，能促进T淋巴细胞成熟，增加氢化可的松诱导的免疫功能低下小鼠的体重、脾脏重量、胸腺重量、血清碳粒廓清速率、血清溶血素水平，对体液免疫有增强作用。桑葚还具有促进睡眠、延缓衰老、降低血脂、预防动脉粥样硬化等作用。

龙眼肉

【别　名】圆眼、比目、亚荔枝、木弹、桂圆、元眼肉、龙眼干。

【壮药名】诺芒俺（nohmaknganx）。

【性　味】温，甜。

【功　效】补血虚，安神，调龙路。

【主　治】勒内（血虚），嘘内（气虚），啃窿（健忘），虚劳，心跳（心悸），年闹诺（失眠），兵淋勒（崩漏），兰啃（眩晕）。

【用法用量】水煎服，10～15 g，大量30～60 g；或熬膏服；或浸酒服；或入丸、散剂。

【药膳应用】

1. 心悸心慌，失眠健忘，食少便溏，气血虚少，唇甲色淡：龙眼肉 15 g，红枣 15 g，粳米 100 g，白糖适量。将粳米、龙眼肉、红枣分别洗净，一并放入锅内，加清水，用武火煮沸，再用文火煎煮 10 分钟，以米熟烂为度，加白糖调味。每日早、晚各服 1 次。

2. 脾虚泄泻：龙眼肉 14 枚，生姜 3 片。煎汤服。

3. 妇人产后浮肿：龙眼肉、生姜、大枣各适量。煎汤服。

【使用注意】外感实邪者、痰饮胀满者勿食。

【成分及药理作用】龙眼肉主要含葡萄糖、果糖、蔗糖、腺嘌呤和胆碱。此外，还含蛋白质、有机酸、脂肪、维生素 B_1、维生素 B_2、维生素 P、维生素 C 等成分。药理研究表明，龙眼肉除了具有延长小鼠常压耐缺氧存活时间、降低低温下小鼠死亡率的作用，还具有抗应激、抗焦虑、抗菌、抗衰老等作用。

芡　实

【别　名】鸡头米、鸡头莲、鸡头实、假莲藕、刺莲藕、鸡头荷。

【壮药名】欠喜（gensiz）。

【性　味】平，甜、涩。

【功　效】补阴虚，解湿毒，固涩，止泻。

【主　治】白冻（泄泻），濑精（遗精），濑幽（遗尿），幽豪（白浊），隆白呆（带下）。

【用法用量】水煎服，9～15 g。

【药膳应用】

1. 遗精，滑泄，腰膝无力：芡实粉 30 g，核桃肉（打碎）15 g，红枣（去核）5～7 枚，糖适量。芡实粉先用凉开水打糊，放入滚开水中搅拌，再拌入核桃肉、红枣，煮熟成糊粥，加糖。可滋补脾肾，固涩精气。

2. 体虚者，脾胃虚弱的产妇，贫血、气短者：①炒芡实 60 g，瘦牛肉100 g。加调料煮烂食用。②芡实 60 g，红枣 10 g，花生 30 g，红糖适量。

【使用注意】大便硬化者不宜食用。芡实无论是生食还是熟食，一次忌食过多，否则难以消化。

【成分及药理作用】芡实主要含淀粉、蛋白质、脂肪和多种维生素。药理研究表明，芡实具有较强的抗氧化和清除氧自由基的作用，还可减少心脏缺血再灌注损伤。

桂党参

【别　名】四棱子参、牛尾参、土羊乳、野党参、土沙参、南人参。

【壮药名】棵参土（gosinhdoj）。

【性　味】温，甜、微苦。

【功　效】补气虚，调谷道、气道。

【主　治】嘘内（气虚），优平（盗汗），白冻（泄泻），隆白呆（带下），喯疳（疳积），遗尿，奔埃（咳嗽）。

【用法用量】水煎服，30～60 g。

【药膳应用】

1. 肺虚咳嗽：桂党参、百合、尖贝、百部、莲米、甜杏仁各适量。炖五花肉服。

2. 脾虚泄泻：桂党参 25～50 g，大枣 15～25 g。水煎服。

3. 病后体虚：桂党参 30 g，鸡肉 100 g。炖食。

4. 乳汁不下：桂党参、黄芪、党参、当归各适量。炖鸡服。

【成分及药理作用】桂党参的根含皂苷、糖类、黄酮类化合物，具有抗疲劳、抗脑缺血、修复脑损伤、提高记忆力、抗氧化、抗肿瘤等生物活性。其中，总黄酮具有抗氧化、保肝、抗菌等生理活性。

第三节　补阳药

巴戟天

【别　名】鸡肠风、鸡眼藤、黑藤钻、兔仔肠、三角藤、糠藤。

【壮药名】勾遂给（gaeusaejgaeq）。

【性　味】微温，辣、甜。

【功　效】祛风毒，除湿毒，补虚强筋，通龙路。

【主　治】濑精（遗精），委约（阳痿），叶佷裆（不孕症），约京乱（月经不调），发旺（痹病），兵哟（痿症）。

【用法用量】 水煎服，3～10 g。

【药膳应用】

1. 阳痿，肾虚：肉苁蓉 30 g，巴戟天 30 g，淫羊藿 30 g，当归 30 g，枸杞 30 g，桂圆肉 30 g，红枣 30 枚，仙茅 15 g，鹿角片 15 g，蛤蚧 1 对，狗鞭 2 条，海龙 1 对，海马 1 对，50 度米酒 5000 g。将上药放入宽口瓶内，倒入米酒浸泡 90 天，过滤即成。可浸泡第 2 次。早晚各服 1 小杯。

2. 增加体重，抗疲劳：乌鸡肉 200 g，巴戟天、菟丝子各 15 g，党参 30 g，薏苡仁 45 g，鲜土茯苓 60 g，金银花 20 g，生姜、盐适量。将乌鸡肉去油脂，切块；土茯苓洗净，切片；菟丝子、金银花洗净，分别用纱布包扎好。巴戟天、党参、薏苡仁洗净，同菟丝子、乌鸡肉一起放入锅内，放生姜，加适量清水，文火煲煮 2 小时，再放入金银花煮沸 15 分钟，加盐调味食之。

3. 寒湿凝滞导致的经前或经行时少腹冷痛、畏寒、经血量少色淡者：鸡肉 500 g，白术、白扁豆、白果、莲子肉、山药、茯苓各 15 g，巴戟天 10 g，葱、黄酒、精盐各适量。白果去壳，入开水中烫一下，撕去膜皮，切去两头，用竹签去心，再用开水泡去苦味；白术、茯苓、巴戟天、山药洗净，用洁净纱布扎紧。砂锅置旺火上，加清水，放鸡肉块烧开，撇净血泡，加药包、白果、莲子肉、白扁豆，放黄酒、葱，用湿棉纸封住砂锅口，小火煨熟透，取出药包，拣出葱，加精盐调味，佐餐食用。

【成分及药理作用】 巴戟天含大黄素甲醚等蒽醌类化合物，含水晶兰苷等糖苷类化合物，还含维生素 C、棕榈酸、十九烷、黄酮、甾体三萜、β-谷甾醇、强心苷等。药理研究表明，巴戟天的根皮中含大量锰元素，有类激素样作用和降血压作用；巴戟天的乙醇浸出液在试管内对枯草杆菌有抑制作用。

千斤拔

【别　名】 老鼠尾、土黄芪、一条根。

【壮药名】 棵壤丁（goragdingh）。

【性　味】 平，甜、淡、涩。

【功　效】 补虚壮骨，祛风邪，除湿毒，通龙路、火路，敛肺止咳。

【主　治】 发旺（痹病），核尹（腰痛），腰肌劳损，偏瘫痿痹，委约（阳痿)，气虚脚肿，奔埃（咳嗽）。

【用法用量】 水煎服，30～60 g。

【临床应用】

1. 咳嗽：千斤拔鲜根 50～100 g。水煎服。

2. 牙痛，牙痛：千斤拔 50～100 g，蜂房 15～25 g。水煎服。

3. 阳痿：千斤拔根 50～100 g。水煎冲酒服。

4. 跌打损伤：千斤拔 35～50 g。酒、水各半煎服。

5. 蛇咬：千斤拔适量，水磨搽患处。

6. 妇人带下：千斤拔 35～50 g，猪精肉 100～150 g。同炖，去渣，食肉喝汤。

【使用注意】 孕妇慎服。

【成分及药理作用】 千斤拔主要含黄酮类化合物，其中有蔓性千斤拔素 C、蔓性千斤拔素 D、千斤拔素、羽扇豆醇、β-谷固醇等。药理研究表明，千斤拔能促进大鼠坐骨神经损伤后有髓神经再生，能促进感觉、运动纤维的恢复。

菟丝子

【别　名】 豆寄生、丝子藤、无根草、无娘藤。

【壮药名】 粉迁伐（faenzsenjfa）。

【性　味】 平，辣、甜。

【功　效】 补虚，安胎，明目，调谷道。

【主　治】 核尹（腰痛），漉精（遗精），委约（阳痿），早泄，不育，兵哟（痿症），漉幽（遗尿），幽堆（尿频），目昏耳鸣，吠偻（胎动不安），白冻（泄泻），嗉能白（白癜风）。

【用法用量】 水煎服，6～12 g。

【药膳应用】

1. 肝血不足，视物模糊：酒制菟丝子 10 g，鸡蛋 1 个。鸡蛋打入碗内，菟丝子研末，调入鸡蛋内搅匀，下锅煎。

2. 眩晕，阳痿，遗精，遗尿，泄泻，月经不调，先兆流产，痿症，白发：①菟丝子 15～25 g。水煎服。②菟丝子 30 g，粳米60 g，白糖适量。菟丝子加水煎煮取汁，汁与粳米煮粥，粥将熟时加入白糖，稍煮即可，分 2 次空腹服。

【使用注意】菟丝子虽为平补之品，但偏于补阳，故阴虚火旺、大便燥结、小便短赤者不宜服用。

【成分及药理作用】菟丝子主要含金丝桃苷、菟丝子苷等黄酮类成分，含绿原酸等有机酸类成分，还含钙、钾、磷等元素和氨基酸。菟丝子对氢化可的松所致的小鼠“阳虚”模型有治疗作用。此外，菟丝子还具有抗衰老、降低胆固醇、软化血管、降低血压、促进造血功能、抑制肠运动等作用。

杜　仲

【别　名】胶木。

【壮药名】棵杜仲（goducung）。

【性　味】温，甜。

【功　效】通调龙路、火路，补血虚，强筋骨，安胎。

【主　治】邦印（痛症），委约（阳痿），勒内（血虚），兵淋勒（崩漏），血压桑（高血压病）。

【用法用量】水煎服，6～15 g；或浸酒服；或入丸、散剂。

【药膳应用】

1. 血虚：杜仲、牛大力、鸟不站、黄花倒水莲、虎杖各 10 g。水煎，取汁煎鸡蛋服。

2. 腰痛：杜仲、草鞋根、牛大力、马尾蕨、马连鞍各 10 g，千斤拔 15 g。水煎服。

3. 痿证：杜仲、藤当归各 15 g，天麻、千年健、五加皮、大力王各 10 g。水煎服。

【使用注意】炒用将其胶质破坏利于有效成分煎出，故比生用效果好。杜仲为温补之品，阴虚火旺者慎用。

【成分及药理作用】杜仲主要含木脂素类成分，如松脂醇二葡萄糖苷、杜仲树脂醇双吡喃葡萄糖苷、杜仲树脂醇双吡喃葡萄糖苷甲醚、橄榄树脂素等；环烯醚萜类成分，如京尼平、京尼平苷、京尼平苷酸等。药理研究表明，杜仲具有镇静、镇痛、降压、保肝、延缓衰老、抗应激、抗肿瘤、抗病毒、抗紫外线损伤等作用。

牡　蛎

【别　名】蛎黄、蚝子肉。

【壮药名】甲虽（gyapsae）。

【性　味】平，甜、咸。

【功　效】补血虚，安神志，通龙路、火路，软坚消肿。

【主　治】烦热失眠，心神不安，丹毒。

【用法用量】煮食，30～60 g。

【药膳应用】

1. 心血不足，烦热失眠，心神不安：牡蛎 25 g，洗净放服。早晚各 1 次，连食数日。

2. 甲状腺肿大：牡蛎、海带各适量。煮汤调味食。

【使用注意】脾虚滑精者及皮肤病患者忌食。

【成分及药理作用】牡蛎含蛋白质、脂肪、糖苷、10 种必需氨基酸、谷胱甘肽、维生素 A 等。牡蛎中锌的含量为食物之冠。牡蛎富含糖原，可改善心脏及血液循环功能，减轻胰脏负担；含有大量牛磺酸，有解热抗炎作用，可增强机体免疫功能；对老年人钙磷代谢失衡有调节作用。

第四节　补阴药

沙　参

【别　名】杏叶沙参、南沙参、白沙参、白参、泡参、泡沙参。

【壮药名】撒辛（sahsinh）。

【性　味】微寒，甜、微苦。

【功　效】调气道，补阴虚，止咳喘。

【主　治】津伤口渴，奔埃（咳嗽），货烟妈（咽痛）等。

【用法用量】水煎服，9～15 g。

【药膳应用】

1. 虚火牙痛：沙参 15～60 g，鸡蛋 1～2 个。同煮服，每日 1 剂。

2. 小儿迁延性肺炎：沙参、生山药各 15 g。水煎服，每日 1 剂。

【使用注意】不宜与藜芦同用。

【成分及药理作用】沙参主要含挥发油、糖苷、香豆素类等，还含淀粉、聚炔类、三萜酸、豆甾醇、磷脂、微量元素、氨基酸等成分。药理研究表明，沙参具有抗氧化、增强机体免疫力、抗肿瘤、抗炎、保肝等作用。此外，沙参还具有抗肺纤维化、止咳镇痛、抗菌、保护神经、提高记忆力等作用。

玉　竹

【别　名】葳蕤、萎蕤。

【壮药名】棵而让（gorwzrangz）。

【性　味】平，甜。

【功　效】调气道、谷道，补阴虚，养神。

【主　治】肺胃阴伤，奔埃（咳嗽），货烟妈（咽痛），兰喷（眩晕），屙幽哓（消渴），产呱嚢奈（产后虚弱），年闹诺（失眠）。

【用法用量】水煎服，6～12 g。

【药膳应用】

1. 眼见黑花，赤痛昏暗：玉竹 200 g，为粗末，每服 5 g，水 1 盏，入薄荷 2 片，生姜 1 片，蜜少许，同煎至 7 分，去滓，食后临卧服。

2. 虚咳：①玉竹 15～30 g。与猪肉同煮服。②玉竹 12 g，百合 9 g。水煎服。

3. 发热口干，小便涩：玉竹 250 g。煮汁饮。

【使用注意】痰湿内蕴者忌服。

【成分及药理作用】玉竹主要含多糖，如玉竹黏多糖等；甾类，如铃兰苦苷、铃兰苷等。药理研究表明，玉竹具有降低血糖、改善肾脏病理改变、抗氧化、延缓衰老、提高免疫功能、抑制结核杆菌生长、降血脂、缓解动脉粥样斑块形成等作用，还具有类似肾上腺皮质激素样的作用。

麦门冬

【别　名】麦冬、马粪草、家边草、韭叶麦冬、沿阶草。

【壮药名】甲细（gyazcij）。

【性　味】寒，甜、微苦。

【功　效】通谷道，养阴生津，润肺清心。

【主　治】奔埃（咳嗽），屙幽啘（消渴），年闹诺（失眠），阿意囊（便秘），兵霜火豪（白喉）。

【用法用量】水煎服，6～15 g；或入丸、散、膏。

【药膳应用】

1. 肺燥咳嗽，咽干口渴，发热或潮热：天冬、麦门冬各等量。加水煎取浓汁，入约等量的炼蜜共煎沸，每次吃1匙。

2. 胃热阴虚型胃炎：麦门冬、山楂各10 g。用沸水冲泡，待凉即可饮用。此方具有健脾胃、生津止渴、消毒散瘀等功效。

3. 妊娠胃反呕逆不下食：生麦门冬（去心，净洗，切碎，研烂，绞取汁一合），白粳米（净淘二合），薏苡仁（拣净去土一合），生地黄（肥者四两，净洗，切碎，研烂，绞汁三合），生姜汁（一合）。上五味，以水三盏，先煮煎粳米、薏苡仁二味令百沸，次下地黄、麦门冬、生姜三汁相和，煎成稀粥，空腹温服。如呕逆未定，晚后更煮食之。

【使用注意】脾胃虚寒者、食少便溏者、外感风寒者、痰湿咳嗽者忌服。

【成分及药理作用】麦门冬主要含皂苷类成分，如麦冬皂苷B、D等；含高异黄酮类成分，如甲基麦冬黄烷酮A、B；还含多种氨基酸、微量元素、维生素A类物质、多糖等成分。药理研究表明，麦门冬具有提高免疫力、抗癌、抗脑缺血损伤、增强垂体-肾上腺皮质系统、提高机体适应性、抗心律失常、抗休克、降血糖、抗炎、镇静、催眠、改善血液流变性和抗凝血等作用。

旱莲草

【别　名】墨旱莲、鳢肠、黑墨草。

【壮药名】黑么草（haekmaegcauj）。

【性　味】寒，甜、酸。

【功　效】补阴益肾，通调龙路，凉血止血。

【主　治】肾虚耳鸣，巧豪（须发早白），兰喯（眩晕），核尜尹（腰膝酸软），渗裂（衄血），肉裂（尿血），阿意勒（便血），兵淋勒（崩漏），外伤出血，白冻（泄泻），阿意咪（痢疾）。

【用法用量】水煎服，10～15 g。

【药膳应用】

1. 补腰膝，壮筋骨，强肾阴，乌髭发：冬青子（冬至日采）不拘多少，阴干，蜜、酒拌蒸，过一夜，粗袋擦去皮，晒干为末，瓦瓶收贮，旱莲草（夏至日采）不拘多少，捣汁熬膏，和前药为丸。临卧酒服。

2. 赤白带下：旱莲草 50 g。同鸡汤或肉汤煎服。

【使用注意】脾胃虚寒者忌服。

【成分及药理作用】旱莲草主要含挥发油、皂苷、烟碱、鞣质、蟛蜞菊内酯、去甲蟛蜞菊内酯、鳢肠素，以及 α-三联噻吩等多种化合物。旱莲草具有止血、抗菌、保肝、增强免疫力、抗蛇毒、抗肿瘤、抗衰老等作用。

女贞子

【别　名】女贞、冬青子、爆格蚤。

【壮药名】美贞（maexcaenh）。

【性　味】平，苦、甜。

【功　效】补阴虚，调肝肾，明目乌发。

【主　治】肝肾阴虚，兰喯（眩晕），耳鸣，核尜尹（腰膝酸软），巧豪（须发早白），目暗昏花，潮热。

【用法用量】水煎服，10～15 g；熬膏或入丸剂。

【药膳应用】

1. 神经衰弱：①女贞子、旱莲草、桑葚各 25～50 g。水煎服。②女贞子 1000 g，浸米酒 1000 g，每天酌量服。

2. 视神经炎：女贞子、草决明、青葙子各 50 g。水煎服。

3. 肾虚腰痛，慢性肝炎，神经衰弱，眩晕，遗精，月经不调：女贞子 15～25 g。水煎服。

【使用注意】脾胃虚寒泄泻及阳虚者忌服。

【成分及药理作用】女贞子主要含女贞子苷、齐墩果酸、乙酰齐墩果酸、甘露醇、乌索酸、油酸、棕榈酸、多糖、挥发油、微量元素等，其有机提取物中还含有睾酮和雌二醇样激素物质。药理研究表明，女贞子具有调节机体免疫功能、抗炎、降血糖、抗癌、抗凝血、促进造血、保肝、降血脂、抗衰老、促进毛囊生长、强心等作用。

玄　参

【别　名】浙玄参、元参、黑参、黑玄参、水萝卜、八秽麻。

【壮药名】参班（caemhmbaemx）。

【性　味】微寒，甜、苦、咸。

【功　效】补阴虚，清热毒，通龙路，散结肿。

【主　治】热病伤阴，奔埃（咳嗽），嗒叮（目赤肿痛），货烟妈（咽痛），阿意囊（便秘），呗奴（瘰疬），呗农（痈疮）等。

【用法用量】水煎服，9～12 g。

【药膳应用】

慢性咽炎，扁桃体炎：玄参 12 g，生地黄 18 g，沙参、玉竹各 9 g，四叶参 30 g。水煎服。

【使用注意】不宜与藜芦同用，脾虚泄泻者不宜服用。

【成分及药理作用】玄参主要含环烯醚萜类、苯丙素苷类、甾醇类，以及其他化合物等。其中，环烯醚萜类主要有哈帕苷、哈巴俄苷、8-哈巴俄苷等，苯丙素苷类主要有毛蕊花糖苷等。药理研究表明，玄参具有抗心肌缺血、改善微循环、抗高血压、舒张血管、抗血小板聚集等作用，还有抗脑缺血、抗氧化、抗疲劳、抗肝损伤、抗炎、解热、调节免疫等作用。

生地黄

【别　名】怀庆地黄、地髓、原生地、生地。

【壮药名】生地（swnghdi）。

【性　味】寒，甜、苦。

【功　效】清热毒，凉血，养阴生津。

【主　治】热入营血，温毒发斑，吐血衄血，热病伤阴，舌绛烦渴，内热消渴，阴虚发热，骨蒸劳热。

【用法用量】水煎服，10～15 g。

【药膳应用】

1. 用脑过度引起的头晕耳鸣、记忆力减退、腰膝酸痛、神疲气短：生地黄（切条）150 g，加饴糖适量拌匀，装入处理好的雌乌鸡（约 1000 g）腹内，用小火隔水蒸熟，喝汤吃肉。

2. 阴虚渐热，盗汗，久咳，咳血，食欲不振，消瘦，心烦，口渴，目赤：鲜生地黄 25 g，水煎 100 mL，过滤留汁。粳米 75 g，煮粥，趁热加入鲜生地黄汁、白糖，拌匀温服。

3. 淡化色斑：莲藕 250 g（切条，汆烫至半熟），生地黄 30 g，排骨 250 g（汆烫至熟），葱、姜、盐、鸡精适量，炖至排骨熟烂。

【使用注意】脾虚湿滞者、腹满便溏者慎服。

【成分及药理作用】生地黄的药理有效成分主要包括梓醇、5-羟甲基糠醛、麦角甾苷、糖类、矿物元素等。药理研究表明，生地黄具有降血糖、降血脂、保护肠黏膜、保护肝功能、抗脑缺血、抗炎等作用，可用于糖尿病、肠缺血损伤、肝损伤、缺血性中风等疾病的治疗。

枸杞子

【别　名】苟起子、甜菜子、地骨子、牛吉力、狗牙子、狗奶子。

【壮药名】芒枸杞（makgaeujgij）。

【性　味】平，甜。

【功　效】滋阴，补肝肾，益精明目。

【主　治】虚劳精亏，兰喯（眩晕），耳鸣，核尜尹（腰膝酸痛），屙幽啶（消渴），勒内（血虚），目昏不明。

【用法用量】水煎服，5～15 g；或入丸、散、膏、酒剂。

【药膳应用】

1. 目赤生翳：枸杞子捣汁，日点 3～5 次。

2. 肝虚或当风眼泪：枸杞子二升（约 1500 g）。捣破，纳绢袋中。置罐中，以酒一斗（约 7500 g）浸干，密封勿泄气，3～7 日。每日饮之，醒醒勿醉。

3. 虚劳精亏，阳痿，腰背酸痛，头晕眼花：枸杞子 15～25 g。水煎服。

4. 补虚，长肌肉，益颜色，肥健人：枸杞子二升（约 1500 g），清酒二升（约 1500 g）。枸杞子搦碎，更添酒浸 7 日，漉去滓，任情饮之。

5. 注夏虚病：枸杞子、五味子各适量。研细，滚水泡封 3 日，代茶饮。

【使用注意】外邪实热者、脾虚有湿者、泄泻者忌服。

【成分及药理作用】枸杞子主要含枸杞子多糖，如甜菜碱、莨菪亭等。药理研究表明，枸杞子具有提高机体的非特异性免疫功能、提高巨噬细胞的吞噬能力、调节免疫、抗氧化、抗衰老、降血脂、降血糖、抗肿瘤、抗诱变、抗辐射、降血压、抑菌等作用。

百　合

【别　名】野百合、铁炮百合、山百合、药百合、岩百合、蒜脑薯。

【壮药名】邦酣（bakhab）。

【性　味】寒，甜。

【功　效】调“巧坞”，补气虚阴虚。

【主　治】年闹诺（失眠），心跳（心悸），精神恍惚，奔埃（咳嗽），痰中带血。

【用法用量】水煎服，6～12 g。

【药膳应用】

1. 咳嗽，气喘，乏力，食欲不佳：鲜百合 50 g（干品 30 g），粳米 100 g，冰糖适量。将粳米洗净，放入锅内，加水适量，置武火上烧沸后改文火熬至半熟，放入百合煮熟即可。食时加入冰糖。早晚各服 1 次。

2. 梦多失眠，心神不宁：百合 50 g，知母 10 g。将百合洗净，浸泡 1 晚，洗去白沫，加适量清水煎煮。知母加水煎取汁液，与百合汤合并，再煎煮，取汁约 400 mL，分 2 次温服。

3. 阴血损伤，余热扰心：百合 7 枚，鸡子黄 1 枚，冰糖适量。将鸡蛋分出蛋黄，备用。百合剥开，洗净，放入锅中，加入清水，武火烧开后改用文火。调入鸡蛋黄搅匀，煮开后以冰糖调味食用。每日 1 次。

【使用注意】脾胃虚寒者慎用。

【成分及药理作用】百合主要含甾体皂苷类、糖及少量秋水仙碱。药理研究表明，百合具有镇咳、祛痰、镇静、抗缺氧、抗疲劳、抗氧化、提高免疫功能、降血糖和抗菌等作用。

核桃仁

【别　名】胡桃仁、胡桃肉、核桃。

【壮药名】核桃（hwzdauz）。

【性　味】温，甜。

【功　效】补肾，调气道、谷道。

【主　治】肾阳不足，腰膝酸软，遗精阳痿，虚寒喘咳，肠燥秘结。

【用法用量】水煎服，9～15 g；单味嚼服，10～30 g；或入丸、散剂。

【药膳应用】

1. 失眠：核桃仁 5 个，白糖 50 g，黄酒 250 g。将核桃仁、白糖捣成泥，再放锅中，加黄酒煎煮 10 分钟。食核桃仁泥，每日 2 次。

2. 肾虚耳鸣，遗精：核桃仁 3 个，五味子 7 粒，蜂蜜适量。睡前嚼服。

3. 泌尿系结石：①核桃仁 120 g，糖适量。用食油炸酥，加糖，研磨成乳剂或膏状，1～2 日内分次服完，小儿酌减。②核桃仁、冰糖各 60 g。炖服。

【使用注意】痰火积热者、阴虚火旺者、大便溏泄者禁服。不可与浓茶同服。

【成分及药理作用】核桃仁主要含脂肪油，如亚油酸、甘油酯、亚麻酸、油酸甘油酯。此外，核桃仁还含蛋白质、碳水化合物，以及微量的钙、磷、铁、胡萝卜素、核黄素、糖类等。药理研究表明，核桃仁除了具有抗氧化、抗衰老、健脑益智、溶石、镇咳、解痉、抗炎、抗过敏等作用，还有保肝、增强免疫、降低胆固醇的作用。

黄　精

【别　名】老虎姜、野仙姜。

【壮药名】京四（ginghsw）。

【性　味】平，甜。

【功　效】滋补阴液，调气道，润肺补血，强壮筋骨。

【主　治】钵痨（肺痨），陆裂（咯血），病后血虚，发旺（痹病），屙幽啘（消渴），血压桑（高血压病）。

【用法用量】水煎服，10～15 g，鲜品 30～60 g；或入丸、散剂；或熬膏。

【药膳应用】

1. 肺结核，病后体虚：黄精 25～50 g。水煎服或炖猪肉食。

2. 脾胃虚弱，体倦无力：黄精、党参、山药各 50 g。蒸鸡食。

3. 肺痨咳血，赤白带：鲜黄精根头 100 g，冰糖 50 g。开水炖服。

【使用注意】中寒泄泻者、痰湿痞满气滞者忌服。

【成分及药理作用】黄精主要含黏多糖和甾体皂苷等成分。此外，黄精还含醌类、淀粉、烟酸、6 种人体必需氨基酸、8 种人体必需微量元素。药理研究表明，黄精具有增强免疫、降血糖、强心、降血压、降血脂、抑制肾上腺皮质功能、抗疲劳、抗衰老、抗病原体等作用。

第十章 收涩药

乌 梅

【别 名】梅实、酸梅、梅子、红梅、千枝梅、熏梅。

【壮药名】芒梅（makmoiz）。

【性 味】平，酸、涩。

【功 效】涩谷道，调气道，生津，安蛔。

【主 治】久泻久痢，久咳不止，虚热口渴，蛔虫腹痛，妊娠呕吐。

【用法用量】6～12 g，大剂量可用至 60 g。

【药膳应用】

1. 暑热烦渴，胃酸缺乏，食欲缺乏：鲜乌梅 2 个。洗净，去皮、核，切薄片，放于碗中，加入精盐少许拌匀，腌渍 2 小时。每次 1 个，每日 2 次，用温开水冲服。

2. 蛔虫腹痛：乌梅 30 g。用开水洗净消毒，每次 4～5 个，每日 2～3 次，生食。

3. 妊娠呕吐：乌梅肉 20 g，生姜 20 g。加水 400 mL 煎至 250 mL，加红糖适量，分 2 次服。

【使用注意】表邪未解者忌用。多食损齿，伤骨，蚀脾胃，令人发热。

【成分及药理作用】乌梅主要含有机酸类、甾醇类、挥发油类、糖类及其衍生物、氨基酸类、脂类等。药理研究表明，乌梅除了具有抑菌、镇咳、镇静催眠、抗惊厥、抗病毒、抗变态反应等作用，还有抗肿瘤、抗氧化、抗纤维化、降血脂、抑制黑色素、降血糖、抑制结石和止血作用。

五味子

【别 名】北五味子、五梅子、山花椒。

【壮药名】芒哈非（makhajfeih）。

【性 味】温，酸、甜。

【功 效】收敛固涩，益气生津，补肾，调“巧坞”。

【主　治】久咳虚喘，梦遗滑精，遗尿尿频，久泻不止，自汗，盗汗，津伤口渴，内热消渴，心跳（心悸），年闹诺（失眠）。

【用法用量】水煎服，2～6 g。

【药膳应用】

1. 肺虚咳嗽：五味子 50 g，苏梗 6 g，人参 6 g，核桃肉 6 个，砂糖 100 g。用水煎熬成汁，去渣澄清。趁热食用。

2. 肾虚体弱，长期腰痛：杜仲 15 g，五味子 6 g，羊腰 500 g，酱油、葱、姜、食盐等各适量。杜仲、五味子加适量水，煎煮 40 分钟，去渣，加热浓缩成稠液备用。羊腰洗净，去筋膜臊腺，切成小块，先以芡汁裹匀，再以热素油爆炒，至嫩熟，加入浓缩稠液、酱油、食盐、葱姜等出锅。

3. 夏季食欲不振，消瘦：醋炙五味子 100 g，枸杞子 100 g，白糖或冰糖适量。将醋炙五味子、剪碎的枸杞子放入洁净耐热的容器中，冲入沸水约 1.5 L，盖严，浸泡 3 日，代茶饮。

【使用注意】表邪未解、内有实热、咳嗽初起、麻疹初期者均不宜用。

【成分及药理作用】五味子主要含木脂素类成分，如五味子甲素、乙素，五味子醇甲、醇乙，五味子酯甲、酯乙等。此外，五味子还含挥发油、多糖、氨基酸等。药理研究表明，五味子除了具有镇咳、祛痰、提高免疫、抗氧化、抗衰老、利胆保肝、抑菌、降血压等作用，还具有与人参相似的适应原样作用，能增强机体对非特异性刺激的防御能力。

莲　子

【别　名】莲蓬子、水芝丹、藕实等。

【壮药名】歇补（cehmbu）。

【性　味】平，甜、涩。

【功　效】养心，益肾，补脾，涩谷道。

【主　治】夜寐多梦，遗精淋浊，久痢虚泄，妇人崩漏白带。

【用法用量】水煎服，6～15 g；或入丸、散剂。

【药膳应用】

1. 精神衰弱，慢性支气管炎：莲子 30 g，百合 30 g，猪瘦肉 200 g，盐适量。莲子、百合洗净，加适量水，约煮半小时。猪瘦肉切条放入锅中煲至熟烂，加少许盐调味即可。

2. 消暑去热，养心去烦：银耳、莲子、红枣若干，冰糖适量。将银耳泡水，待发后，去粗蒂，切小块备用。将莲子和红枣洗净，连同处理过的银耳加水，以小火煮开，再以小火煮约 20 分钟，加入冰糖调味即可。

3. 脾虚食少，心虚失眠，健忘，心悸：嫩莲子 20 g，粳米 100 g。将嫩莲子泡至发胀后，在水中用刷擦去表层，抽去莲心，冲洗干净后放入锅内，加清水，煮烂熟，备用。将粳米淘洗干净放入锅中，加清水煮成薄粥，粥熟后掺入莲子，搅匀，趁热服用。空腹服或当饭吃。

【使用注意】 有外感初起表证、大便干结、疟疾、痛积等症者忌用。

【成分及药理作用】 莲子主要含蛋白质、脂肪、淀粉、还原糖、多种氨基酸，以及少量的钙、磷、铁、氧化黄心树宁碱等。药理研究表明，莲子具有抗癌、增强免疫功能、抑菌、抗氧化和抗衰老作用。

金樱子

【别　名】 糖罐子、刺梨。

【壮药名】 芒旺（makvengj）。

【性　味】 平，酸、涩。

【功　效】 固精涩肠，调谷道，补虚，通调龙路。

【主　治】 濑精（遗精），隆白呆（带下），约京乱（月经不调），奔寸（子宫脱垂），尊寸（脱肛），阿意咪（痢疾），白冻（泄泻）。

【用法用量】 水煎服，15～30 g；或入丸、散剂；或熬膏。

【药膳应用】

1. 脾虚泄泻：金樱子、党参、茯苓、莲子、芡实、白术各 3 g。水煎服。

2. 肾虚遗精，尿频：金樱子、芡实各 3 g。酒糊为丸，米汤或温开水送下。

3. 小儿脱肛：金樱子 30 g。水煎至 100 mL，加适量白糖，分 4～5 次服，连用至痊愈后再继续服 3 日。

【使用注意】 有实火、邪热者慎用。

【成分及药理作用】 金樱子主要含有酚酸、甾体、三萜、苯丙素等化学成分。此外，金樱子还含有维生素、氨基酸、柠檬酸、亚油酸及其衍生物、内酯类等成分。药理研究表明，金樱子具有抗氧化、抑菌消炎、抗肿瘤、增强免疫力、降糖降脂和保护肾的作用。

下编　壮医常见病药膳

第一章　内科常见病药膳

第一节　气道病药膳

壮医将气机升降出入的通道称为“气道”(壮语音译为“条啰嘿”)。壮医认为气道是人体与大自然之气相互交换的通道，其主要功能是吸入自然清新之气，呼出人体内的浊气，实现人与自然气体的交换。气道的进出口在鼻，胸中为气府，交换枢纽在肺（壮语音译为“咪钵”），与脾（壮语音译为“咪隆”）、心（壮语音译为“咪心头”）、肾（壮语音译为“咪腰”）、喉、口（壮语音译为“吧”）、皮毛、汗孔有关。气道在三道中高居上位，故邪毒入侵时，气道首当其冲。

气道病是指气道不畅、功能障碍所导致的疾病，主要表现为咳嗽、咳痰、咳血、鼻塞、流涕、胸痛气喘、胸胀憋闷、头痛身痛等。气道病的发生主要与气血不足、素体虚弱，加之痧、瘴、风、湿等毒邪侵犯人体有关。气道病常见的病症有感冒、咳嗽、哮病、喘证等。

一、感冒（贫痧[baenzsa]）

感冒主要是指由于感受风毒，风毒侵袭肌体，阻滞气道，使得气道功能失调，出现鼻塞、流涕、喷嚏、恶寒、发热、全身不适等症状。感冒，四时均可发病，但以冬春季节多见，病程一般为3～7日，起初症状表现为鼻塞、流涕如水样、喷嚏、声重、头痛、怕风、怕冷，继而发热、咳嗽、咽痛、肢体酸重不适等。

（一）姜糖水

【主要原料】生姜 20 g，红糖 10 g。

【制作方法】生姜洗净去皮，切片，加水与红糖同煎 20 分钟，趁热饮用。

【功效应用】祛风邪，通气道。可用于风寒感冒初起，症见鼻塞，流涕，喷嚏，头痛，全身不适，舌苔薄白，脉浮或浮紧等。

【原料性味分析】生姜味辣，性温，能祛风毒、散寒毒，温肺止咳，为主药、公药。红糖味甜，性平，能缓中散寒，协助生姜疏风驱邪，畅通气道，为帮药。诸物配合，风毒去，寒毒散，气道通，适用于风寒感冒型人群。

【注意事项】本药膳偏温，阴虚内热者或实热者不宜用本药膳。

（二）板蓝金草茶

【主要原料】板蓝根 10 g，金银花 10 g，甘草 6 g。

【制作方法】将板蓝根和甘草洗净后清水浸泡 30 分钟，然后放进砂锅里以武火煮沸后改文火再煎 10 分钟。同时将金银花放入茶杯中，把煮好的汤汁冲入茶杯盖约 10 分钟，适温饮用，代茶饮。

【功效应用】清热毒，祛风毒，通气道。用于风热感冒，症见风热头痛，咽喉不利，声音嘶哑，口干欲饮，舌尖红，舌苔薄白干或薄黄，脉浮数。

【原料性味分析】板蓝根味苦，性寒，可通调谷道、气道，能祛风毒，清热毒，凉血消肿，为主药、公药。金银花味甜、苦，性寒，能清热解毒，通利气道，为帮药。甘草味甜，性平，能补脾，益气，缓和药性，为带药。三者合用可驱散风热，通调气道，适用于风热型感冒人群。

【注意事项】本药膳过于寒凉，脾胃虚寒、无实火热毒者不宜饮用。

（三）陈香扁荷汤

【主要原料】香薷 12 g，陈皮 8 g，白扁豆 10 g，荷叶 6 g，白糖适量。

【制作方法】将香薷、陈皮、荷叶、白扁豆洗净备用。先将白扁豆放入锅中炒黄，加水 500 mL，再将香薷、陈皮、荷叶放入同煮，武火煮沸 10 分钟后去渣取汁，加入白糖调味。每日 1 剂，不拘时频频饮之。一般服 3～5 日。

【功效应用】祛湿毒，清热毒，通气道。可用于暑湿感冒，症见发热，微恶风，身热不扬，汗出不畅，肢体困重或酸痛，头重如裹，胸闷脘痞，纳呆，鼻塞，流浊涕，心烦口渴，大便黏滞或溏，小便短赤，舌苔白腻或黄腻，脉濡数或滑。

【原料性味分析】 香薷味辣，性微温，能祛湿毒，调气道，为主药、公药。白扁豆味甜，性平，能祛湿毒，化痰毒，健脾和中，消暑；陈皮味辣、苦，性温，能够通气道，行气化痰；荷叶味苦、涩，性平，能清热毒，解暑，升发清阳；白糖味甜，性平，能润肺生津，补中益气。诸药合用，能够祛毒邪，对气道功能不调具有很好的调和作用，适用于暑湿感冒型人群。

【注意事项】 孕妇慎用。

（四）神仙粥

【主要原料】 糯米 30 g，葱白 6 g，生姜片 10 g，米醋 20 mL。

【制作方法】 糯米淘洗干净后，放入清洗好的生姜片，煮成米粥后加入葱白，再煮 5 分钟，加入米醋拌匀后服用。趁热喝粥，以微微汗出为佳。

【功效应用】 调气补虚，散寒毒，通气道。用于体虚感冒，症见发热，恶寒，头痛，自汗，咳嗽，咳痰，痰白，气短心悸，疲倦乏力，舌淡苔白，脉浮无力。

【原料性味分析】 糯米味甜，性平，入谷道，能调谷道，温胃，养脾；葱白味微辣，性温，能祛风毒、寒毒，通阳宣窍，为主药、公药。生姜味辣，性微温，能调气道，解寒毒。米醋味微酸，性温，能通调谷道、气道，活血解毒。五物合用，可以益气补虚，通调气道，适用于体虚感冒型人群。

【注意事项】 阴虚内热及实热者禁服。

二、咳嗽（奔埃[bingh'ae]）

壮医认为咳嗽主要是由毒、虚引起的以咳嗽为主症的一种气道疾病。其特点是由于外邪（风毒、寒毒、痧毒、热毒）侵犯人体，或人体虚弱，内脏功能失调而致气道受损，气道功能失调，气不顺畅而上逆引起咳嗽，或有痰或干咳无痰。由外邪所致者，可兼有伤风表现，或见发热；由内伤所致者，则无伤风表现，但有水道病或谷道病表现。咳嗽是壮医内科中最为常见的病症之一，发病率较高。

（一）清润鸭梨粥

【主要原料】鸭梨 3 个，粳米 50 g。

【制作方法】鸭梨洗净除核，切成小块。粳米洗净入锅，加入清水500 mL，武火烧开，改用文火熬煮至八成熟时，加入鸭梨，煮熟即成。每日 1 次，温热服食。

【功效应用】清热毒，治咳嗽，通气道。用于风热咳嗽，症见气粗或咳声嘶哑，喉燥咽痛，咳痰不爽，痰黏稠或色黄，常伴有鼻流黄涕，口渴，头痛，恶风，身热，舌红，苔薄黄，脉浮数或浮滑等。

【原料性味分析】鸭梨味微酸，性凉，可通调谷道、气道，能生津润燥，化痰浊，清热毒，为主药、母药。粳米能补气健脾，平和五脏，为帮药。两者共用，可祛风化痰、清热解毒、通气道，适用于风热咳嗽型人群。

【注意事项】脾胃虚寒者和经期妇女少食。

（二）葱白糯米姜片粥

【主要原料】葱白 5 段，糯米 50 g，生姜片 10 g，米醋 5 mL。

【制作方法】葱白洗净，糯米淘洗干净，与生姜片一同放入砂锅内，加入清水 500 mL 熬煮，粥熟后加米醋。每日 2 次，趁热服用。

【功效应用】调气补虚，平衡阴阳，祛寒毒，通调谷道、气道。可用于风寒咳嗽，症见咳嗽声重，气急，咽痒，咳白稀痰，常伴有鼻塞，流清涕，头痛，肢体酸痛，恶寒发热，无汗，舌苔薄白，脉浮或浮紧等。

【原料性味分析】葱白味微辣，性温，能去风邪，散寒毒，通阳宣窍，为主药、公药。糯米味甜，性平，能补中益气，健脾，养胃，为帮药。生姜味辣，性微温，能调气道，解寒毒；米醋味微酸，性温，能通调谷道、气道，活血解毒。诸药共用，能补益气血，通调谷道、气道，驱散寒毒，止咳嗽。适用于风寒咳嗽型人群。

【注意事项】烹调用的器具不能用铜制，易引起铜中毒。阴虚内热及实热者禁服。

（三）百部陈杏炖木瓜

【主要原料】新鲜木瓜 300 g，百部、甜杏仁、苦杏仁各 15 g，陈皮 5 g，冰糖适量。

【制作方法】先将新鲜木瓜清洗干净后，去瓜皮，去瓜子，切块，置于蒸盘中；接着将浸泡好的百部、甜杏仁、苦杏仁同木瓜、冰糖一起加热蒸煮 1 小时后即可食用。每日 2 次。

【功效应用】调气解毒，滋阴，润肺，化痰止咳。可用于风燥咳嗽，症见干咳连声，咳甚则胸痛，或痰少而黏、不易咯出，鼻、唇、咽喉干燥，舌尖红，苔薄白或薄黄而干，脉浮数或小数等。

【原料性味分析】木瓜味酸，性温，能通火路，调气道，祛风清热，消食化湿；百部味甜，性微温，能润肺止咳，为主药、公药。甜杏仁能润肺养颜，止咳祛痰；苦杏仁能降气，止咳，平喘；陈皮能行气，化痰，调中；冰糖则可以补中益气，和胃，润肺，止咳化痰。诸物合用，既能解毒理气，又能滋阴润肺、化痰止咳，适用于风燥咳嗽型人群。

【注意事项】孕妇禁食。

（四）橘红山楂糕

【主要原料】化橘红 20 g，鲜山楂 100 g，白砂糖 100 g。

【制作方法】先将化橘红用纱布包好，与鲜山楂同煮半小时，取出化橘红后加入白砂糖搅拌成糊状，再置于锅中加热熬至黏稠状，晾凉后服用即可。

【功效应用】祛湿毒，化痰毒，通调谷道、气道。可用于痰湿蕴肺咳嗽，症见咳嗽反复发作，咳声重浊，因痰而咳，痰出则咳缓，痰多色白，黏腻或稠厚成块，每于晨起或食后咳甚痰多，胸闷脘痞，纳差乏力，大便时溏，舌苔白腻，脉濡滑等。

【原料性味分析】化橘红味辣、苦，性温，能通气道，调谷道，除湿毒，为主药、公药。山楂味酸、甜，性微温，能通龙路，调谷道，为帮药。白砂糖能和中益肺止咳。诸物合用可以燥湿化痰，调和三焦，畅达气道，适用于痰湿蕴肺型咳嗽人群。

【注意事项】脾胃虚弱者不可多服。

三、哮喘（哈呷[haebgyawh]）

哮喘是气道的一种发作性的哮鸣气喘疾患，以呼吸急促、喉间哮鸣为主要特征，秋冬季多发，春季次之，反复发作，迁延难愈。中医病名为哮病、喘证。

壮医认为，哮喘的发生与感受邪毒有关，包括对花、草的香味反应过剧（壮族民间称为感受“无形之毒”），或吸入花粉、烟尘，或吃了鱼、虾、蟹等（壮族民间称为感受“有形之毒”）。部分人对这些物质敏感，当其进入人体后，影响身体“嘘”（气）、“勒”（血）的正常功能而致病。另外，饮食不当、身体虚弱亦可致哮喘。故壮医在治疗哮喘发作时，采用调气、解毒、补虚的办法，可迅速控制病情。待邪毒消除、病情缓解时则重视补虚，主张通过食疗，常服血肉有情之动物药来补虚，使人体的天、地、人三气同步，顺应自然。通过食疗来补虚最为常用，疗效明显，并可起到预防哮喘复发的作用。临床中常见的哮喘类型主要有寒性哮病和热性喘证。

（一）山楂核桃茶

【主要原料】核桃仁 150 g，鲜山楂 50 g，白砂糖 100 g。

【制作方法】核桃仁浸泡、洗净，加入适量清水，磨成浆。将洗干净后的山楂放入锅内，加入适量清水，煎煮 20 分钟，滤渣取浓汁，再以同样的方法煎煮 2 次。将 3 份浓汁混合置于锅中，倒入核桃浆，两者搅拌均匀，烧至微沸出锅，白砂糖调服。每次 50 mL，每日 2 次。

【功效应用】调气解毒，化痰毒，通气道，平喘。可用于寒性哮病，症见呼吸急促，喉中哮鸣有声，胸膈满闷如塞；咳不甚，痰稀薄色白，咳吐不爽，面色晦滞带青，口不渴或渴喜热饮，天冷或受寒易发，形寒畏冷；初起多兼恶寒、发热、头痛等表证，舌苔白滑，脉弦紧或浮紧等。

【原料性味分析】核桃仁味甜，性温，可补“巧坞”，调火路，通谷道、气道，补肾，温肺，为主药、公药。山楂味酸、甜，性微温，能通龙路，调谷道，为帮药。白砂糖补益和中，温肺止咳。诸物合用，温肺化痰，通调气道，可改善气喘咳嗽的症状，适用于寒性哮病人群。

【注意事项】实热证者禁食。

（二）南杏桑白煲猪肺

【主要原料】南杏仁 20 g，桑白皮 15 g，新鲜猪肺 250 g。

【制作方法】猪肺洗净，切成小块；南杏仁用沸水浸泡去皮；桑白皮洗净。把猪肺、南杏仁、桑白皮一同放入瓦煲中，加入适量清水，武火煮沸后，改用文火煲至猪肺熟烂，加入香油、食盐调味即可。每日 1～2 次，食猪肺、喝汤。

【功效应用】 清热毒，调气解毒，通气道，理气平喘止咳。可用于热性喘证，症见气粗息涌，喉中痰鸣如吼，胸高胁胀，烦闷不安，咳呛阵作，咳痰色黄或白，黏浊稠厚，排痰不利，面赤口苦，纳差脘痞，口渴喜饮，舌质红，苔黄腻，脉滑数或弦滑等。

【原料性味分析】 南杏仁味苦，性微温，入气道，能化气道痰结，止咳平喘；桑白皮味甜、辣，性寒，入气道，泻气道热毒，可用于肺热咳喘。二药合用，能清热化痰，止咳平喘，为主药、母药。猪肺是血肉有情之品，能引药入肺，也能补肺虚，止咳嗽；食盐、香油起调味作用，并有利于药膳消化吸收。五物合用，相辅相成，疏通气道，清热力可，且能止咳平喘，适用于热性喘证人群。

【注意事项】 脾胃虚寒者慎用。

第二节　谷道病药膳

谷道是壮医对消化系统的称呼，包括食管、脾、胃、肠（咪虽）、肝（咪叠）、胆（咪背）等脏腑。谷道是食物消化和吸收的重要通道，也是机体各脏腑、骨骼、筋肉营养来源的主要渠道。人的食物通过谷道的消化和吸收，使营养精微物质营养全身，从而保证全身各功能的正常活动。

谷道病的成因，主要是寒、湿、热、饮食不节等损伤谷道，使之功能下降。常见的病症有胃痛、食积病、便秘、泄泻、痢疾、腹痛等。

一、胃痛（胴尹[dungxin]）

胃痛是指以上腹部疼痛为主要症状的疾病，主要由饮食积滞、寒毒、热毒、湿毒等损伤谷道功能障碍导致。常见的临床表现为上腹胀痛、嗳气、恶心呕吐、呃逆等。

（一）川香陈皮鸡

【主要原料】 川椒 5 g，香附 15 g，陈皮 15 g，嫩公鸡肉 60 g，葱白 10 根，生姜 5 g。

【制作方法】川椒捣碎，香附用醋炒香，陈皮洗净切丝，生姜切片。前述几味入锅，加水适量，煎取浓药汁 50～100 mL。嫩公鸡肉洗净，切小块，用热油炒，兑入药汁，加适量清水，以武火煮沸，再以文火焖至药汁收干，放入葱白、料酒、味精、酱油，拌炒即成。

【功效应用】调谷道，祛寒毒，调气止痛。可用于寒毒型胃痛，症见上腹部胀痛，腹部怕冷，食少不化，嗳气反酸，恶心，舌淡，苔白，脉紧等。

【原料性味分析】川椒味辣，性温，能散寒毒，止疼痛，为主药、公药；香附、陈皮均为调气的良药，对谷道气机不畅有良好的调理作用，为帮药；嫩公鸡肉则有调补气血，补阳散寒的作用。诸物配合，散寒毒，止疼痛，适用于寒毒型胃痛人群。

【注意事项】本药膳偏于温补。脾胃有热，表现为口干口渴、便秘难下、发热、舌红、苔黄、脉数者，不宜用本药膳。

（二）两仙功劳鸭

【主要原料】功劳木 20 g，两面针 10 g，仙鹤草 10 g，绿头鸭肉 100 g。

【制作方法】功劳木、两面针、仙鹤草洗净放入锅中，鸭肉洗净，切小块入锅，加水适量，以文火煮沸，将鸭肉炖烂。

【功效应用】调谷道，祛热毒，调气止痛。可用于热毒型胃痛，症见上腹部灼痛，有时恶心呕吐，口干口苦，舌红，苔黄，脉数等。

【原料性味分析】功劳木味苦，性寒，能清热毒，除湿毒，为主药、母药。两面针味苦、辣，性温，能清热毒，散瘀肿，止疼痛，为帮药。仙鹤草味苦、涩，性平，能调龙路，收敛止血，止痢，杀虫等，可改善热毒导致的谷道不适症状；绿头鸭肉味甜，性凉，能清热解毒，补益脾、胃。诸药配合，热毒得清，谷道得调，胃痛可除，适用于热毒型胃痛人群。

【注意事项】本药膳偏于寒凉，脾胃有寒，表现为腹部怕冷、食谷不化、舌淡、苔白、脉紧者，不宜用本药膳。

（三）薏苡山药海螺汤

【主要原料】薏苡仁 30 g，山药 30 g，海螺肉 100 g。

【制作方法】薏苡仁、山药、海螺洗净放入锅中，加入调味品，加水适量，以文火煮沸即可。

【功效应用】调谷道，祛湿止痛。可用于湿毒型胃痛，症见上腹胀痛，频频嗳气或胁痛，恶心呕吐或呃逆，舌苔白腻或黄腻，脉滑。

【原料性味分析】薏苡仁味甜、淡，性微寒，能通水道，除湿毒，清热毒，为主药、母药；山药味甜，性平，能通谷道、气道，补气虚，为帮药；海螺肉味甜，性凉，能除湿毒，补益脾胃。诸药配合，湿邪得清，谷道得调，胃痛可除，适用于湿毒型胃痛人群。

（四）田七玉竹沙参焖老鸭

【主要原料】田七 5 g，玉竹 50 g，沙参 50 g，老鸭肉 200 g，生姜、大葱各适量。

【制作方法】田七用植物油浸透后，切片。老鸭肉洗净，放入砂锅内。将田七、沙参、玉竹放入砂锅内，加清水适量，先以武火煮沸，再用文火焖煮 1 小时以上，至鸭肉扒烂为止。去药渣，放入调味品，稍煮即可。

【功效应用】调谷道，滋胃阴，止痛。可用于阴虚型胃痛，症见胃部隐隐灼痛，似饥而不欲食，口燥咽干，五心烦热，消瘦乏力，口渴思饮，大便干结，舌红少津，脉细数。

【原料性味分析】田七味甜、微苦，性温，能通调龙路、火路，止血，消肿痛，补血虚，为主药、公药。玉竹味甜，性平，能通谷道，滋胃阴，生津止渴；沙参味甜、微苦，性微寒，能通谷道、气道，滋胃阴，与玉竹共为帮药。老鸭肉味甜、咸，性凉，能滋阴养胃。诸药配合，胃阴得养，谷道得调，胃痛可除，适用于阴虚型胃痛人群。

【注意事项】忌与辛辣刺激、煎炸食物同用。

（五）黄花倒水莲鸡汤

【主要原料】黄花倒水莲 30 g，母鸡肉 250 g，生姜、大葱、花椒各适量。

【制作方法】将黄花倒水莲洗净后切成薄片，母鸡肉洗净剁小块，与生姜、大葱、花椒一起放入砂锅中，小火慢炖。

【功效应用】调谷道，补益脾胃。可用于脾胃虚弱型胃痛，症见上腹部隐痛，嗳气，反酸，大便溏薄，舌淡，苔白，边有齿痕，脉沉缓等。

【原料性味分析】黄花倒水莲味甜，性平，能调气道，通龙路，补气血，除湿毒，为壮医补气良药，为主药、公药。母鸡肉味甜，性温，能温中益气，补精添髓。两者同烹，能调谷道，补脾胃之气，胃痛可除，适用于脾胃虚弱型胃痛人群。

【注意事项】邪盛发热者慎用。

（六）陈皮萝卜瘦肉汤

【主要原料】陈皮 6 g，萝卜 100 g，猪瘦肉 100 g。

【制作方法】萝卜洗净切块，陈皮切丝，两者放入锅内小火慢炖。猪瘦肉切块加黄酒、盐、油腌制，萝卜炖软后加入猪瘦肉煮熟即可。

【功效应用】调谷道，理肝气。可用于肝胃不和型胃痛，症见胃胀痛，攻窜两胁，嗳气则舒，食欲减退，舌苔薄白，脉弦。

【原料性味分析】萝卜味辣、甜，性凉，能调谷道，消积滞，理气宽中，为主药。陈皮味苦、辣，性温，能理气健脾，燥湿化痰，为帮药。猪瘦肉味甜、咸，性平，能通谷道，滋阴润燥。诸药配合，调谷道，理肝气，胃痛可除，适用于肝胃不和型胃痛人群。

【注意事项】气虚者慎用。

二、消化不良（胴朗[dungxraeng]）

消化不良是指以上腹胀满不舒为主要症状的疾病，主要是由于体虚或邪毒积滞所导致的。常见的临床表现为上腹胀满，不思饮食，嗳腐吞酸等。

（一）布渣陈药粥

【主要原料】广山药 10 g，布渣叶 12 g，山楂 10 g，陈皮 6 g，粳米 100 g。

【制作方法】广山药、布渣叶、山楂、陈皮打成粉放入锅中，加适量水，粳米洗净放入锅内一同煮粥。

【功效应用】通谷道，行气消胀。可用于饮食积滞型消化不良，症见脘腹痞胀，进食尤甚，嗳腐吞酸，恶食呕吐，大便不调，矢气频作，臭如败卵，舌苔厚腻，脉滑。

【原料性味分析】布渣叶味酸，性凉，能消谷道积滞，除湿毒，为主药。广山药味甜，性平，能通谷道、气道，补气虚，为帮药。山楂味酸、甜，性微温，能消食健脾，行气散瘀，化浊降脂；陈皮味苦、辣，性温，能理气健脾，燥湿化痰；粳米味甜，性平，能调谷道，补中益气，除烦止渴。诸药合用，谷道积滞得消，适用于饮食积滞型消化不良人群。

【注意事项】气虚者慎用。

（二）胡椒猪肚鸡

【主要原料】胡椒 5 g，八角 5 g，猪肚 100 g，鸡肉 200 g。

【制作方法】胡椒、八角洗净，猪肚、鸡肉洗净切小块，一起加入砂锅内，文火炖至烂熟。

【功效应用】通谷道，驱寒消胀。可用于外寒内滞型消化不良，症见脘腹痞闷，不思饮食，嗳气呕恶，恶寒发热，头痛无汗，身体疼痛，大便溏薄，舌苔薄白或白腻，脉浮紧或濡。

【原料性味分析】胡椒味辣，性温，能消痰解毒，增进食欲，温寒止泻，为主药、公药。八角味辣，性温，能通谷道，温中散寒，理气止痛，温胃止呕，为帮药。猪肚味甜，性温，能益气养胃，调气补虚；鸡肉味甜，性温，能调补气血兼补阳散寒。诸药合用，谷道寒滞可消，适用于外寒内滞型消化不良人群。

【注意事项】实证者慎用。

（三）苡仁陈皮粥

【主要原料】薏苡仁 30 g，陈皮 10 g，粳米 100 g。

【制作方法】陈皮切丝，薏苡仁、粳米洗净，加适量水煮成粥。

【功效应用】调谷道积滞，除湿毒，祛痰毒。适用于痰湿中阻型消化不良，症见脘腹痞塞不舒，胸膈满闷，头晕目眩，身重困倦，呕恶纳呆，口淡不渴，小便不利，舌苔白厚腻，脉沉滑。

【原料性味分析】陈皮味苦、辣，性温，能理气健脾，燥湿化痰，为主药、公药。薏苡仁味甜、淡，性微寒，能通水道，除湿毒，清热毒，为帮药。粳米味甜，性平，能调谷道，补中益气，除烦止渴。诸药合用，谷道痰湿可除，食滞得解，适用于痰湿中阻型消化不良人群。

（四）乌梅饼

【主要原料】乌梅 100 g，杏仁 50 g，陈皮 10 g，高粱粉 200 g。

【制作方法】乌梅、杏仁、陈皮煮烂调入高粱粉，和成饼蒸熟。

【功效应用】调谷道积滞，平衡寒热。适用于寒热错杂型消化不良，症见心下痞满，纳呆呕恶，嗳气不舒，肠鸣下利，舌淡苔腻，脉濡或滑。

【原料性味分析】乌梅味酸、涩，性平，能平衡寒热，敛肺，涩肠，生津，为主药；杏仁味苦，性微温，入气道，能通气道气滞，润肠通便；陈皮味苦、辣，性温，能疏通气道、谷道，理气健脾，燥湿化痰，为帮药；高粱粉味甜、涩，性温，能通谷道积滞，益脾温中，涩肠止泻。诸药合用，平调寒热，消除谷道积滞，适用于寒热错杂型消化不良人群。

（五）佛手玫瑰蛋

【主要原料】佛手 15 g，玫瑰花 10 g，鸡蛋 1 个。

【制作方法】鸡蛋煮熟去壳，与佛手、玫瑰花同煮 10 分钟即可。

【功效应用】消谷道积滞，疏肝调气。可用于肝郁气滞型消化不良，症见脘腹痞闷，胸胁胀满，心烦易怒，善太息，呕恶嗳气；或吐苦水，大便不爽，舌淡红，苔薄白，脉弦。

【原料性味分析】佛手味辣、苦、酸，性温，能疏肝理气，和胃止痛，化谷道痰毒，为主药、公药。玫瑰花味甜、微苦，性温，能祛瘀毒，调谷道，疏肝解郁，为帮药。鸡蛋味甜，性平，能养心安神，疏肝补血，滋阴润燥。诸药合用，肝郁得解，气机通畅，谷道积滞可消，适用于肝郁气滞型消化不良人群。

【注意事项】气虚者慎用。

（六）粟米粥

【主要原料】粟米 250 g。

【制作方法】粟米洗净，加水适量煮成粥，入少许盐，空腹服用。

【功效应用】调谷道，补益脾胃。可用于脾胃虚弱型消化不良，症见脘腹满闷，时轻时重，喜温喜按，纳呆便溏，神疲乏力，少气懒言，语声低微，舌淡，苔薄白，脉细弱。

【原料性味分析】粟米味甜、咸，性凉，能调谷道、水道，补虚，除烦热，适用于脾胃虚弱型消化不良人群。

（七）玉沙合药汤

【主要原料】沙参 10 g，百合 10 g，玉竹 10 g，山药 10 g，猪瘦肉 100 g。

【制作方法】猪肉切片，与上药加水炖熟，加入适量调味品。

【功效应用】通谷道积滞，滋胃阴。可用于胃阴不足型消化不良，症见脘腹痞闷，嘈杂，饥不欲食，恶心嗳气，口燥咽干，大便秘结，舌红少苔，脉细数。

【原料性味分析】沙参味甜、微苦，性微寒，通谷道、气道，滋胃阴，为主药、母药。玉竹味甜，性平，能通谷道，滋胃阴，生津止渴；百合味甜，性寒，能养阴润肺，清心宁神；山药味甜，性平，能通谷道、气道，补气虚；三者共为帮药。猪瘦肉味甜、咸，性平，能通谷道，滋阴润燥。诸药合用，胃阴得补，谷道积滞可消，适用于胃阴不足型消化不良人群。

【注意事项】实热者慎用。

三、泄泻（白冻[baedungx]）

泄泻是以大便次数增多，便质清稀，或为水样，或夹杂糜谷，或如溏泥为主要症状的一种常见疾病。主要是由感受邪毒、饮食所伤、谷道脏腑虚弱或情志失调所导致的。

（一）凤尾石榴猪瘦肉汤

【主要原料】番石榴叶 15 g，凤尾草 10 g，猪瘦肉 50 g。

【制作方法】猪瘦肉切丝，加入黄酒、盐、油腌制。番石榴叶、凤尾草洗净放入锅内，小火煮开，水开后加入猪瘦肉煮 3～5 分钟即可。

【功效应用】调理谷道，去毒止泻。可用于湿热型泄泻，症见脘腹痞塞不舒，胸膈满闷，头晕目眩，身重困倦，呕恶纳呆，口淡不渴，小便不利，舌苔白厚腻，脉沉滑。

【原料性味分析】番石榴叶味甜、涩，性平，能调谷道，收敛止泻，为主药、公药；凤尾草味淡、微苦，性凉，能清热毒，除湿毒，调谷道，为帮药；猪瘦肉味甜、咸，性平，能通谷道，补虚，滋阴润燥。诸药合用，谷道得调，毒邪可除，泄泻自止，适用于湿热型泄泻人群。

【注意事项】谷道有寒者、体质虚弱者不宜用。

（二）八白炮姜粥

【主要原料】炮姜 6 g，白术 15 g，八角茴香、花椒少许，粳米 30 g。

【制作方法】将炮姜、白术、花椒、八角茴香用纱布包扎，先加水煮 30 分钟，然后下粳米煮成粥。

【功效应用】调理谷道，温中止泻。可用于寒湿内盛型泄泻，症见泄泻清稀，甚则如水样，脘闷食少，腹痛肠鸣，或兼恶寒，发热，头痛，肢体酸痛，舌苔白或白腻，脉濡缓。

【原料性味分析】炮姜味辣，性热，能通谷道，温中散寒，为主药、公药。白术味苦、甜，性温，能通谷道，健脾益气，燥湿利水，为帮药。花椒味辣，性温，能通谷道，散寒止痛；八角茴香味辣、甜，性热，能通谷道，温中散寒、理气止痛，温胃止呕；粳米味甜，性平，能调谷道，补中益气，除烦止渴，止泻痢。诸药合用，谷道得调，寒湿邪毒可除，泄泻自止，适用于寒湿内盛型泄泻人群。

【注意事项】谷道有热者、阴虚者、阳盛体质者不宜用。

（三）神曲内金粳米粥

【主要原料】神曲 15 g，鸡内金 20 g，粳米 150 g。

【制作方法】将神曲、鸡内金捣碎，加水 200 mL，煎至 100 mL，去渣取汁，加入粳米，再加水适量，煮成稀粥即可。

【功效应用】调理谷道，消食止泻。可用于饮食积滞型泄泻，症见腹痛肠鸣，泻下粪便臭如败卵，泻后痛减，脘腹胀满，嗳腐酸臭，不思饮食，舌苔垢浊或厚腻，脉滑。

【原料性味分析】神曲味甜、辣，性温，能消谷道积滞，增加食欲，除湿毒，祛痰毒，为主药。鸡内金味甜，性平，能消谷道积滞，涩精止遗，为帮药。粳米味甜，性平，能调谷道，补中益气，除烦止渴，止泻痢。诸药合用，谷道积滞得消，泄泻自止，适用于饮食积滞型泄泻人群。

【注意事项】体质虚弱者不宜用。

（四）三花荞麦饼

【主要原料】扁豆花 15 g，茉莉花 15 g，月季红 15 g，荞麦粉 100 g。

【制作方法】扁豆花、茉莉花、月季红洗净切碎，与荞麦粉加水适量和匀，捏成饼状，小火煎熟即可。

【功效应用】调理谷道，温中止泻。可用于脾胃不和型泄泻，症见胸胁胀闷，嗳气食少，腹痛攻窜，肠鸣矢气，舌淡红，脉弦。

【原料性味分析】扁豆花味辣、苦，性温，能调谷道，补脾胃，除湿毒，为主药。茉莉花味辣、甜，性温，能调谷道，调气和脾、胃，解毒；月季红味甜，性温，能祛瘀毒，调谷道，疏肝解郁；二药共为帮药。荞麦味甜，性凉，能通谷道，调脾肝。诸药合用，调和肝脾，泄泻自止，适用于脾胃不和型泄泻人群。

【注意事项】便秘者、阴虚火旺者慎用。

（五）粟米山药大枣粥

【主要原料】粟米 30 g，山药 15 g，大枣 5 枚。

【制作方法】粟米、山药、大枣洗净，加适量水煮成粥。

【功效应用】调理谷道，补虚止泻。可用于脾胃虚弱型泄泻，症见大便次数增多，质稀，甚至为水样便，食后作泻，纳差，四肢乏力，舌淡，苔薄白，脉虚弱。

【原料性味分析】粟米味甜、咸，性凉，能和中益胃，除热解毒，为主药、母药。山药味甜，性平，能通谷道、气道，补气虚，为帮药。大枣味甜，性平，能补胃，调营卫，生津液。以上诸物合用，谷道得调，脾胃得补，泄泻自止，适用于脾胃虚弱型泄泻人群。

【注意事项】不宜与杏仁同食，同食令人呕吐腹泻。

（六）山菟莲荔粥

【主要原料】山药 10 g，菟丝子 30 g，莲子 10 g，干荔枝肉 50 g，粳米 150 g。

【制作方法】将山药、菟丝子、莲子、干荔枝肉磨成粉，加入淘净的粳米，加适量水煮成粥。

【功效应用】调理谷道、水道，补虚止泻。可用于肾阳虚衰型泄泻，症见黎明前腹部作痛，肠鸣即泻，泻后痛减，完谷不化，腹部喜暖喜按，形寒肢冷，腰膝酸软，舌淡苔白，脉沉细。

【原料性味分析】干荔枝肉味甜、酸，性温，能调谷道，补虚，为主药、公药。菟丝子味辣、甜，性平，能调谷道、水道，固精缩尿；山药味甜，性平，能通谷道、气道，补气虚；莲子味甜、涩，性平，能补虚止泻；三药共为帮药。粳米味甜，性平，能调谷道，补中益气，除烦止渴，止泻痢。诸药合用，谷道得调，虚弱得复，泄泻可渐止，适用于肾阳虚衰型泄泻人群。

四、痢疾（屙利[okleih]）

痢疾是以大便次数增多、腹痛、里急后重、大便夹有红白黏液为主要症状的一种疾病。本病由外受湿毒、疫毒之气，内伤饮食生冷，损伤谷道脾胃导致。痢下赤白，或为红白夹杂，或为鲜紫脓血，或为赤白黏冻，或为鲜血黏稠，或纯为泄泻。

（一）二马除痢汤

【主要原料】 鲜马齿苋 100 g，鲜马蹄金 100 g，鲜车前草 100 g，猪瘦肉 100 g。

【制作方法】 鲜马齿苋、鲜马蹄金、鲜车前草洗净，猪瘦肉切丝加入黄酒、盐、油腌制，所有原料入锅，加水适量煮汤。

【功效应用】 除湿毒，清热毒，止痢疾。可用于湿热型痢疾，症见痢下赤白，以白色黏冻物为主，伴腹痛绵绵，里急后重，肛门无灼热，口不渴，舌淡，苔白，脉滑等。

【原料性味分析】 马齿苋味酸，性寒，长于除湿毒，清热毒，通水道，为治痢疾的要药；马蹄金味苦、辣，性凉，善于调水道，除湿毒，清热毒，消肿痛。二药共为主药、母药。车前草味甜，性寒，长于通利水道，使湿毒从水道而去，为帮药。猪瘦肉味甜、咸，性平，能通谷道，滋阴润燥，为带药。诸药相配，湿热邪毒得清，水谷二道各司其职，则痢下自愈，适用于湿热型痢疾人群。

【注意事项】 体质虚弱、虚寒者慎用。

（二）地桃花救痢汤

【主要原料】 地桃花 50 g，火炭母 30 g，功劳木 25 g，古羊藤 10 g，绿头鸭肉 250 g。

【制作方法】 地桃花、火炭母、功劳木、古羊藤洗净，绿头鸭肉切小块，所有原料放入锅内，小火慢炖至鸭肉软烂即可。

【功效应用】 清热毒，除湿毒，止痢疾。可用于热毒型痢疾，症见痢下赤白脓血或无下痢表现，灌肠液检查有脓细胞，腹痛剧烈，甚至腹胀如鼓，高热不退，舌红绛，苔黄燥，脉极数或脉微细无力。

【原料性味分析】 方中重用地桃花味甜、辣，性凉；火炭母味酸、涩，性寒。两药能除湿毒，清热毒，为主药、母药。功劳木味苦，性寒，长于清热毒，除湿毒；古羊藤味苦、微甜，性寒，能清热毒，散瘀肿，止疼痛，纠正热毒型痢疾的不适反应，为带药；绿头鸭肉味甜，性凉，能清热解毒，补益脾胃，为带药。诸药相配，湿热邪毒得清，水谷二道各司其职，则痢下自愈，适用于热毒型痢疾人群。

【注意事项】 体质虚弱、虚寒者慎用。

（三）凤尾草止痢汤

【主要原料】 鲜凤尾草 100 g，鲜雷公根 100 g，鲜紫花地丁 50 g，猪瘦肉 100 g。

【制作方法】 鲜凤尾草、鲜雷公根、鲜紫花地丁洗净，猪瘦肉切丝加入黄酒、盐、油腌制，所有原料入锅，加水适量煮汤。

【功效应用】 清热毒，除湿毒，止痢疾。可用于湿热并重型痢疾，症见痢下赤白，夹鲜紫脓血，伴腹痛，里急后重，肛门灼热，身热口渴，舌质红绛，苔黄腻，舌下脉络粗胀、色青紫，脉滑数等。

【原料性味分析】 凤尾草味淡、微苦，性凉，长于清热毒，除湿毒，调谷道，止血；雷公根味苦，性寒，善清热毒，除湿毒，通龙路，止血；二药均是治疗痢疾要药，为主药、母药。紫花地丁味苦、辣，性寒，可增强主药清热毒、除湿毒之力，为帮药。猪瘦肉味甜、咸，性平，能通谷道，滋阴润燥，为带药。诸药合用，共奏清热毒、除湿毒、止痢疾之效，适用于湿热并重型痢疾人群。

【注意事项】 体质虚弱、虚寒者慎用。

（四）肉归陈山粥

【主要原料】 肉桂 10 g，当归 8 g，陈皮 6 g，山楂 6 g，粳米 100 g，红糖适量。

【制作方法】 先将肉桂、当归、陈皮、山楂煎取汁去渣，再用药汁煮粳米粥，最后加入红糖。

【功效应用】 祛寒毒，温脾，补肾，止痢疾。可用于虚寒型痢疾，症见腹部隐痛，缠绵不已，喜按喜温，痢下赤白清稀，无腥臭，或为白冻，甚则滑脱不禁，肛门坠胀，便后更甚，形寒畏冷，四肢不温，食少神疲，腰膝酸软，舌淡，苔薄白，脉沉细弱。

【原料性味分析】 肉桂味辣、甜，性热，能补火助阳，温通龙路；当归味辣、甜，性温，能滋补龙路气血，通谷道。两药可祛寒毒，温谷道，为主药、公药。陈皮味苦、辣，性温，能理气健脾，燥湿化痰；粳米味甜，性平，能调谷道，补中益气，除烦止渴，止泻痢；山楂味酸、甜，性微温，能消食健脾，行气散瘀，化浊降脂；三药共为帮药，调谷道积滞。诸药合用，共奏祛寒毒、温脾、补肾、止痢疾之效，适用于虚寒型痢疾人群。

【注意事项】阴虚者、阳盛者、湿热者慎用。

（五）沙参干贝鸡子黄汤

【主要原料】沙参 15 g，干贝 100 g，鸡子黄适量。

【制作方法】沙参、干贝洗净放入锅内，加适量水，小火煮开，加入鸡子黄。

【功效应用】滋脾，补肾阴，止痢疾。可用于阴虚型痢疾，症见痢下赤白，日久不愈，脓血黏稠或下鲜血，脐下灼痛，食少，心烦口干，舌红绛少津，苔少或花剥，脉细数。

【原料性味分析】沙参味甜、微苦，性微寒，能通谷道、气道，滋胃阴，为主药、公药。干贝味甜，性微温，能调谷道、水道，滋阴补肾，和胃生津，健脾，祛脂降压，为帮药。鸡子黄味甜，性平，能滋阴润燥，养血熄风，调节血脂。诸药合用，共奏滋脾、补肾阴、止痢疾之效，适用于阴虚型痢疾人群。

【注意事项】忌与浓茶、橄榄同食。

五、便秘（阿意囊[okhaexndangj]）

便秘指大肠传导失常导致的大便秘结不通，排便时间延长，或欲大便而艰涩不畅的一种疾病。本病主要由热结、气滞、气血阴阳亏虚等引起谷道不通而导致。

（一）莱菔泻叶蜂蜜汁

【主要原料】莱菔子 100 g，番泻叶 10 g，蜂蜜适量。

【制作方法】莱菔子、番泻叶榨汁，加入蜂蜜调服。

【功效应用】清谷道，润肠通便。可用于热秘，症见大便干结，腹胀或痛，口干口臭，面红心烦，或有身热，小便短赤，舌质红，苔黄燥，脉滑数。

【原料性味分析】莱菔子味辣、甜，性凉，能调谷道，消积滞，理气宽中，为主药、公药。番泻叶味甜、苦，性寒，能泻热行滞，通便，利水；蜂蜜味甜，性平，能滋阴润燥，补虚通便；二药共为帮药，祛谷道热毒。诸药合用，共奏清谷道、润肠通便之效，适用于热秘型人群。

【注意事项】糖尿病患者、脾胃虚寒者忌用。

（二）玫瑰花粥

【主要原料】玫瑰花 10 g，木香 5 g，槟榔 5 g，粳米 100 g。

【制作方法】玫瑰花、木香、槟榔入锅加适量水，小火煮取药汁，去药渣，将粳米加入药汁内煮成粥。

【功效应用】通谷道，消积滞，通便。可用于气秘，症见大便干结；或不甚干结，欲便不得出；或便后不爽，肠鸣矢气，嗳气频作，胁腹痞满胀痛；舌苔薄腻，脉弦。

【原料性味分析】玫瑰花味甜、微苦，性温，能祛瘀毒，调谷道，疏肝解郁；木香味辣、苦，性温，能通谷道气滞，健胃消食；二药合用，疏通谷道气机，为主药、公药。槟榔味辣、苦，性温，能消积、行气、利水；粳米味甜，性平，能调谷道，补中益气、除烦止渴；二药合用，化谷道积滞，养谷道津液。诸药合用，共奏消谷道积滞、通便之效，适用于气秘型人群。

【注意事项】孕妇及体质虚弱者忌用。

（三）麻仁陈皮姜糖饮

【主要原料】火麻仁 100 g，生姜 10 g，陈皮 10 g，红糖、蜂蜜适量。

【制作方法】火麻仁、生姜、陈皮榨汁，加入红糖、蜂蜜，温服。

【功效应用】通谷道，温里散寒，通便止痛。可用于冷秘，症见大便艰涩，腹痛拘急，胀满拒按，胁下偏痛，手足不温，呃逆呕吐，苔白腻，脉弦紧。

【原料性味分析】陈皮味苦、辣，性温，能通谷道气机，燥湿化痰；火麻仁味甜，性平，能疏通谷道；二药合用，疏通谷道气机，共为主药、公药。生姜味辣，性温，能温谷道，解毒；红糖味甜，性温，能补虚，补血活血，暖脾健胃；蜂蜜味甜，性平，能滋阴润燥，补虚通便；三药有温谷道，补虚的作用。诸药合用，共奏通谷道、温里散寒、通便止痛之效，适用于冷秘型人群。

【注意事项】糖尿病患者、痰湿重者慎用。

（四）黄芪陈麻粥

【主要原料】黄芪 10 g，陈皮 6 g，火麻仁 50 g，粳米 100 g，蜂蜜适量。

【制作方法】黄芪、火麻仁、陈皮研末，加适量水煎煮 5～10 分钟，入粳米，以药汁煮粥，加入适量蜂蜜。

【功效应用】 通谷道，益气，润肠，通便。可用于气虚型便秘，症见大便干或不干，虽有便意，但排出困难，用力努挣则汗出短气，便后乏力，面白神疲，肢倦懒言，舌淡，苔白，脉弱。

【原料性味分析】 黄芪味甜，性微温，能补谷道气机；陈皮味苦、辣，性温，能疏通谷道之气，化痰；二药合用，能疏通谷道，补气，为主药、公药。火麻仁味甜，性平，能通谷道积滞，润肠通便；粳米味甜，性平，能调谷道，补中益气、除烦止渴；蜂蜜味甜，性平，能通谷道，补虚通便；三药合用，能调谷道，补虚，共为帮药。诸药合用，共奏通谷道，益气，润肠通便之效，适用于气虚型便秘人群。

【注意事项】 阳盛实热者忌用。

（五）桑葚蜜黄膏

【主要原料】 桑葚 500 g，生地黄 200 g，黄精 500 g，当归 100 g，蜂蜜适量。

【制作方法】 桑葚、生地黄、黄精、当归加适量水煎煮。每 30 分钟取煎液 1 次，加水再煎，共取煎液 2 次。合并煎液，再以小火煎熬浓缩至黏稠，加蜂蜜，至沸停火，待冷装瓶备用。

【功效应用】 补龙路气血，调谷道通便。可用于血虚型便秘，症见大便干结，面色无华，皮肤干燥，头晕目眩，心悸气短，健忘少寐，口唇色淡，舌淡，苔少，脉细。

【原料性味分析】 桑葚味甜，性寒，能调谷道，滋补肝肾；生地黄味甜、苦，性寒，能养谷道津液，清热凉血补血；黄精味甜，性平，能养谷道精血，健脾养肺，益肾补血；当归味辣、甜，性温，能养谷道气血，通经止痛，润肠通便；四药合用，能养谷道气血，共为主药、公药。蜂蜜味甜，性平，能滋阴润燥，补虚通便，为帮药。诸药合用，共奏养血滋阴、润燥通便之效，适用于血虚型便秘人群。

【注意事项】 阳盛实热者忌用。

（六）玄麦生麻饮

【主要原料】 玄参 10 g，生地黄 10 g，麦冬 10 g，火麻仁 30 g，蜂蜜适量。

【制作方法】玄参、生地黄、麦冬、火麻仁煮水取汁去药渣，加入蜂蜜调和。

【功效应用】养谷道津血，润大肠通便。可用于阴虚型便秘，症见大便干结，形体消瘦，头晕耳鸣，两颧红赤，心烦少寐，潮热盗汗，腰膝酸软，舌红，少苔，脉细数。

【原料性味分析】玄参味甜、苦、咸，性微寒，能养谷道阴血，泻火解毒，滋肾养阴；麦冬味甜、微苦，性寒，能养谷道阴津，润肺止咳；生地黄味甜、苦，性寒，能清热凉血补血，养阴生津；三药合用，养谷道津血，共为主药、母药。火麻仁味甜，性平，能通谷道积滞，润肠通便；蜂蜜味甜，性平，能滋阴润燥，补虚通便；二药通谷道积滞，共为帮药、母药。诸药合用，共奏滋阴增液、润肠通便之效，适用于阴虚型便秘人群。

【注意事项】阳盛实热者忌用。

（七）芝麻桑丝糊

【主要原料】黑芝麻 200 g，桑葚 200 g，菟丝子 200 g，蜂蜜适量。

【制作方法】黑芝麻、桑葚、菟丝子共研末，用蜂蜜调匀，每日服 3 次，每次服 2～3 汤匙，空腹服下。

【功效应用】温阳，祛谷道寒毒，润肠通便。可用于阴虚型便秘，症见大便干或不干，排出困难，小便清长，面色白，四肢不温，腹中冷痛，腰膝酸冷，舌淡，苔白，脉沉迟。

【原料性味分析】黑芝麻味甜，性平，能调谷道，补肝肾，润五脏；桑葚味甜，性寒，能调谷道，补肝肾，滋阴；菟丝子味辣、甜，性平，能补益肝肾，固精缩尿，明目；三药补肾阳，温脾阳，祛谷道寒毒，共为主药、公药。蜂蜜味甜，性平，能滋阴润燥，补虚通便，为帮药。诸药合用，共奏补肾温阳、润肠通便之效，适用于阳虚型便秘人群。

【注意事项】阳盛实热者忌用。

六、呕吐（鹿[rueg]）

呕吐是指谷道不通，胃气失降，气逆上冲，胃内食物从口而出的一种疾病。临床主要以呕吐胃内容物，或为酸腐之食物，腥臭不可闻，或为糜谷，或为清水痰涎，或干呕为主要表现。

（一）双姜饮

【主要原料】干姜 10 g，高良姜 10 g，山苍子 10 g。

【制作方法】山苍子洗净，干姜、高良姜洗净切片，加水适量煮茶饮。

【功效应用】通谷道，温胃，散寒邪。可用于风寒型呕吐，症见突然呕吐，频频泛恶，胸脘痞闷，伴有恶寒发热，头身疼痛，舌苔薄白，脉浮紧。

【原料性味分析】干姜味辣，性热，能通谷道，温胃止呕；高良姜味辣，性热，能通谷道，温胃，散寒止呕；山苍子味辣、苦，性温，有香气，无毒，能祛风毒，散寒毒，通谷道，温胃止呕。诸药合用，共奏祛散风寒之效，适用于风寒型呕吐人群。

【注意事项】阳盛实热者忌用。

（二）山楂饮

【主要原料】山楂 15 g，鸡内金 15 g，麦芽糖 10 g。

【制作方法】山楂、鸡内金洗净，加入麦芽糖，加水适量煮茶饮。

【功效应用】通谷道，消积滞，止呕吐。可用于饮食停滞型呕吐，症见呕吐酸腐量多，或吐出未消化的食物，嗳气厌食，脘腹胀满，得食更甚，吐后反快，大便秘结或溏泄，气味臭秽，舌苔厚腻，脉滑实有力。

【原料性味分析】山楂味酸、甜，性微温，能消谷道积滞，止呕吐，行气散瘀，化浊降脂，为主药。鸡内金味甜，性平，能消谷道积滞，涩精止遗，为帮药。麦芽糖味甜，性温，能通调气道、谷道，补益脏腑，温胃止呕。诸药合用，共奏通谷道、消积滞、止呕吐的功效，适用于饮食停滞型呕吐人群。

【注意事项】孕妇忌用。

（三）陈皮萝卜生姜饮

【主要原料】陈皮 15 g，萝卜 500 g，生姜 10 g。

【制作方法】萝卜榨取汁水，加入陈皮、生姜，加热后饮用。

【功效应用】通谷道，化痰饮，止呕吐。可用于痰饮内阻型呕吐，症见呕吐物多为清水痰涎，或胃部如囊裹水，胸脘痞闷，纳食不佳，头眩，心悸，或逐渐消瘦，或呕而肠鸣，舌苔白滑而腻，脉沉弦滑。

【原料性味分析】萝卜味辣、甜，性凉，能通调气道、谷道，化痰饮，理气消积，止呕吐，为主药。陈皮味苦、辣，性温，能疏通谷道之气，化痰，为帮药。生姜味辣，性温，能温谷道，解毒。诸药合用，通谷道，化痰饮，止呕吐，适用于痰饮内阻型呕吐人群。

（四）陈姜玫瑰花茶

【主要原料】 玫瑰花 10 g，陈皮 10 g，生姜 5 g。

【制作方法】 玫瑰花、陈皮、生姜洗净，加水适量，煮茶饮。

【功效应用】 通谷道，疏肝解郁，止呕吐。可用于肝气犯胃型呕吐，症见呕吐吞酸或干呕泛恶，脘胁胀痛，烦闷不舒，嗳气频频，每因情志不遂而发作或加重，舌边红，苔薄腻或微黄，脉弦。

【原料性味分析】 玫瑰花味甜、微苦，性温，能祛瘀毒，调谷道，疏肝解郁，止呕吐，为主药。陈皮味苦、辣，性温，能疏通谷道之气，化痰，为帮药。生姜味辣，性温，温谷道，解毒。诸药合用，通谷道，疏肝解郁，止呕吐，适用于肝气犯胃型呕吐人群。

【注意事项】 气虚者慎用。

（五）米糊冲剂

【主要原料】 米饭适量，盐少许。

【制作方法】 米饭和盐拌匀，置火上烧至焦黄，研末，开水送服。

【功效应用】 通谷道，调脾胃。可用于脾胃气虚型呕吐，症见饮食稍多即欲呕吐，时发时止，食入难化，胸脘痞闷，不思饮食，面色白，倦怠乏力，四肢不温，口干不欲饮或喜热饮，大便稀溏，舌质淡，苔薄白，脉濡弱或沉。

【原料性味分析】 米饭味甜，性平，能通调气道、谷道，补益脏腑，止呕吐，止泻；盐味咸，性温，能通谷道，止呕吐，解毒。两者合用，通谷道，调脾胃，适用于脾胃气虚型呕吐人群。

（六）沙参玉竹西洋鸭汤

【主要原料】 沙参 10 g，玉竹 10 g，西洋鸭肉 200 g。

【制作方法】 沙参、玉竹洗净，西洋鸭肉切块，加适量水，文火慢炖，喝汤食鸭肉。

【功效应用】 通谷道，滋胃阴，止呕吐。可用于胃阴亏虚型呕吐，症见呕吐反复发作，或时作干呕，恶心，胃中嘈杂，似饥而不欲食，口燥咽干，舌红少津，苔少，脉细数。

【原料性味分析】 沙参味甜、微苦，性微寒，能通谷道、气道，滋胃阴，为主药、公药；玉竹味甜，性平，能通谷道，滋养胃阴，生津止渴；西洋鸭味甜，性温，能滋胃阴，补虚，补益脾胃，利水。诸药合用，通谷道，滋养脾胃，止呕吐，适用于胃阴亏虚型呕吐人群。

【注意事项】 忌与辛辣刺激、煎炸食物同食。

七、消渴（屙幽啘[Oknyouhvan]）

消渴是由气道、谷道不通，阴津亏损，燥热偏盛引起的肺、胃、肾功能失调的一种病种。临床以口渴引饮、多食善饥、尿多、消瘦、尿落地有蚂蚁爬为主要症状。多发于中年人，嗜食肥甘厚味、辛辣炙煿之人。若青少年罹患此病，则往往病情较重。

（一）苦瓜蚌肉汤

【主要原料】 苦瓜 200 g，蚌肉 100 g。

【制作方法】 苦瓜洗净切片，蚌肉洗净，加水适量煮汤。

【功效应用】 通调气道、谷道，生津止渴。可用于肺热津伤型消渴，症见口渴多饮，口舌干燥，尿频量多，烦热多汗，舌边尖红，苔薄黄，脉洪数。

【原料性味分析】 苦瓜味苦，性寒，能通调气道、谷道，清热消暑，养血益气，保护心脏，增进食欲；蚌肉味甜、咸，性寒，能通调气道、谷道，滋阴清热。诸药合用，通调气道、谷道，生津止渴，适用于肺热津伤型消渴人群。

【注意事项】 脾虚之人不宜多食，食之易伤脾胃阳气。

（二）葛根粉粥

【主要原料】 葛根粉 30 g，粳米 100 g。

【制作方法】 粳米加水适量武火煮沸，改文火再煮半小时，加葛根粉拌匀，至米烂成粥即可。

【功效应用】 清胃热，滋胃阴，生津止渴。可用于胃燥津伤型消渴，症见食易饥，口渴，尿多，形体消瘦，大便干燥，苔黄，脉滑实有力。

【原料性味分析】 葛根味甜、辣，性凉，入谷道，能通谷道，生津止渴，为主药；粳米味甜，性平，能调谷道，补中益气，除烦止渴。诸药合用，清胃热，滋胃阴，生津止渴，适用于胃燥津伤型消渴人群。

（三）党参胡桃仁粥

【主要原料】党参 20 g，胡桃仁 30 g，新鲜牛奶 250 g，粳米 100 g。

【制作方法】粳米、党参、胡桃仁研细备用，锅内加水适量，煮沸后加入牛奶和粉末，边加边搅拌，稍沸即成。

【功效应用】通谷道，益气养阴，生津止渴。可用于气阴亏虚型消渴，症见口渴引饮，能食与便溏并见；或饮食减少，精神不振，四肢乏力，体瘦；舌质淡红，苔白而干，脉弱。

【原料性味分析】牛奶味甜，性平，能调谷道，补血充液，填精补虚损，益肺，胃长筋骨，为主药。粳米味甜，性平，能调谷道，补中益气，除烦止渴；党参味甜，性平，能补气虚，通调谷道、气道，对久病体虚、体倦乏力有补益功效；胡桃仁味甜，性温，能调谷道，补肾强腰，温肺定喘，润肠通便；以上共为帮药。诸药合用，通谷道，益气养阴，生津止渴，适用于气阴亏虚型消渴人群。

【注意事项】实热者、阳盛者慎用。

（四）甲鱼地黄枸杞汤

【主要原料】甲鱼 200 g，枸杞子 30 g，熟地黄 15 g。

【制作方法】将甲鱼洗净切块入锅，加枸杞子、熟地黄、料酒和清水，先用武火烧开后改用文火煨炖至肉熟透。

【功效应用】通调水道、谷道，滋肾阴，生津止渴。可用于肾阴亏虚型消渴，症见尿频量多，混浊如脂膏；或尿甜，腰膝酸软，乏力，头晕耳鸣，口干唇燥，皮肤干燥，瘙痒；舌红，苔少，脉细数。

【原料性味分析】甲鱼味甜，性平，能通调水道、谷道，滋阴凉血，补益调中，补肾健骨，散结；枸杞子味甜，性平，能滋补肝肾，聪耳明目；熟地黄味甜，性微温，能通调水道、谷道，补血滋阴，益精填髓。诸药合用，通调水道、谷道，滋肾阴，生津止渴，适用于肾阴亏虚型消渴人群。

【注意事项】实热者、阳盛者慎用。

（五）猪胰海参鸡蛋羹

【主要原料】海参 3 只，鸡蛋 1 个，猪胰 1 个，灯芯草 3 g。

【制作方法】海参、猪胰洗净切片，灯芯草洗净布包，鸡蛋打匀，放入食盐，调入海参和猪胰，加入灯芯草，上屉蒸熟。

【功效应用】通调水道、谷道，滋阴补阳。可用于阴阳两虚型消渴，症见小便频数，混浊如膏，甚至饮一溲一，面容憔悴，耳轮干枯，腰膝酸软，四肢欠温，畏寒肢冷，阳痿或月经不调，舌苔淡白而干，脉沉细无力。

【原料性味分析】海参味甜、咸，性温，能通水道、谷道，益精填髓，利小便，壮阳；灯芯草味甜、淡，性微寒，能通水道、谷道，利尿通淋，清心除烦；猪胰味甜，性平，能通水道、谷道，健脾胃，助消化，养肺润燥；鸡蛋味甜，性平，能通水道、谷道，益精补气，润肺利咽，滋阴润燥，养血。诸药合用，通调水道、谷道，滋阴补阳，生津止渴，适用于阴阳两虚型消渴人群。

【注意事项】实热者、阳盛者慎用。

第三节　水道病药膳

水道是壮医对人体泌尿系统的称呼，主要指肾、膀胱、前列腺、输尿管等水液进出人体的通道。其化生和调节的枢纽脏腑是肝、胆、胰、肾、膀胱。

水道病是指身体水液的摄入和化生、水液和代谢废物运输及排泄发生障碍的疾病，主要表现为水肿、尿频、尿急、尿痛、尿闭、小便失禁等。水道病多为湿热毒邪阻滞水道，或身体虚弱，因虚感邪，使水道不通畅，天、地、人三气不同步而发病。治疗上辨毒、辨虚，多运用祛除邪毒、补虚调气、通利水道等方法。

一、水肿（奔浮[baenzfoeg]）

水肿是指因感受外邪、饮食失调、劳倦过度等，使肾、膀胱等脏器功能减退，水道分利水液的功能减退甚至丧失，导致体内水液潴留，泛溢肌肤，出现以头面、眼睑、四肢、腹背甚至全身浮肿为主要症状的一种疾病。

（一）黄芪黑豆乳鸽汤

【主要原料】黄芪 15 g，黑豆 5 g，乳鸽 1 只，小白菜 20 g，香菇 20 g。

【制作方法】将黄芪放入锅内，加清水 100 g，用中火煮 15 分钟，滤出药液两次，去药渣，将两次药液合并，备用。黑豆、乳鸽洗净置入瓦煲内，加入黄芪药液、高汤，武火烧沸，改用文火炖熟，加入洗净的小白菜、香菇，最后用调味品调味即可。

【功效应用】通水道，祛寒邪，利水消肿。可用于风水相搏型水肿风寒重者，症见眼睑浮肿，继则四肢甚至全身皆肿，来势迅速，恶寒，咳喘，舌苔薄白，脉浮滑或浮紧。

【原料性味分析】黄芪味甜，性微温，是补气要药，能除湿毒，利水道；黑豆味甜，性平，能通水道，益精明目，养血祛风；两药补虚，通水道，共为主药、公药。乳鸽味咸，性平，能解毒祛风，补气滋肾，调经止痛；小白菜味甜，性平，能促消化；香菇味甜，性平，能扶正补虚，健脾开胃，祛风透疹，化痰理气，解毒；三药引药入肾，扶正补虚，共为帮药。诸药合用，风寒邪气得除，水道通利，水肿自消，适用于风水相搏型水肿风寒重者人群。

【注意事项】虚寒者慎用。

（二）苡仁海带汤

【主要原料】薏苡仁 30 g，海带 500 g。

【制作方法】薏苡仁洗净，海带洗净切块，一起置入锅内，加入高汤，武火烧沸后文火炖熟，加入调味品。

【功效应用】通水道，清热毒，消水肿。可用于风水相搏型水肿风热重者，症见眼睑浮肿，继则四肢及全身皆肿，来势迅速，咽喉红肿疼痛；可兼恶寒，发热，肢节酸楚，小便不利等。

【原料性味分析】薏苡仁味甜、淡，性微寒，能通水道，除湿毒，清热毒，为主药、母药；海带味咸，性寒，能软坚散结，消炎平喘，利水消肿，调脂降压，为帮药。两药合用，风热邪气得清，水道通利，水肿自消，适用于风水相搏型水肿风热重者。

【注意事项】实证者慎用。

（三）雷闭车前瘦肉汤

【主要原料】雷公根 30 g，闭鞘姜 5 g，车前草 15 g，猪瘦肉 100 g。

【制作方法】雷公根、闭鞘姜、车前草洗净，猪瘦肉切丝，加入黄酒、盐、油腌制，加入适量水煮开 2～5 分钟即可。

【功效应用】除湿毒，清热毒，通水道。可用于湿热毒浸淫型水肿，症见眼睑浮肿，延及全身，皮肤光亮，尿少色赤，身发疮痍，甚则溃烂，恶风发热，舌质红，苔薄黄，脉浮数或滑数。

【原料性味分析】雷公根味苦，性寒，能清热解毒，利湿通淋，利湿消肿；闭鞘姜味辣，性寒，能清热毒，祛湿毒，通水道；二药合用，清热解毒，通利水道，为主药、母药。车前草味甜，性寒，能清热解毒，通利水道，利尿消肿；猪瘦肉味甜、咸，性平，能通水道，滋阴润燥；二药合用，通利水道，养阴，共为帮药。诸药合用，湿毒得清，水道通利，水肿自消，适用于湿热毒浸淫型水肿人群。

【注意事项】虚寒者慎用。

（四）葫芦双皮豆蔻汤

【主要原料】葫芦壳、冬瓜皮、西瓜皮各 30 g，白豆蔻 10 g，红枣 10 g，老鸭肉 300 g。

【制作方法】葫芦壳、冬瓜皮、西瓜皮、白豆蔻、红枣洗净，老鸭切块。上述材料置入锅内，加水适量炖熟，喝汤吃鸭肉。

【功效应用】除湿毒，通水道。可用于水湿浸渍型水肿，症见全身水肿，下肢明显，按之没指，小便短少，身体困重，胸闷，纳呆，泛恶，苔白腻，脉沉缓。

【原料性味分析】葫芦壳味甜、淡，性平，能利水消肿，润肺止咳，解毒退黄；冬瓜皮味甜、淡，性寒，能利水消肿，消痰止渴；西瓜皮味甜，性寒，能利尿消肿，清热解暑，解毒；三药清热，通利水道，共为主药、母药。白豆蔻味辣，性温，能化湿行气，温中止呕，开胃消食；大枣味甜，性平，能补脾胃，调营卫，生津液；二者补谷道以利水道，共为帮药。老鸭肉味甜、咸，性凉，能滋阴养胃。诸药合用，水湿得清，水道通利，水肿自消，适用于水湿浸渍型水肿人群。

【注意事项】虚寒者慎用。

（五）双莲车前瘦肉汤

【主要原料】半边莲、半枝莲、车前草各 15 g，猪瘦肉 200 g。

【制作方法】半边莲、半枝莲、车前草洗净，猪瘦肉切丝加黄酒、盐、油腌制。上述材料置入锅内，加入适量水煮开 2～5 分钟即可。

【功效应用】清热毒，除湿毒，通水道。可用于湿热壅盛型水肿，症见遍体浮肿，皮肤绷急光亮，胸脘痞闷，烦热口渴，小便短赤，大便干结，舌红，苔黄腻，脉沉数或濡数。

【原料性味分析】 半边莲、半枝莲性寒，能清热毒，通气道，通龙路火路，消肿止痛，为主药。车前草味甜，性寒，利尿，通调水道，协助主药，消除内患，为帮药。猪瘦肉味甜、咸，性平。能通水道，滋阴润燥。诸药配合，热毒得清，湿毒得除，水肿诸症乃解，适用于湿热壅盛型水肿人群。

【注意事项】 虚寒者慎用。

（六）土人参乌鸡汤

【主要原料】 土人参 30 g，黄芪 10 g，白术 15 g，旱莲草 10 g，六月雪 10 g，乌鸡肉 200 g。

【制作方法】 土人参、黄芪、白术、旱莲草、六月雪洗净，乌鸡肉切小块，所有原料置入瓦煲内，小火慢炖 10 分钟左右即可。

【功效应用】 通水道，健脾温阳利水。可用于脾阳虚衰型水肿，症见身肿日久，腰以下为甚，按之凹陷不易恢复，脘腹胀闷，纳减便溏，面色不华，神疲乏力，四肢倦怠，小便短少，舌质淡，苔白腻或白滑，脉沉缓或沉弱。

【原料性味分析】 土人参味甜，性平，能补益气血，强壮水道，为主药、公药。黄芪味甜，性微温，是补气要药，能除湿毒，利水道；旱莲草味甜、酸，性寒，是补血要药，能清热毒；二药合用，可协助主药、公药发挥更好的作用，共为帮药。白术味苦、甜，性温，能通谷道，健脾益气，燥湿利水；乌鸡肉味甜，性平，能滋阴清热，补益肝肾，健脾止泻；六月雪味淡、微辣、苦，性凉，能清热毒，除湿毒，通龙路，通谷道、气道，起到带药的作用。诸药配合，气血得补，湿毒得除，水肿可渐除，适用于脾阳虚衰型水肿人群。

【注意事项】 阴虚者、实证者忌用。

（七）金樱黄巴甲鱼汤

【主要原料】 金樱子 15 g，巴戟天 10 g，黄精 10 g，甲鱼 200 g。

【制作方法】 甲鱼切块，金樱子、巴戟天、黄精洗净，置入瓦煲内，加水和调味品适量，小火慢炖 10 分钟左右即可。

【功效应用】 通水道，除湿毒，温肾阳。可用于肾阳衰微型水肿，症见水肿反复消长不已，面浮身肿，腰以下为甚，按之凹陷不起，尿量减少或反多，腰酸冷痛，四肢厥冷，怯寒神疲，面色苍白，心悸胸闷，喘促难卧，腹大胀满，舌质淡胖，苔白，脉沉细或沉迟无力。

【原料性味分析】金樱子味酸、涩，性平，能收涩固精，固摄肾气，是治疗水肿、久病肾虚的要药，为主药、公药。黄精味甜，性平，能补气养阴，健脾养肺，益肾补血，专于补血；巴戟天味甜、辣，性微温，能补肾阳，强筋骨，祛风湿；上二药可增强主药、公药补肾气、利水道的作用，共为帮药。甲鱼味咸，性寒，能滋阴清热，补虚养肾，补血补肝。诸药配合，能通水道，除湿毒，温肾阳，适用于肾阳衰微型水肿人群。

【注意事项】阴虚者、实证者忌用。

（八）桃红厚朴归鸭汤

【主要原料】厚朴5 g，当归3 g，桃仁5 g，红花3 g，老鸭肉300 g。

【制作方法】老鸭洗净切块，与厚朴、当归、桃仁、红花一起放入砂锅，加水适量，文火慢炖，喝汤食鸭肉。

【功效应用】通水道，除瘀毒，利水消肿。可用于瘀水互结型水肿，症见水肿延久不退，肿势轻重不一，四肢或全身浮肿，以下肢为主，或有皮肤瘀斑，腰部刺痛，或伴血尿，舌紫暗，苔白，脉沉细涩。

【原料性味分析】厚朴味苦、辣，性温，能燥湿消痰，理气消积，降逆平喘，为主药、公药。桃仁味甜、苦，性平，能活血化瘀，润肠通便，止咳平喘；红花味辣，性温，能活血化瘀，消肿止痛；当归味辣、甜，性温，能平衡气血，通经止痛，润肠通便；三者共为帮药。老鸭肉味甜、咸，性凉，能滋阴养胃。诸药合用，瘀毒得清，水道通利，水肿自消，适用于瘀水互结型水肿人群。

【注意事项】孕妇及经期女性忌用。

二、淋证（肉扭[nyouhniuj]）

淋证是指以小便不畅、频数短涩、淋沥刺痛，小腹拘急、痛引腰背为主要症状的一种疾病。主要是由饮食劳倦、湿热侵袭、素体虚弱使水道功能异常引起的。常见的临床表现为小便频数短涩、淋沥刺痛，或排尿不畅，或尿急、尿热、尿痛，或尿痛而艰涩，尿中排出砂石，或尿黄色赤，或混浊如米泔水，或尿黄腻如脂膏等。

（一）苡仁绿豆粥

【主要原料】薏苡仁 30 g，绿豆 30 g，白糖适量。

【制作方法】薏苡仁、绿豆洗净加水同煎，至绿豆烂时加白糖调服。

【功效应用】清热毒，除湿毒，通水道。可用于热淋，症见小便频数短涩，灼热刺痛，溺色黄赤，少腹拘急胀痛，寒热起伏，口苦，呕恶，腰痛拒按，大便秘结，苔黄腻，脉滑数。

【原料性味分析】薏苡仁味甜、淡，性微寒，能通水道，除湿毒，清热毒，为主药、母药。绿豆味甜，性寒，能清热毒，通水道，排石利水，为帮药。白糖味甜，性平，能补中益气，利尿。诸药合用，热毒得清，水道通利，热淋自消，适用于热淋型人群。

【注意事项】虚寒者忌用。

（二）鸡内金粥

【主要原料】鸡内金 30 g，鱼脑石、沙牛各 10 g，大米 100 g。

【制作方法】上药打粉，加入大米煮粥。

【功效应用】软坚散结，通水道。可用于石淋，症见尿中夹砂石，排尿涩痛，或排尿时突然中断，尿道窘迫疼痛，少腹拘急，往往突发，一侧腰腹绞痛难忍，甚则牵及外阴，尿中带血，舌红，苔薄黄，脉弦或带数。

【原料性味分析】鸡内金味甜，性平，能软坚化石，健胃消食，涩精止遗；鱼脑石味甜、咸，性寒，能软坚化石，利尿，清热解毒；二药软坚化石，为主药、母药。沙牛味辣、咸，性平，能软坚散结，祛瘀消肿，为帮药。大米味甜，性平，能健脾养胃，止泻痢，助消化。诸药合用，软坚化石，石淋自消，适用于石淋型人群。

【注意事项】虚寒者忌用。

（三）藕节冬瓜汤

【主要原料】藕节 100 g，带皮冬瓜 200 g，白茅根 30 g，生地黄 15 g。

【制作方法】白茅根、生地黄洗净，冬瓜洗净切块，所有原料共放入锅内，加水适量，煎煮 20 分钟，取汁即可。

【功效应用】清热毒，通水道，固龙路，养血止血。可用于血淋，症见小便热涩刺痛，尿色深红，或夹有血块，疼痛满急加剧，心烦，舌尖红，苔黄，脉滑数。

【原料性味分析】白茅根味甜，性寒，为凉血止血的要药，能调水道，清热毒，固龙路，止血，为主药、母药。藕节味甜、涩，性平，能清热凉血，止血散瘀，健脾开胃；冬瓜皮味甜、淡，性寒，能利水止渴，消痰消肿；生地黄味甜、苦，性寒，能清热、凉血、补血，养阴生津；三药共为帮药。诸药合用，清热凉血，血淋自消，适用于血淋型人群。

【注意事项】虚寒者忌用。

（四）王石玫瑰花茶

【主要原料】玫瑰花 10 g，石韦 10 g，王不留行 10 g，蜂蜜适量。

【制作方法】上药打粉取粗末，每次取 10 g，加入蜂蜜，用开水冲泡代茶饮。

【功效应用】疏肝理气，通水道。可用于气淋，症见郁怒之后，小便涩滞，淋沥不已，少腹胀满疼痛，苔薄白，脉弦。

【原料性味分析】玫瑰花味甜、微苦，性温，能祛瘀毒，通水道，疏肝解郁，为主药、公药。蜂蜜味甜，性平，能滋阴润燥，补虚通便。石韦味苦、甜，性微寒，通水道，利尿通淋，引药直入水道，为带药。王不留行味苦，性平，能通水道，活血通经，下乳消肿。诸药合用，疏肝理气，通水道，气淋自消，适用于气淋型人群。

【注意事项】气虚者忌用。

（五）叶珠金茶

【主要原料】叶下珠 100 g，金钱草 50 g，蜂蜜 10 g。

【制作方法】叶下珠、金钱草打粉取粗末，每次取 10 g，加入蜂蜜，用开水冲泡代茶饮。

【功效应用】除湿毒，清热毒，通水道。可用于膏淋，症见小便浑浊，乳白或如米泔水，上有浮油，置之沉淀，或伴有絮状凝块物，尿道热涩疼痛，尿时阻塞不畅，口干，舌质红，苔黄腻，脉濡数。

【原料性味分析】叶下珠味甜、微苦，性凉，能除湿毒，清热毒，通水道，为主药、母药。金钱草味甜、咸，性寒，能利湿退黄，利尿通淋，解毒消肿，为帮药。蜂蜜味甜，性平，能滋阴润燥，补虚通便。诸药配合，湿毒得清，膏淋得止，诸症可解，适用于膏淋型人群。

【注意事项】虚寒者慎用。

（六）猪脬汤

【主要原料】猪小肚 1 副，巴戟天 10 g，杜仲 10 g，白茅根 10 g。

【制作方法】猪小肚洗净，切块，与其他药物一起加水煎服，喝汤吃肉。

【功效应用】调气补虚，通水道。可用于阳虚劳淋，症见小便不甚赤涩，溺痛不甚，但淋沥不已，时作时止，遇劳即发，病程缠绵，畏寒肢冷，舌质淡胖，脉细弱。

【原料性味分析】猪小肚为壮医常用的治疗水道病的药食两用佳品，能补阴虚，强水道，为主药、公药。杜仲味甜，性温，能补肝肾，强筋骨；巴戟天味甜、辣，性微温，能温肾阳，强筋骨，祛风湿；二药合用，补肾阳，通水道，共为帮药。白茅根味甜，性寒，能凉血止血，清热利尿，能带药入水道，为带药。诸药配合，水道得补，劳淋得止，诸症可解，适用于阳虚劳淋型人群。

【注意事项】实证者慎用。

（七）藕蜜饮

【主要原料】鲜藕汁 100 mL，蜂蜜 30 mL，旱莲草汁 100 mL，生地黄汁 60 mL。

【制作方法】将四物混合，微火煎煮 10～15 分钟。

【功效应用】调气补虚，通水道。可用于阴虚劳淋，症见小便不甚赤涩，溺痛不甚，淋沥不已，时作时止，遇劳即发，病程缠绵，面色潮红，五心烦热，舌质红，脉细弱。

【原料性味分析】藕汁味甜、涩，性平，能清热凉血，止血散瘀，健脾开胃；旱莲草味甜、酸，性寒，能补阴虚，止出血，调龙路、火路；生地黄味甜、苦，性寒，大补水道阴液，清热毒；三药共为主药。蜂蜜味甜，性平，能滋阴润燥，补虚通便。诸药配合，水道得补，劳淋得止，诸症可解，适用于阴虚劳淋型人群。

【注意事项】糖尿病患者忌用。

（八）枸杞茯苓茅根茶

【主要原料】枸杞子 50 g，茯苓 100 g，白茅根 30 g，红茶适量。

【制作方法】将枸杞子、茯苓、白茅根共研为粗末，每次取 10 g，加红茶，用开水冲泡代茶饮。

【功效应用】补脾肾虚，通水道。可用于劳淋，症见小便不利赤涩，溺痛不甚，淋沥不已，时作时止，遇劳即发，病程缠绵，面色萎黄，少气懒言，神疲乏力，小腹坠胀，舌质淡，脉细弱。

【原料性味分析】枸杞子味甜，性平，能补肾填精，养肝明目，补血安神，为主药、公药。茯苓味甜、淡，性平，能健脾和胃，利水渗湿，养心安神，为帮药；白茅根味甜，性寒，能凉血止血，清热利尿，为带药。诸药配合，水道得补，劳淋得止，诸症可解，适用于脾肾两虚型劳淋人群。

三、癃闭（幽卡[nyouhgaz]）

癃闭是以排尿困难为主要症状的一种疾病，由水道通调水液不利，肾和膀胱功能减退甚至丧失导致。常见的临床表现为排尿困难，尿量明显减少，小便点滴而出，甚则小便不通。

（一）茅根瘦肉汤

【主要原料】鲜白茅根 150 g，猪瘦肉 150 g。

【制作方法】将猪瘦肉切成细丝，与鲜白茅根一起入锅，加水适量煮熟，酌加调料。

【功效应用】清利湿热，通水道。可用于膀胱湿热型癃闭，症见小便点滴不通，或量极少而短赤灼热，小腹胀满，口苦口黏，或口渴不欲饮，或大便不畅，舌质红，苔黄腻，脉数或濡数。

【原料性味分析】白茅根味甜，性寒，能凉血止血，清热利尿，为主药、母药。猪瘦肉味甜、咸，性平，能通水道，滋阴润燥；二药配合，湿热得清，癃闭自通，诸症可解，适用于膀胱湿热型癃闭人群。

【注意事项】虚寒者慎用。

（二）凉拌前鱼耳

【主要原料】鱼腥草 100 g，车前草 100 g，木耳 100 g，胡萝卜 50 g。

【制作方法】鱼腥草洗净切段，胡萝卜、车前草洗净切丝，木耳泡发洗净后煮熟，加入适量调味品凉拌。

【功效应用】 清泄气道热毒，通水道。可用于肺热壅盛型癃闭，症见小便不畅，甚或点滴不通，咽干，烦渴欲饮，呼吸急促，或有咳嗽，舌红，苔薄黄，脉数。

【原料性味分析】 鱼腥草味辣，性微寒，能通水道，祛风湿，清肺热，为主药、母药。车前草味甜，性寒，能利尿，通调水道，协助主药，消除内患，为帮药。木耳味甜，性平，能润肺，补气养血，通水道，解毒。胡萝卜味甜，性凉，能通水道，养肝明目，润肠通便。诸药配合，肺热得清，癃闭自通，诸症可解，适用于肺热壅盛型癃闭人群。

【注意事项】 虚寒者慎用。

（三）王石玫瑰花茶

【主要原料】 玫瑰花 10 g，石韦 10 g，王不留行 10 g，蜂蜜适量。

【制作方法】 上药打粉取粗末，每次取 10 g，加入蜂蜜，用开水冲泡代茶饮。

【功效应用】 理气解郁，通水道。可用于肝郁气滞型癃闭，症见小便不通或通而不爽，情志抑郁，或多烦善怒，胁腹胀满，舌红，苔薄黄，脉弦。

【原料性味分析】 玫瑰花味甜、微苦，性温，能祛瘀毒，通水道，疏肝解郁，为主药。蜂蜜味甜，性平，能滋阴润燥，补虚通便。石韦味苦、甜，性微寒，通水道，利尿通淋，引药直入水道，为带药。王不留行味苦，性平，能通水道，活血通经，下乳消肿。诸药合用，疏肝理气，通水道，癃闭自通，诸症可解，适用于肝郁气滞型癃闭人群。

【注意事项】 气虚者慎用。

（四）双金车穿茶

【主要原料】 广金钱草 30 g，鸡内金 30 g，车前草 30 g，玉米须 30 g，穿破石 15 g，蜂蜜适量。

【制作方法】 上药打粉取粗末，每次 10 g，加入蜂蜜，用开水冲泡代茶饮。

【功效应用】 清热毒，除湿毒，通水道。可用于浊瘀阻塞型癃闭，症见小便点滴而下，时有排尿中断，或尿如细线，甚则阻塞不通，小腹胀满疼痛，舌紫暗，或有瘀点、瘀斑，脉涩。

【原料性味分析】 广金钱草味甜、咸，性寒，能调水道，通龙路，清热毒，除湿毒，为主药、母药。鸡内金味甜，性平，能通水道，软坚化石，健胃消食，涩精止遗；玉米须、车前草清热解毒，通利水道，利尿消肿；二药共为帮药。穿破石祛风利湿，通调水道，活血通络，消肿止痛，为带药。诸药合用，瘀毒得除，水道通利，排尿得以顺畅，适用于浊瘀阻塞型癃闭人群。

【注意事项】孕妇及经期女性忌用。

（五）黄芪粥

【主要原料】黄芪 15 g，党参 15 g，五指毛桃 15 g，黄花倒水莲 15 g，大米 100 g。

【制作方法】黄芪、党参、五指毛桃、黄花倒水莲洗净切片，加入大米，适量调味品、水煮粥。

【功效应用】升清降浊，通水道。可用于脾气不升型癃闭，症见时欲小便而不得出或量少而不畅，伴小腹坠胀，神疲乏力，食欲不振，气短而语声低微，舌淡，苔薄，脉细弱。

【原料性味分析】黄芪味甜，性微温，是补气要药，能除湿毒，利水道；党参味甜，性平，能补中益气，健脾益肺，生津；二药补气升阳，共为主药、公药。黄花倒水莲味甜，性平，能补虚健脾，散瘀通络；五指毛桃味甜，性平，能健脾补肺，行气利水，活血化瘀；二药补虚利水，为帮药。大米味甜，性平，能健脾养胃，止泻痢，助消化。诸药合用，脾气得升，水道通利，排尿得以顺畅，适用于脾气不升型癃闭人群。

（六）杜仲巴苁牛肉汤

【主要原料】杜仲 10 g，巴戟天 10 g，肉苁蓉 10 g，牛腱肉 200 g。

【制作方法】杜仲、巴戟天、肉苁蓉洗净切片；牛腱肉洗净切块，入沸水煮去血水。将所有材料置入锅内，加入姜、葱、料酒、香料等调味品，煮 40 分钟，喝汤吃肉。

【功效应用】温补肾阳，通水道。可用于肾阳衰惫型癃闭，症见小便不通或点滴不爽，排尿无力，面白神萎，神气怯弱，畏寒肢冷，腰膝冷而酸软无力，舌淡胖，苔薄白，脉沉细或弱。

【原料性味分析】杜仲味甜，性温，能补肝肾，强筋骨；巴戟天味甜、辣，性微温，能补肾阳，强筋骨，祛风湿；肉苁蓉味甜、咸，性温，能补肾助阳，强阴益精，润肠通便；三药共为主药、公药。牛腱肉味甜，性平，能益气养胃，强筋健骨，为帮药。诸药合用，肾阳得补，水道通利，排尿得以顺畅，适用于肾阳衰惫型癃闭人群。

【注意事项】实热者慎用。

四、汗证（优平[youhbingz]）

汗证是以汗液外泄失常为主要症状的一类病症，主要是由体虚久病、情志失调、饮食不节，使水道功能异常引起，临床上以不正常汗出为主要表现。不因外界环境因素的影响，白昼时时汗出，动辄益甚者称为“自汗”；寐中汗出，醒来即止者称为“盗汗”。

（一）玉屏风茶

【主要原料】黄芪 15 g，防风 10 g，白术 15 g，蜂蜜适量。

【制作方法】上药打粉取粗末，每次取 10 g，加入蜂蜜，用开水冲泡代茶饮。

【功效应用】通水道，益气固表。可用于肺虚不固型汗证，症见汗出恶风，稍劳尤甚，易于感冒，体倦乏力，面色少华，脉细弱，苔薄白。

【原料性味分析】黄芪味甜，性微温，是补气要药，能除湿毒，利水道，为主药、公药。防风味辣、甜，性微温，能祛风解表，祛湿止痛；白术味苦、甜，性温，能通谷道，健脾益气，燥湿利水；二者共为帮药。诸药合用，益气固表，汗证自止，适用于肺虚不固型汗证人群。

【注意事项】实热者慎用。

（二）五味增液茶

【主要原料】麦冬 10 g，五味子 10 g，玄参 10 g，生地黄 10 g。

【制作方法】上药洗净，加入适量水，煎煮药汁代茶饮。

【功效应用】滋阴清热，通水道止汗。可用于阴虚火旺型汗证，症见夜寐盗汗，或有自汗，五心烦热，或兼午后潮热，两颧色红，口渴，舌红，少苔，脉细数。

【原料性味分析】麦冬味甜、微苦，性寒，能养阴生津，润肺止咳，通水道；五味子味酸、甜，性温，能收敛固涩止汗，益气生津，补肾宁心，通水道；

玄参味甜、苦、咸，性微寒，能滋阴凉血，泻火解毒，滋肾养阴；三药共为主药、公药。生地黄味甜、苦，性寒，能清热凉血补血，养阴生津，为帮药。诸药合用，滋阴清热，汗证自止，适用于阴虚火旺型汗证人群。

【注意事项】 实热证者慎用。

（三）枣豆黄芪饮

【主要原料】 黄芪 30 g，黑豆 50 g，大枣 10 g。

【制作方法】 黄芪、黑豆洗净，大枣洗净去核，加入适量水，打汁，去渣，热饮。

【功效应用】 益气补血，通水道，止汗。可用于心血不足型汗证，症见睡则汗出，醒则自止，心悸怔忡，失眠多梦，神疲气短，面色少华，舌质淡，苔白，脉细。

【原料性味分析】 黄芪味甜，性微温，是补气要药，能入水道，除湿毒，利水道，为主药、公药。黑豆味甜，性平，能通水道，益精明目，养血祛风，为帮药；大枣味甜，性平，能补脾胃，调营卫，生津液。诸药合用，益气补血，汗证自止，适用于心血不足型汗证人群。

【注意事项】 实热证者慎用。

（四）土茯苓莲子粥

【主要原料】 土茯苓 30 g，莲子 10 g，大米 100 g。

【制作方法】 土茯苓洗净取汁，莲子、大米洗净，加入土茯苓汁和适量水煮粥。

【功效应用】 除湿毒，通水道，止汗。可用于邪热郁蒸型汗证，症见蒸蒸汗出，汗黏，易使衣服黄染，面赤烘热，烦躁，口苦，小便色黄，舌苔薄黄，脉象弦数。

【原料性味分析】 土茯苓味甜、淡，性平，能除湿毒，清热毒，通利关节，为主药；莲子味甜、涩，性平，能补虚止泻，为帮药；大米味甜，性平，能健脾养胃，止泻痢，助消化。诸药合用，邪热得除，汗证自止，适用于邪热郁蒸型证人群。

【注意事项】 虚寒者慎用。

五、结石病

结石病是指以小便不畅、频数短涩、淋沥刺痛、小腹拘急、痛引腰背为主要症状的一种疾病，主要是由饮食劳倦、湿热侵袭、素体虚弱使水道功能异常引起，临床表现为上小便频数短涩、淋沥刺痛，或排尿不畅，或尿急、尿热、尿痛，或尿痛而艰涩，尿中排出砂石等。

（一）三金穿茅茶

【主要原料】 金钱草 30 g，海金沙 30 g，鸡内金 30 g，茅莓 30 g，穿破石 30 g。

【制作方法】 上药打粉备用，每次取 15 g，泡茶喝。

【功效应用】 清热毒，除湿毒，软坚化石，通水道。可用于湿热蕴结型结石病，症见腰痛或小腹痛，或尿流突然中断，尿频，尿急，尿痛，小便混赤，或为血尿，口干欲饮，舌红，苔黄腻，脉弦数。

【原料性味分析】 广金钱草味甜、咸，性寒，能调水道，通龙路，清热毒，除湿毒，为主药、母药。鸡内金味甜，性平，能通水道，软坚化石，健胃消食，涩精止遗；穿破石能祛风利湿，通调水道，活血通络，消肿止痛；二药共为带药。海金沙味甜、淡，性寒，能除湿毒，清热毒，通水道；茅莓味涩、苦，性寒，能通水道，清热毒，除湿毒，活血消肿，祛风利湿。诸药合用，清热毒，除湿毒，软坚化石，通水道，适用于湿热蕴结型结石病人群。

【注意事项】 虚寒者忌用。

（二）鸡内金粥

【主要原料】 鸡内金 30 g，鱼脑石 10 g，沙牛 10 g，大米 100 g。

【制作方法】 上药打粉，加入大米煮粥。

【功效应用】 通水道，理气活血通络，软坚散结。可用于气血瘀滞型结石病，症见发病急骤，腰腹胀痛或绞痛，疼痛向外阴部放射，尿频，尿急，尿黄或赤，舌暗红或有瘀斑，脉弦或弦数。

【原料性味分析】 鸡内金味甜，性平，能软坚化石，健胃消食，涩精止遗；鱼脑石味甜、咸，性寒，能软坚化石，利尿，清热解毒；两药软坚化石，为主药、母药。沙牛味辣、咸，性平，能软坚散结，祛瘀消肿，为帮药；大米味甜，性平，能健脾养胃，止泻痢，助消化。诸药合用，软坚化石，石淋自消，适用于气血瘀滞型结石病人群。

【注意事项】虚寒者忌用。

（三）麻地菟丝粥

【主要原料】菟丝子 150 g，芝麻 50 g，熟地黄 15 g。

【制作方法】菟丝子、芝麻、熟地黄打粉，加水适量煮熟，加入少许盐，空腹服用。

【功效应用】通水道，补肾，软坚化石。可用于肾气不足型结石病，症见结石日久，留滞不去，腰部胀痛，时发时止，遇劳加重，疲乏无力，尿少或频数不爽，或面部轻度浮肿，舌淡，苔薄，脉细无力。

【原料性味分析】菟丝子味辣、甜，性平，能补益肝肾，固精缩尿，明目；芝麻味甜，性平，能调谷道，补肝肾，润五脏；熟地黄味甜，性微温，能通调水道、谷道，补血滋阴，益精填髓。诸药合用，通水道，补肾，软坚化石，适用于肾气不足型结石病人群。

【注意事项】实热者、阳盛者忌用。

六、尿血（肉裂[nyouhlwed]）

尿血是指湿毒、热毒等入侵龙路导致血液不循常道，溢出脉外，血随小便而出，致小便中混有血液甚至血块的疾病。临床上以小便出血、渗血或有血块，血色淡红、鲜红或紫暗；小便黄赤灼热或尿中时夹结石，尿艰涩、少；腹拘急或腰腹绞痛难忍，心烦口渴，面赤，夜寐不安，手足心热，大便干结或腰膝酸软，面色无华，食欲不振，头晕眼花，体倦乏力，气短声低等为主要症状。

（一）藕节冬瓜汤

【主要原料】藕节 100 g，带皮冬瓜 200 g，白茅根 30 g，生地黄 15 g。

【制作方法】白茅根、生地黄洗净，冬瓜洗净切块，所有原料共放入锅内，加水适量，煎煮 20 分钟，取汁即可。

【功效应用】清热毒，除湿毒，通水道，固龙路，养血止血。可用于湿热下注型尿血，症见小便黄赤灼热，尿血鲜红，伴心烦口渴，面赤口疮，夜寐不安，舌质红，苔黄腻，脉滑数。

【原料性味分析】茅根味甜，性寒，为凉血止血的要药，能调水道，清热毒，固龙路，止血，为主药。藕节味甜、涩，性平，能清热凉血，止血散瘀，健脾开胃；冬瓜皮味甜、淡，性寒，能利水止渴，消痰消肿；生地黄味甜、苦，性寒，能清热凉血，养阴生津；三药共为帮药。诸药合用，清热凉血，血淋自消，适用于湿热下注型尿血人群。

【注意事项】虚寒者忌用。

（二）甲鱼生地滋肾汤

【主要原料】甲鱼 200 g，生地黄 15 g。

【制作方法】将甲鱼洗净切块，加生地黄、水、调味品，先用武火烧开后改用文火煨炖至肉熟透。

【功效应用】滋肾阴，通水道，固龙路止血。可用于肾虚火旺型尿血，症见小便短赤带血，伴头晕耳鸣，颧红潮热，腰膝酸软，舌红，苔少，脉细数。

【原料性味分析】甲鱼味甜，性平，能通调水道、谷道，滋阴凉血，补益调中，补肾健骨，散结；生地黄味甜、苦，性寒，能补阴液，清热毒。诸药合用，滋肾阴，通水道，固龙路止血，适用于肾虚火旺型尿血人群。

【注意事项】实热者、阳盛者忌用。

（三）黄芪党参粥

【主要原料】黄芪 15 g，党参 15 g，红枣 10 g，大米 100 g。

【制作方法】黄芪、党参、红枣洗净，加入大米、调味品、水煮粥。

【功效应用】调气补虚，通水道，固龙路止血。可用于脾不统血型尿血，症见久病尿血，量多色淡，甚或兼见齿衄、肌衄，伴食少便溏，体倦乏力，气短声低，面色不华，舌质淡，脉细弱。

【原料性味分析】黄芪味甜，性微温，是补气要药，能除湿毒，利水道；党参味甜，性平，能补中益气，健脾益肺，生津；二药补气升阳，共为主药、公药。大枣味甜，性平，能补脾胃，调营卫，生津液。大米味甜，性平，能健脾养胃，止泻痢，助消化。诸药合用，调气补虚，通水道，固龙路止血，适用于脾不统血型尿血人群。

【注意事项】实热者、阳盛者忌用。

（四）麻地枸菟粥

【主要原料】菟丝子 150 g，枸杞子 15 g，芝麻 50 g，熟地黄 15 g，大米 100 g。

【制作方法】菟丝子、芝麻、熟地黄打粉，加水适量煮熟，加入少许盐，空腹服用。

【功效应用】补肾，通水道，固龙路止血。可用于肾气不固型尿血，症见久病尿血，血色淡红，伴头晕耳鸣，精神困惫，腰脊酸痛，舌质淡，脉沉弱。

【原料性味分析】菟丝子味辣、甜，性平，能补益肝肾，固精缩尿，明目；芝麻味甜，性平，能调谷道，补肝肾，润五脏；枸杞子味甜，性平，能补肾填精，养肝明目，补血安神；熟地黄味甜，性微温，能通调水道、谷道，补血滋阴，益精填髓。诸药合用，补肾，通水道，固龙路止血，适用于肾气不固型尿血人群。

【注意事项】实热者、阳盛者忌用。

七、遗精滑精

遗精滑精是指因饮食劳倦或外邪入侵下部，天、地、人三气不能固摄，致使三气不能协调，人体下部之气不能上达中部而导致的疾病。临床分有梦而遗和无梦而遗。清醒时精液流出者，名滑精。一年四季均可发病。但成年未婚男子或婚后夫妻分居者，每月遗精 1～2 次属生理现象，一般不会出现明显的症状。

（一）五味百实汤

【主要原料】百合 30 g，芡实 50 g，五味子 30 g，蜂蜜适量。

【制作方法】五味子加水适量煮开后去五味子，加入百合、芡实煮熟，蜂蜜调味。

【功效应用】通水道，滋阴补肾，涩精止遗。可用于阴虚火旺型遗精滑精，症见梦中遗精，夜寐不安，头昏眼花，心悸烦躁，精神不振，体倦无力，或兼小便短赤而有热感，舌质红，脉细数。

【原料性味分析】百合味甜，性寒，能清热滋阴，养肺肾，清心宁神；芡实味甜、涩，性平，能通水道、谷道，祛湿毒，补脾益肾，固精止遗，聪耳明目；五味子味酸、甜，性温，能收敛固涩止汗，益气生津，补肾宁心，通水道；

蜂蜜味甜，性平，能滋阴润燥，补虚通便。诸药合用，通水道，滋阴补肾，涩精止遗，适用于阴虚火旺型遗精滑精人群。

【注意事项】实热者、阳盛者慎用。

（二）金樱猪肾汤

【主要原料】金樱子 50 g，猪肾 1 个。

【制作方法】猪肾去筋膜，洗净，切花刀，金樱子洗净，加适量调味品和水煮熟。

【功效应用】通调水道，补肾止遗。可用于肾精不固型遗精滑精，症见遗精频作，甚至滑精，头昏目眩，耳鸣腰酸，面白少华，形寒肢冷，舌质淡，脉沉细。

【原料性味分析】金樱子味酸、涩，性平，能通水道，固精止遗，收敛固涩，补肾，为主药、公药。猪肾是血肉有情之品，以形补形，以血补血。适用于肾精不固型遗精滑精人群。

【注意事项】实热者、阳盛者慎用。

（三）车前雷公瘦肉汤

【主要原料】新鲜车前草 50 g，新鲜雷公根 30 g，瘦肉 100 g。

【制作方法】车前草、雷公根洗净，瘦肉洗净切丝，加适量水和调味品，煲汤喝。

【功效应用】清热毒，除湿毒，通水道。可用于湿热下注型遗精滑精，症见梦中遗精，甚至滑精，面红耳赤，头晕目眩，口干口苦，舌质红，苔黄或黄腻，脉滑数。

【原料性味分析】车前草、雷公根清热毒，除湿毒，通水道，利尿消肿；猪瘦肉味甜、咸，性平，能通水道，清热滋阴润燥。适用于湿热下注型遗精滑精人群。

【注意事项】体质虚弱者慎用。

第四节　龙路病药膳

龙路是壮医对人体内虽未直接与大自然相通，却是维持人体生机和反映疾病动态的一条极为重要的内封闭通路的命名。龙路病的成因，主要受外来毒邪或内脏功能下降等因素影响，导致龙路功能障碍。壮族认为，龙制水，故龙路在人体内即是血液的通道（故有些壮医又称之为“血脉”“龙脉”），功能主要是为脏腑骨肉输送营养。龙路有干线，有网络，遍布全身，循环往来，其中枢在心脏。龙路通畅，则阴阳平衡，身体健康；若龙路阻滞不畅，则脏腑骨肉缺乏营养而百病丛生；若龙路闭塞不通，则致机体枯竭而死亡。临床上常见的龙路病有麻邦（中风后遗症、半身不遂）、血压桑（高血压）、心跳（心悸）、阿闷（胸痹）、低血压等。

一、中风后遗症

中风后遗症属于现代医学的急性脑血管病范畴，与脑血栓类似，多因风痰毒邪或风湿毒邪阻滞患侧龙路、火路，气血运行不畅，患侧失去对外界信息的反应所致。临床表现为无昏迷而出现肢体偏瘫，功能受限。

防风薏仁饮

【主要原料】 薏苡仁 30 g，防风 10 g，生姜 3 片。

【制作方法】 将薏苡仁、防风、生姜共煎汁，弃渣留汁饮用。每日 1 剂，4～6日为 1 个疗程。

【功效应用】 通龙路、火路，祛风除湿。可用于风湿相搏型中风后遗症，症见关节不利，伸屈不直等。

【原料性味分析】 薏苡仁味甜、淡，性微寒，宣通谷道，利水消肿，健脾祛湿，舒筋除痹，清热排脓；防风味辣、甜，性微温，能祛风邪，解瘀毒，调气道，消肿痛；生姜味辣，性温，能温谷道，祛湿毒，通水道。适用于风湿相搏型中风后遗症人群。

【注意事项】 服用期间，患者宜适当进行功能锻炼，帮助肢体功能康复。

二、高血压

高血压是指以体循环动脉血压增高为主要特征（收缩压≥140 毫米汞柱，舒张压≥90 毫米汞柱），可伴有心、脑、肾等器官的功能或器质性损害的临床综合征。主要由热毒、湿毒、痰毒内盛，龙路不畅，耗损阴血，阴阳失衡，阳气上冲所致，严重者可导致龙路功能障碍，发生中风。临床症见头晕头痛，血压升高，心悸失眠，面红目赤，口臭，便秘，舌红，苔黄，脉数有力等。

香菇猪肉汤

【主要原料】 香菇、猪瘦肉各适量。

【制作方法】 将香菇洗净，猪瘦肉切成薄片。葱、姜末炝锅，加入肉片、清水或鸡汤后，和香菇煮熟调味服用。

【功效应用】 通调龙路，滋阴平肝。可用于阴虚阳亢型高血压，症见头晕头痛，血压升高，心悸失眠，心烦易怒，面红目赤，舌红，少苔，脉细数。

【原料性味分析】 香菇味甜，性平，入水道，能滋阴，健脾开胃，化痰理气；猪瘦肉补气益血。合而用之，使气旺血充精盛，肌肉、筋骨得以充养，自然筋骨健而身体壮，补阴虚，降血压，适用于阴虚阳亢型高血压人群。

三、心悸

心悸是以心区悸动不安为主要症状的一种疾病。多因心阳不足，心失所养所致。临床表现为胸闷心悸，易受惊吓，畏寒肢冷，舌淡，苔薄白，脉虚无力。

桂圆童子鸡

【主要原料】 净童子鸡 1 只（约 500 g），干桂圆肉 100 g，料酒 100 g，葱、姜各 10 g，精盐 5 g。

【制作方法】 将净鸡剁去爪，把腿别在鸡翅上面，使其团起来，放入沸水锅中汆一下，捞出洗净。桂圆肉也用清水洗净。取一个汤锅把鸡放入，再加桂圆肉、料酒、葱、姜、盐和 500 克清水，蒸 1 小时左右即可。

【功效应用】 温龙路，补益心神。可用于心阳不足型心悸，症见胸闷心悸，形寒肢冷，健忘失眠，畏寒肢冷；舌淡，苔薄白，脉虚无力。

【原料性味分析】 童子鸡为血肉有情之物，蕴含充足的补虚成分，且有补益精血的作用，是壮医治疗阳虚证的常用食疗药疗兼备的佳材；桂圆肉，补血虚，温龙路，补益心神，养血安神。各药相伍，温龙路，安心神，适用于心阳不足型心悸人群。

【注意事项】 阴虚内热者忌用。

四、胸痹

胸痹，壮医称为“阿闷”，究其成因，多由胸部龙路、火路受阻，网络不通或寒毒侵犯引起。临床症见胸部闷痛或刺痛，数日一发，或症见胸部闷痛或刺痛，反复发作，遇寒复发或加重。

薤白炖猪心

【主要原料】猪心1个，薤白30 g，胡椒粉适量。

【制作方法】猪心洗净入锅，加水适量，武火烧沸煮熟，倒入薤白，文火煮炖至猪心软透，加胡椒粉适量调味即成。早晚佐餐服用。

【功效应用】通龙路、火路，祛风除湿。可用于痰湿毒邪闭阻型胸痹，症见胸部闷痛或刺痛，伴有倦怠乏力，纳呆便油，口黏，恶心，咯吐痰涎，舌暗红，苔白腻，脉弦滑。

【原料性味分析】薤白味甜、咸，性平，能通阳散结，行气导滞。适用于痰湿闭阻型胸痹人群。胸痹乃重症危病，治疗非数日可愈，诸药相配，火路、龙路并调，外治法配合该药膳，徐徐图之。

【注意事项】若病情危重，需要配合其他药物或方法治疗，及时送医院抢救。

五、低血压

低血压是指血压长期低于正常值，并伴有倦怠、头晕、心悸、心脏有重压感等症状。儿童、年轻瘦弱女性、80岁以上的老人多发。轻症低血压可以通过食补来治疗。较为严重的低血压可能导致中风、心绞痛、休克发作等。壮医认为，低血压多与先天不足、后天失养、劳倦伤阳气、失血耗气等诸多因素有关，须耐心调养。

香菇粥

【主要原料】干香菇15 g，海螵蛸6 g，白及10 g，白茯苓20 g，粳米200 g。

【制作方法】粳米淘洗干净，加入清水浸泡2个小时。香菇用水泡发后，洗净。海螵蛸、白及、白茯苓研成细末。粳米入锅，加清水2 L，武火烧开，投入海螵蛸、白及、白茯苓和香菇，改用文火熬煮 30 分钟即可。每日 3 次，温热服食。

【功效应用】 温谷道，通调龙路。常用于脾虚痰湿型低血压，症见头晕目眩，心悸怔忡，神疲乏力，纳呆，消化不良，舌淡，苔薄白，脉沉缓。

【原料性味分析】 香菇味甜，性平，能养血补气，开胃健脾；海螵蛸味咸，性微温，能收敛止血，涩精止带，制酸止痛，收湿敛疮；白及味苦、甜、涩，性微寒，能消肿生肌，收敛止血；白茯苓味甜、淡，性平，善于祛湿毒。适用于脾虚痰湿型低血压人群。

【注意事项】 患者应该注意多休息，保证充分的睡眠时间，并且要做到高营养饮食。

第五节　火路病药膳

火为触发之物，其性迅速（“火速”之谓），感之灼热。壮医认为，火路在人体内为传感之道，可称为“信息通道”，其中枢在“巧坞”。火路同龙路一样，有干线和网络遍布全身，使正常人体能在极短的时间内，感受外界的各种信息和刺激，并经中枢“巧坞”的处理，迅速做出反应，以此来适应外界的各种变化，实现三气同步的生理平衡。若火路阻滞甚至阻断，会导致人体对外界信息的反应能力和适应能力减弱而产生疾病，甚至死亡。

一、腰痛

腰痛是指由劳累过度、肝肾亏虚引起的腰部疼痛。临床表现为腰部酸痛，腿脚无力，耳聋耳鸣，夜尿频多，脉沉无力等。

龟肉煲核桃杜仲

【主要原料】 龟肉 250 g，核桃仁 60 g，杜仲 15 g。

【制作方法】 将上述原料煲熟，去杜仲，食之。

【功效应用】 通龙路、火路，止疼痛。可用于肝肾亏虚型腰痛，症见腰部酸痛，下肢无力，耳聋耳鸣，夜尿频多，舌淡胖，苔薄白，脉沉无力。

【原料性味分析】龟肉味甜、咸，性温，能滋阴补血，益肾健骨，强肾补心，壮阳；核桃仁味甜，性温，能固精强腰，润肠通便；杜仲味甜，性温，通龙路、火路，善于止痛。诸药合用，补益肝肾，强筋壮骨，适用于肝肾亏虚型腰痛人群。

【注意事项】脾胃阳虚的患者不宜多食龟肉，龟肉不宜与冬笋一起食用。

二、胁痛

胁痛以一侧或两侧胁肋部疼痛为主要表现。胁，指侧胸部，为腋以下至第十二肋骨部的总称。胁痛可由肋骨软骨炎或肋间神经痛导致，临床症状主要有胁部胀痛、灼痛、隐痛、钝痛，伴有胸闷、腹胀、急躁易怒、厌食、恶心等。

玫红四物汤

【主要原料】玫瑰花、红花、当归、生地黄、川芎、白芍、红糖各适量。

【制作方法】把所有药材装入药包，在水中直接炖煮 20 分钟即可，煮成之后加红糖进行调味。

【功效应用】宣通气道、龙路，活血化瘀。可用于肝郁血虚型胁痛，症见胁部胀痛，胸闷，腹胀，急躁易怒，舌暗淡，苔薄白，脉弦涩。

【原料性味分析】玫瑰花能疏肝解郁，降脂减肥，润肤养颜；红花能活血通经，散瘀止痛；当归、白芍、生地黄、川芎组成补血名方“四物汤”，温润不燥，具有补血活血之功，适用于肝郁血虚型胁痛人群。

此药膳味道甘甜，香气浓郁，可用于血虚肝郁所引起的情绪急躁、月经不调、经期乳房胀痛等，是一道女性常用的保健佳品。

三、头痛

甘麦大枣粥

【主要原料】甘草 25 g，小麦 50 g，大枣 10 枚，炒酸枣仁 15 g，粳米 100 g。

【制作方法】将上述原料加水煮沸 20 分钟，去渣留汁，放入粳米煮熟成粥。

【功效应用】宣通龙路，活血止痛。适用于肝郁脾虚型头痛，症见头晕头痛，耳鸣眼花，食少纳呆，心烦易怒，舌暗红，苔薄白，脉弦。

【原料性味分析】甘草能补脾益气，缓急止痛；小麦能养心安神，益精补精；大枣、酸枣仁和粳米能补血活血，养血安神。适用于肝郁脾虚型头痛人群。

四、腹痛

肉桂砂仁炖牛腩

【主要原料】肉桂 3 g，砂仁 6 g，陈皮 3 g，鲜牛腩 250 g，生姜 3 片。

【制作方法】将肉桂刮去粗皮，砂仁打碎，陈皮、生姜洗净。牛腩洗净切块，焯水去除膻味。把全部材料放入炖盅内，加凉开水适量，隔水炖 2 小时，调味后食用。

【功效应用】温煦谷道，散寒毒，行气止腹痛。可用于脾胃虚寒型腹痛，症见腹痛绵绵，脘腹冷痛，喜按，畏寒肢冷，神疲乏力，舌淡，苔薄白，脉沉缓。

【原料性味分析】肉桂能镇静止痛，补火壮阳，活血；砂仁化湿开胃，温脾胃；陈皮能理气健脾；鲜牛腩为生鲜之品，可壮阳气；生姜具有温中止呕之功。适用于脾胃虚寒型腹痛人群。

【注意事项】湿热胃痛者不宜食用。

第六节 “巧坞”病药膳

“巧坞”是壮医对大脑的称呼。“巧坞”居颅骨腔内，下通脊髓，连通眼、耳、鼻、口，为元神之府，精髓所充养，主控人的神志活动、语言活动和思维活动。“巧坞”病是指病变部位在头部，导致“巧坞”失养、神志不宁，甚至神志失常的疾病，主要表现为失眠、眩晕、健忘、精神异常，甚至突然意识丧失等。“巧坞”病主要是因脏腑病变，三道两路不通，“巧坞”受损，影响“巧坞”功能，导致“巧坞”失养，甚或“巧坞”错乱。治疗上以调气、解毒、补虚、祛瘀为主，尤以调气为要。

一、失眠

失眠，壮语谐音为“年闹诺”，是指因饮食不节、劳逸失度、情志失调、久病体弱等导致阴阳不调，天、地、人三气不能同步的一种疾病。临床病情轻重不一，轻者主要表现为入睡困难，或睡中易醒，或醒后不能再睡；重者彻夜难眠，常伴有神疲乏力、头晕头痛、健忘或心神不宁等症。

清补“巧坞”汤

【主要原料】 灵芝 15 g，桂党参 15 g，黄芪 15 g，淡竹叶 5 g，灯芯草 3 g，乌鸡肉 200 g，生姜 5 g。

【制作方法】 将灵芝、桂党参、黄芪、淡竹叶、灯芯草洗净，乌鸡肉切成块，生姜切片。上述原料入锅，放入料酒，少量盐，加水适量，煎取汤汁 500～1000 mL。吃肉喝汤。

【功效应用】 补气血，调“巧坞”，安神志。适用于由气血不足引起的失眠，症见失眠多梦，头晕耳鸣，健忘，神疲无力，舌淡红，苔白，脉小无力等。

【原料性味分析】 灵芝味甜，性平，既补气血，又安心神，为主药、公药。桂党参、黄芪均味甜，性微温，长于补气虚，还能调“巧坞”，共为帮药。淡竹叶、灯芯草味甜，性微寒，能清热毒，除心烦，安心神，共为帮药。乌鸡为血肉有情之品，色黑入肾，能补肾与补“巧坞”，且能引导药物进入肾，为带药。诸药合用，气血得补，“巧坞”得调，失眠渐除，适用于由气血不足引起失眠人群。

二、眩晕

眩晕，壮医称为“兰奔”。主要是因风毒、火毒、痰毒、瘀毒、体虚等引起“巧坞”失养，导致出现头晕眼花、视物旋转等症状。轻者闭目可止，重者如坐车船，旋转不定，不能站立。可伴有脸色苍白，饮食减少，神疲懒言，精神萎靡，腰膝酸软，失眠健忘，舌淡，苔白，脉小等。

兰奔参芪汤

【主要原料】 黄花倒水莲 30 g，桂党参 30 g，桃金娘果 30 g，黄芪 10 g，当归藤 15 g，乌鸡肉 200 g，生姜 5 g。

【制作方法】 将黄花倒水莲、桂党参、桃金娘果、黄芪、当归藤洗净，乌鸡肉切成块，生姜切片。上述原料入锅，加料酒、少量盐、适量水，煎取汤汁约 500 mL。吃肉喝汤。

【功效应用】 补气血，调“巧坞”，止眩晕。可用于气血不足型眩晕，症见头晕眼花，轻者闭目即止，重者如坐舟车，旋转不定，不能站立，多伴有脸色苍白，饮食减少，神疲懒言，精神萎靡，腰膝酸软，失眠健忘，舌淡，苔白，脉小等。

【原料性味分析】 黄花倒水莲、桂党参均为补气要药，桃金娘果有补血的功效，三味共为主药。黄芪加强补气，当归藤加强补血，共为帮药。乌鸡肉为血肉有情之品，色黑入肾，能补肾与补“巧坞”，引导药物进入肾，为带药。上述诸药均为公药，长于补养大脑，补虚，适用于气血不足型眩晕人群。

第七节　虚病药膳

虚病是因人体内气血阴阳不足，机体抗病能力下降导致的疾病。虚是致病的主要因素之一，由机体的运化功能和防卫能力减弱，阴阳气血不足引起。虚容易导致痧、瘴、蛊、毒、风、湿的侵袭，使人产生疾病。虚的常见原因：一是先天禀赋不足。人体多种先天因素导致禀赋不足，气血阴阳偏衰。二是后天失养。多因劳作过度，或邪毒伤正，或气血损耗过度而得不到及时的补充，或因外伤和疾病致人体机能失常。虚病临床多表现为神疲乏力，少气懒言，食少纳呆，声低息微，形体消瘦，心情抑郁，自汗盗汗，五心烦热，畏寒肢冷，头晕目眩等。

壮族先民认为补虚应该用动物药，根据不同的脏腑偏虚，采用相应的动物内脏配合壮药组方进行食疗，一方面通过动物血肉有情之品，以补内脏偏虚；另一方面血肉有情之品能改善药物偏性，降低药物毒性和改善药物口感。壮族人民积累了较多的食疗经验，他们认为动物肺脏可以治疗肺系疾病，动物肾脏能治疗肾脏疾病，动物的心脏可以治疗心脏疾病，动物的肝脏可以引药入肝等。国医大师班秀文曾提出“扶正补虚，必配用血肉之品”的说法。如子宫虚冷不孕者，可食用山羊肉配鲜嫩益母草和黑豆制成的药膳；对气血虚弱，经络不通引起的疼痛，因天气变化加重者，可食用蛇肉配合中药制成的药膳；阴伤患者可食用老母鸭或水鸭煲莲藕等。

临床常见的虚病有虚劳、神经官能症、贫血、神经衰弱、肺结核、肝癌、胃癌、肺癌等。壮医药膳对虚病的防治和调理起到重要的作用。

一、虚劳（勒内嘘内[lwednoix hawnyieg]）

虚劳是由内脏虚损、气血阴阳虚衰引起的以神疲乏力、少气懒言、自汗盗汗为主要症状的一种疾病。其病因为先天肾气不足，后天失养；或劳累过度，耗损气血；或饮食不节，损伤脾胃运化；或大病久病，失治误治，导致三道两路不通，三气不能同步。常见的临床表现为神疲乏力，心情抑郁，少气懒言，自汗盗汗，五心烦热，畏寒肢冷，头晕目眩等。

黄精党参鸡汤

【主要原料】 黄精 30 g，桂党参 30 g，山药片 30 g，乌鸡肉 200 g，生姜 5 g。

【制作方法】 桂党参、黄精、山药片洗净，乌鸡肉切成块，生姜切片。上述几味入锅，加料酒、少量盐、适量水，煎取汤汁约 500 mL。吃肉喝汤。

【功效应用】 通气道、谷道，调气补虚。可用于虚劳引起的神疲乏力，少气懒言，自汗盗汗，五心烦热，畏寒肢冷，头晕目眩，舌淡，苔白，脉虚弱无力等。

【原料性味分析】 乌鸡肉为血肉有情之品，色黑入肾，能补肾与大脑，引导药物进入肾；桂党参味甜、微苦，性温，能补气虚，通调谷道、气道，对久病体虚，体倦乏力有补益功效；黄精味甜，性平，能补血虚，散寒；三药共为主药、公药。山药味甜，性平，能补脾胃，滋肺肾，滋阴敛汗，为帮药。诸药合用，补诸虚，通气道、谷道，可用于气血两虚型虚劳人群。

【注意事项】 本药膳偏于温补，湿热或痰湿重，表现有口干口渴，大便黏腻，发热，舌红，苔黄腻，脉滑数等症状者，不宜用本药膳。

二、郁病

郁病主要由长期心情郁闷，或长期失眠，心和大脑失养，或大脑外伤，瘀血阻塞脑络，龙路、火路不通，三气不能同步引起。常见的临床表现有头痛，头晕，失眠，记忆力减退，胸闷，胸痛，心悸，心情抑郁或亢奋等。

芝参补心汤

【主要原料】 灵芝 50 g，土人参 25 g，莲子 5 g，牡蛎粉 10 g，猪心 1 副，葱白 10 根，生姜 5 g。

【制作方法】灵芝切成小块或磨成粉，土人参切片，莲子捣碎，牡蛎粉用纱布包，猪心洗净切块，生姜切片。上述几味入锅，放入适量料酒、盐和水，煎取汤汁 500～1000 mL。吃肉喝汤。

【功效应用】调龙路、火路，补心和大脑虚。可用于心和大脑阴阳失调所导致的头痛，头晕，失眠，记忆力减退，胸闷，胸痛，心悸，心情抑郁或亢奋，舌暗，苔薄白，脉弦涩等。

【原料性味分析】灵芝味甜，性平，能补气虚，安心神；土人参味甜，性平，能补气虚，补精血；猪心为血肉有情之品，善补心气；三药共为主药、公药。莲子味甜、涩，性平，可调龙路，安心志；牡蛎粉味咸，性微寒，能收敛固涩，安神定志；二者共为帮药。诸药合用，龙路、火路通畅，调心和大脑阴阳，适用于阴阳失调型郁病人群。

【注意事项】本药膳偏于温补，心肝火旺，表现为烦躁，易怒，发热，舌红，苔黄，脉数等症状者，不宜用本药膳。

三、贫血（勒内[lwednoix]）

贫血是因龙路内血液不足引起胸闷心悸、头晕眼花、少气懒言等症状的病症。贫血多由先天不足，后天失养；或劳累过度，耗损气血；或患慢性消耗性疾病，导致气血耗伤；或患出血性疾病，失血过多，龙路内血液不足，最终导致三道两路不通，三气不能同步引起。临床表现为面色苍白，胸闷心悸，头晕眼花，耳鸣健忘，失眠多梦，少气懒言等。

（一）何首乌补血汤

【主要原料】何首乌 20 g，鸡血藤 30 g，五指毛桃 15 g，千斤拔 15 g，桂党参 15 g，黄花倒水莲 25 g，田七 5 g，母鸡肉 500 g，生姜 5 g。

【制作方法】何首乌、鸡血藤、五指毛桃、千斤拔、桂党参洗净用纱布包好，生姜切片，母鸡肉切块。上述几味入锅，加水煎煮，吃肉喝汤。

【功效应用】补血，扶正气，通龙路。可用于气血两虚型贫血所导致的面色苍白，胸闷心悸，头晕眼花，耳鸣健忘，失眠多梦，少气懒言，舌淡，苔白，脉细涩等。

【原料性味分析】何首乌、鸡血藤能补血，调龙路；母鸡肉能补气血，通调龙路；三者共为主药、公药，能补血调龙路，益气补虚。田七味甜、微苦，性温，能补血活血，通龙路；五指毛桃味甜，性平，能补气生血；千斤拔味甜、淡、涩，性平，能通调龙路，补益气血；三者共为帮药。诸药合用，血虚得补，脏腑得调，龙路通畅，适用于气血两虚型贫血人群。

【注意事项】本药膳偏于温补，实热者不宜使用。

（二）黄根猪骨汤

【主要原料】黄根 30 g，猪骨 500 g，葱白 10 根，生姜 5 g。

【制作方法】黄根洗净，生姜切片，葱白切碎，猪骨切块。上述几味入锅，加水适量，煎取汤汁 500～1000 mL。不加油盐，吃肉喝汤。

【功效应用】调龙路，补气血。可用于贫血所导致的胸闷心悸，头晕眼花，少气懒言，舌淡，苔白，脉细涩等。

【原料性味分析】黄根味微苦，性微寒，能调龙路，利水道，除湿毒，为主药、公药；猪骨能补肾强骨，益气补虚。二药配合，调龙路，利水道，适用于龙路不通型贫血人群。

【注意事项】脏腑有热、迫血妄行，表现为发热出血，舌红，苔黄，脉数等症状者，不宜用本药膳。

四、神经衰弱

神经衰弱是由于长期处于紧张和压力下，大脑出现持续性紧张状态；或长期因疾病困扰出现大脑疲乏，火路不畅通，最终导致三道两路不通，三气不得同步。临床表现为神疲乏力，头晕眼花，记忆力下降，耳聋耳鸣，声低息微，或自卑多疑，舌淡，苔白，脉虚弱无力等。

飞奴补脑汤

【主要原料】乳鸽 1 只，土人参 15 g，桂党参 15 g，黄精 15 g，天麻 10 g，生姜 5 g。

【制作方法】土人参、桂党参、黄精、天麻洗净，用纱布包好；乳鸽宰杀（不放血），除去毛和内脏，切成块；生姜切片。上述几味入锅，放入少量料酒和盐，加水适量，煎取汤汁 500～1000 mL。吃肉喝汤。

【功效应用】 补大脑，调畅龙路、火路。可用于肝肾亏虚型神经衰弱，症见神疲乏力，头晕眼花，记忆力下降，耳聋耳鸣，声低息微，或自卑、多疑，舌淡，苔白，脉虚弱无力等。

【原料性味分析】 乳鸽又名飞奴，为血肉有情之品，有补大脑的作用，且能引导药物进入大脑；土人参性平，桂党参性温，能补气虚，补大脑；黄精味甜，性平，能补血虚；四药共为主药、公药。天麻味甜，性平，能祛风，补大脑，为帮药。诸药合用，补大脑，调畅龙路、火路，可用于肝肾亏虚型神经衰弱人群。

【注意事项】 若高血压，表现为肝火上炎，肝阳上亢，有头晕，头痛，面红目热，急躁易怒，舌红，苔黄，脉数等症状者，不宜用本药膳。

五、肺结核（钵农[bwtnong]）

肺结核由正气虚弱，感染痨虫，阻塞气道，最终导致三道两路不通，三气不能同步引起。

路边菊猪肺汤

【主要原料】 路边菊 60 g，黄花倒水莲 60 g，穿破石 20 g，铁包金 20 g，甘草 20 g，猪肺 1 副（约 750 g），生姜 5 g。

【制作方法】 路边菊、黄花倒水莲、穿破石、铁包金、甘草洗净；猪肺切块，沸水焯过，挤干肺内血水；生姜切片。上述几味入锅，放入少量料酒和盐，加适量水，煎取汤汁 500～1000 mL。吃猪肺喝汤。

【功效应用】 调气道，清热解毒，润肺止咳，除湿毒。可用于湿热蕴结型肺结核，症见咳嗽，咳痰，咯血，胸痛，低热（午后为著），盗汗，乏力，纳差，消瘦，舌红，苔黄，脉细数等。

【原料性味分析】 路边菊味辣、苦，性寒，能清热毒，除湿毒；穿破石味微苦、淡，性凉，能止咳化痰，祛风利湿；铁包金味苦、涩，性平，消肿解毒，祛风除湿；三药共为主药、母药。甘草味甜，性平，能补脾益气，润肺止咳，清热解毒；黄花倒水莲味甜，性平，能调气道、水道、谷道，除湿毒，制约前药的寒凉；二药共为帮药。猪肺为血肉有情之品，能补肺气，引药入肺，为带药。诸药合用，能调气道，清热解毒，润肺止咳，除湿毒，可用于湿热蕴结型肺结核人群。

【注意事项】肺虚气弱，表现为咳嗽无力，少气懒言，畏寒肢冷，舌淡，苔薄白，脉细涩等症状者，不宜用本药膳。

六、肝癌（达喏[daepngamz]）

肝癌是因湿热毒邪阻滞谷道，郁结肝部引起肝区疼痛、面目发黄、腹胀、纳差、乏力、消瘦等主要症状的病症。是由湿热毒邪阻滞谷道，郁结肝部，形成毒瘤，导致三道两路不通，三气不能同步引起。常见的表现有肝区疼痛、腹胀、纳差、乏力、消瘦、肝部肿块、低热、黄疸、腹泻、上消化道出血等。

白花猪骨汤

【主要原料】白花蛇舌草 50 g，绞股蓝 30 g，八角莲 10 g，半枝莲 30 g，猪骨 500 g，生姜 5 g。

【制作方法】白花蛇舌草、绞股蓝、八角莲、半枝莲洗净用纱布包好，猪骨切块，生姜切片。前述几味入锅，放入少量盐，加水适量，煎取汤汁 500～1000 mL。吃肉喝汤。

【功效应用】调谷道，祛癌毒，理气止痛。可用于热毒蕴结型肝癌，症见肝区疼痛，腹胀，纳差，乏力，消瘦，舌暗红，苔黄腻，脉弦涩等。

【原料性味分析】白花蛇舌草味苦、甜，性寒，能清热解毒，消痈散结；绞股蓝味苦，性寒，能清热解毒，化痰补气；八角莲味苦、辣，性凉，能清热解毒，化痰散结，祛瘀止痛；半枝莲味辣、苦，性寒，能凉血解毒，清热消肿，散瘀止痛；四药共为主药、母药。猪骨则有调补气血兼减轻草药寒毒的作用，为帮药。诸药配合，清热解毒，消肿散结，化瘀止痛，可用于热毒蕴结型肝癌患者。

【注意事项】肝阴血虚，脾胃虚寒，表现为面色苍白或青黑，食少纳呆，腹胀便溏，舌淡胖，苔薄白，脉沉涩等症状者，不宜用本药膳。

七、胃癌（胴喏[dungxngamz]）

胃癌是以上腹部疼痛，进食后胀痛加重，食欲下降，呕吐，口苦，乏力为主要症状的病症。壮医认为，胃癌由湿热毒邪阻滞谷道，滞留于胃部，形成癌毒，三道两路不通，三气不能同步引起。

胴尹清热汤

【主要原料】功劳木 20 g，救必应 10 g，两面针 10 g，仙鹤草 10 g，大蒜 2 个，猪骨 200 g，生姜 5 g。

【制作方法】功劳木、救必应、两面针、仙鹤草洗净用纱布包好，大蒜去皮，猪骨洗净，生姜切片。前述原料入锅，放入少量盐，加水适量，煎取汤汁 500～1000 mL。吃肉喝汤。

【功效应用】调谷道，清热毒，止疼痛。可用于湿热毒蕴结型胃癌，症见上腹部疼痛，呕吐，口苦，舌红，苔黄，脉弦急等。

【原料性味分析】功劳木味苦，性寒，能清热毒，除湿毒；救必应味苦，性寒，能清热毒，除湿毒，止疼痛；二药为主药、母药。两面针味苦、辣，性温，能清热毒，散瘀肿，止疼痛；仙鹤草味苦、涩，性平，能调龙路，收敛止血；大蒜味辣，性温，能解毒，消肿，杀虫，且能约束前药的寒凉；三者共为帮药。猪骨有调补气血兼减轻草药寒毒的作用。诸物配合，清热毒，消肿散结，止疼痛，可用于湿热毒蕴结型胃癌人群。

【注意事项】本药膳偏于寒凉，胃癌有虚寒，表现有面色苍白，食少纳呆，腹胀便溏，舌淡胖，苔薄白，脉沉细等症状者，不宜用本药膳。

八、肺癌（钵啱[bwtngamz]）

肺癌是以胸部疼痛、咳嗽、咳痰、咯血、乏力、消瘦为主要症状的病症。壮医认为，肺癌由毒邪阻滞气道，郁结于肺部，形成癌毒，三道两路不通，三气不能同步引起。

（一）重楼猪骨汤

【主要原料】重楼 15 g，白花蛇舌草 15 g，淡竹叶 15 g，女贞子 15 g，核桃枝 60 g，猪骨 200 g，葱白 10 根，生姜 5 g。

【制作方法】重楼、白花蛇舌草、淡竹叶、女贞子、核桃枝洗净，猪骨洗净切块，生姜切片，葱白切碎。上述原料入锅，放入少量盐，加水适量煎汤。吃肉喝汤。

【功效应用】调气道，祛癌毒，清热散结。可用于热毒蕴结型肺癌，症见胸部疼痛，咳嗽，咳痰，咯血，乏力，消瘦，舌暗红，苔黄，脉数等。

【原料性味分析】 重楼味苦，性微寒，能清热解毒，消肿止痛；白花蛇舌草味苦、甜，性寒，能清热解毒，消痈散结；二药共为主药、母药。淡竹叶味甜、淡，性寒，能清热泻火，除烦止渴；女贞子味甜、苦，性平，能补肾滋阴，养肝明目；核桃枝味甜，性温，能补益肺肾，滋阴助阳，止咳定喘；三药共为帮药。猪骨则有调补气血兼减轻草药寒毒的作用。诸物配合，清热毒，散痈结，止咳嗽，可用于热毒蕴结型肺癌人群。

【注意事项】 本药膳偏于寒凉，肺癌有虚寒，表现为面色苍白，咳嗽无力，痰稀色白，舌淡，苔薄白，脉沉细等症状者，不宜用本药膳。

（二）水莲补肺汤

【主要原料】 黄花倒水莲 25 g，杏仁 5 g，鱼腥草 5 g，陈皮 5 g，猪肺 1 副（约 750 g），葱白 10 根，生姜 5 g。

【制作方法】 黄花倒水莲、鱼腥草、陈皮洗净，杏仁打碎，猪肺切块，沸水焯过，挤干肺内血水，生姜切片，葱白切碎。前述几味入锅，放入少量油、盐，加水适量，煎汤。吃猪肺，喝汤。

【功效应用】 补肺气，祛癌毒，化痰散结。可用于脾肺气虚型肺癌，症见面色苍白，咳嗽无力，痰稀色白，舌淡，苔薄白，脉沉细。

【原料性味分析】 黄花倒水莲味甜，性平，能调气道、水道、谷道，除湿毒；杏仁味苦，性微温，能祛痰止咳，平喘，润肠通便；鱼腥草味辣，性微寒，能清热解毒，消痈排脓；三药共为主药、公药。陈皮味苦、辣，性温，能行气宽中，降逆化痰，为帮药。猪肺为血肉有情之品，能补肺气，引药入肺。诸药合用，补肺气，祛癌毒，化痰散结，适用于脾肺气虚型肺癌人群。

【注意事项】 本药膳偏于温补，肺癌热毒壅盛，表现为胸部疼痛、咳嗽、咳痰、咯血、舌暗红、苔黄、脉数等症状者，不宜用本药膳。

第二章　妇科病、产科病药膳

一、月经先期（约京斗贯[yezgingh daeujgonq]）

月经先期是指月经周期提前7天以上，且连续出现2个月经周期以上者。本病主要是因热毒侵入机体，引发体内血热，内脏功能失调；或引发体内血虚，从而导致子宫功能失常。常见的临床表现为月经周期提前7天以上，经色鲜红或淡红等。

（一）白茅地骨猪肉羹

【主要原料】 白茅根50 g，地骨皮50 g，猪瘦肉150 g。

【制作方法】 猪瘦肉切丝，白茅根、地骨皮洗净。以上原料入锅，加适量清水，以武火煮沸，文火煮至肉烂，加盐少许调味。每次月经来潮前服用1周，每日1次，经至停服。

【功效应用】 凉血，清热，止血，调子宫。可用于热毒蕴结型月经先期，症见月经先期，量多色红，伴面红目赤，急躁易怒，舌红，苔黄，脉滑数。

【原料性味分析】 白茅根味甜，性寒，能入龙路，除热毒，凉血止血，为主药、母药；地骨皮味甜，性寒，能入龙路，清龙路虚热，为帮药；猪肉有调补气血兼减轻草药寒毒的作用。诸药合用，清龙路热毒，调子宫气血，使月经守时，适用于热毒蕴结型月经先期人群。

【注意事项】 白茅根、地骨皮鲜品较佳。本药膳偏于凉血止血，平素体虚者，不宜用本药膳。

（二）当归倒水莲鸡汤

【主要原料】 当归12 g，黄花倒水莲30 g，乌骨鸡1只，生姜少许。

【制作方法】 乌骨鸡去毛和内脏，洗净后把当归、黄花倒水莲、生姜置于鸡腹内，加水1500 mL，武火煮沸后，文火炖直至鸡烂熟，调味食之。每次月经来潮前服用1周，可分数日服食。

【功效应用】补血活血，调子宫。可用于气血两虚型月经先期，症见月经先期，量少色淡，面色苍白，少气乏力，腰骶部胀痛，舌淡，苔薄白，脉细涩。

【原料性味分析】黄花倒水莲味甜，性平，能补益气血，活血调经；当归味甜、辣，性温，能补血活血，调子宫；二药补气养血，调子宫，为主药、公药。乌骨鸡味甜，性平，入肾经，补子宫气血，益精，为帮药。诸药合用，补肾养血，调子宫，月经自调，适用于气血两虚型月经先期人群。

【注意事项】本药膳偏于温补，血热者，不宜用本药膳。

二、月经后期（约京斗浪[yezgingh daeujlaeng]）

月经后期是指月经周期延后 7 天以上，且连续出现 2 个月经周期以上者。病情严重者甚至 3～5 个月一行，可伴有月经量的异常。本病的发病有虚实之分，虚者多由肾虚、血虚和虚寒引起，实者多由血瘀、气阻引发。临床上可见月经周期延后 7 天以上，经量少，经色或暗淡，或淡红，或有血块，并有相应的伴随症状。

（一）补虚调经羹

【主要原料】黄花倒水莲 30 g，鸡血藤 30 g，龙眼肉 15 g，红枣 15 g，乌骨鸡 1 只，生姜少许。

【制作方法】乌骨鸡肉洗净后与黄花倒水莲、鸡血藤、龙眼肉、红枣等一起放入锅中，加水 1500 mL，武火煮沸后，文火炖直至鸡烂熟，调味食之。每次月经来潮前服用 1 周，每日 1 次，经至停服。

【功效应用】补气，补血，调子宫。可用于气血两虚型月经后期，症见月经后期，面色苍白，少气乏力，腰骶部胀痛，舌淡，苔薄白，脉细涩。

【原料性味分析】黄花倒水莲味甜，性平，能补益气血，活血调经；鸡血藤味苦、甜，性温，入龙路，可活血补血；二药能入龙路，补气养血，调子宫，为主药、公药。龙眼肉味甜，性温，能补益心脾，养血，为帮药。红枣味甜，性温，可补气养血。乌骨鸡味甜，性平，带药入肾经，补子宫气血，益精，为带药。诸药合用，补气养血，调子宫，补肾调经，适用于气血两虚型月经后期人群。

【注意事项】本药膳偏于温补，实证引发的月经后期者，不宜用本药膳。

（二）香玫鸡

【主要原料】 香附 20 g，玫瑰花 20 g，鸡肉 150 g，生姜、米酒适量。

【制作方法】 将香附和玫瑰花洗净用纱布包好，鸡肉洗净切块，与药包共放入砂锅内，加入适量水，煮沸后加入生姜、米酒，炖至鸡肉烂熟后，加入少许食盐即可，食肉饮汤。每次月经来潮前服用 1 周，每日 1 次，经至停服。

【功效应用】 行气，活血，调子宫。可用于气滞血瘀型月经后期，症见月经后期，伴痛经，胸肋胀满，舌暗红，有瘀斑、瘀点，苔薄白，脉细涩。

【原料性味分析】 香附味辣、微苦，性平，能理龙路气机，调经，为主药、公药；玫瑰花味甜、微苦，性温，能理气活血调经，为帮药；鸡肉味甜，性温，能温中益气，补子宫气血，益精。诸药合用，理气活血，调子宫，补肾调经，适用于气滞血瘀型月经后期人群。

【注意事项】 本药膳偏于行气活血，气虚血虚引发的月经后期者，不宜用本药膳。

三、痛经（京尹[ging'in]）

痛经是指妇女处于月经期间，或来经前后，出现的周期性小腹疼痛，可出现的痛引腰骶，甚则剧痛昏厥。本病好发于青年女性，病位在子宫，以不通则痛或失养则痛为主要病机。邪气内伏或内脏功能失调，加之经期前后气血的生理变化急骤，导致气血运行不畅，龙路受阻，不通则痛；或精血素亏，子宫失于濡养，失养则痛，故使痛经发作。

（一）当归香玫蛋

【主要原料】 当归 12 g，香附 10 g，玫瑰花 10 g，鸡蛋 1 个。

【制作方法】 将当归、玫瑰花、香附、鸡蛋（带壳）放入砂锅中煎煮。鸡蛋煮熟后去壳取蛋，再放入锅中煮片刻，去药渣，饮汤吃蛋。每次月经来潮前服用 1 周，每日 1 次，经至停服。

【功效应用】 行气，活血，止痛。可用于血瘀气阻引起的痛经，症见经期疼痛，痛处固定，伴神疲乏力，胸肋胀满，舌暗红，苔薄白，脉细涩。

【原料性味分析】 当归味甜、辣，性温，入龙路，能补血活血，为主药、公药；香附味辣、微苦，性平，能理龙路气机，调经；玫瑰花味甜、微苦，性温，能理气活血调经；二药共为帮药。鸡蛋味甜，性平，能养血润燥。诸药合用，补血养血，理气活血调经，适用于气虚血瘀型痛经人群。

【注意事项】本药膳偏于行气活血，气虚血虚引发的痛经者，不宜用本方。

（二）艾叶红药蛋

【主要原料】艾叶 20 g，山药 30 g，鸡蛋 1 个，红糖适量。

【制作方法】用纱布包裹艾叶，与山药、鸡蛋（带壳）放入砂锅中煎煮。鸡蛋煮熟后去壳取蛋，再放入锅中煮片刻，去药渣，饮汤食蛋。每次月经来潮前服用 1 周，每日 1 次，经至可继续服用。

【功效应用】补血，行气，止痛。可用于气血亏虚引起的痛经，症见经期疼痛，面色苍白，少气乏力，腰骶部疼痛欲按，舌淡，苔薄白，脉细涩。

【原料性味分析】艾叶味辣、苦，性温，能入龙路、火路，散龙路、火路的风毒、寒毒、湿毒，温经止痛，为主药、公药；山药味甜，性平，能补气益精，为帮药；鸡蛋味甜，性平，能养血润燥。诸药合用，温阳补血，补肾调经，适用于气血两虚型痛经人群。

【注意事项】本药膳中的艾叶性温，平素脾胃有热，表现有口干口渴，舌红，苔黄，脉数等症状者，不宜用本药膳。

四、闭经（京瑟[gingsaek]）

闭经指女子年逾 16 岁，月经尚未来潮，或既往月经周期已建立后，又出现月经不来潮 6 个月以上者。壮医认为，闭经的病位在子宫，病性有虚实之分，多由气血亏虚，致使子宫失养，或邪毒阻滞子宫，导致龙路、火路不畅，引发闭经。

（一）当归黄姜羊肉汤

【主要原料】当归 20 g，黄芪 30 g，生姜 30 g，羊肉 250 g。

【制作方法】将羊肉洗净切块，与当归、黄芪、生姜同时放入砂锅中，武火煮开，改文火炖煮至肉烂，可加入适量调味品，饮汤食肉。

【功效应用】益气养血，调经。可用于气血亏虚引起的闭经，症见经水不来，面色苍白，少气乏力，腰骶部疼痛欲按，舌淡，苔薄白，脉细涩。

【原料性味分析】当归味甜、辣，性温，能入龙路，补龙路气血，活血，为主药、公药。黄芪味甜，性微温，能补气生血，为帮药。生姜味辣，性温，可温通经脉。羊肉味甜，性温，为血肉有情之品，能温补气血。诸药合用，补龙路气血，温肾调经，适用于气血两虚型闭经人群。

【注意事项】 本药膳偏温补，平素脾胃有热，表现有口干口渴、舌红、苔黄、脉数等症状者，不宜用本药膳。

（二）川芎桃仁牛尾巴汤

【主要原料】 川芎 30 g，桃仁 30 g，牛尾巴约 300 g，生姜 20 g。

【制作方法】 将牛尾巴去毛洗净切块，与川芎、桃仁、生姜同时放入砂锅中，武火煮开，改文火炖煮至肉烂。可加入适量调味品，饮汤食肉。

【功效应用】 理气活血，通经。可用于气血瘀滞引起的闭经，症见胸闷，易怒，腰骶胀痛，痛处固定，舌暗红，苔薄白，脉弦涩。

【原料性味分析】 川芎味辣，性温，能入龙路，促进龙路内血液通畅，行气活血，为主药、公药。桃仁味苦、甜，性平，能活血，祛龙路瘀滞，为帮药。生姜味辣，性温，可温通经脉。牛尾巴味甜，性平，能益气血，补精髓。诸药合用，通畅龙路气血，益肾调经，适用于气滞血瘀型闭经人群。

【注意事项】 本药膳行气活血祛瘀，平素气血亏虚者，不宜用本药膳。

五、崩漏（兵淋勒[binghlwed]）

崩漏是指不在经期，阴道大量出血，或持续性出血，淋漓不尽的一种疾病。本病的病因较为复杂，主要与虚、热、瘀等因素导致子宫藏泻功能失调有关。

（一）补虚止血粥

【主要原料】 扶芳藤 30 g，艾叶炭 30 g，黄芪 30 g，山药 50 g，猪腰 2 个，大米适量。

【制作方法】 将扶芳藤、艾叶炭、黄芪同煮取汁，猪腰切片，与适量姜、酒同炒后，将药汁与猪腰、山药和大米煮粥，粥熟即可。

【功效应用】 补气，止血。可用于气血两虚引起的崩漏，症见月经淋漓不尽，面色苍白，神疲乏力，腰骶胀痛，舌淡，苔白，脉细涩。

【原料性味分析】 扶芳藤味苦、甜，性温，能益龙路气血，散龙路瘀滞；艾叶炭味辣、苦，性温，入龙路，温经止血；二药共用可散龙路瘀滞，止血，为主药、公药。黄芪味甜，性微温，能补气生血；山药味甜，性平，入肺、脾、肾，能补肾，固精，止血；黄芪、山药共为帮药。猪腰味咸，性平，能补肾固精，带药入肾和子宫，为带药。诸药合用，散子宫瘀滞，益肾固经止血，适用于气血两虚型崩漏人群。

【注意事项】本药膳行气活血祛瘀，平素气血亏虚者，不宜用本方。

（二）荷叶藕节蛋

【主要原料】荷叶 20 g，藕节 30 g，鸡蛋 1 个。

【制作方法】将荷叶洗净切丝，与藕节、鸡蛋（带壳）同煮。鸡蛋煮熟后，去壳取蛋，再放入锅中煮片刻，去药渣，饮汤食蛋。

【功效应用】清血热，止血。可用于血热引起的崩漏，症见经血淋漓不尽，质稠色暗，有血块；可伴有腰骶部疼痛，小便短赤，舌质暗红，边有瘀点或瘀斑，苔黄，脉弦涩。

【原料性味分析】荷叶味苦、涩，性平，能散子宫瘀滞，清热止血，为主药、母药；藕节味甜、涩，性平，能收敛，止血，化瘀，为帮药；鸡蛋味甜，性平，能养血润燥。诸药合用，散子宫瘀滞，收敛止血固精。适用于瘀热互结型崩漏人群。

【注意事项】本药膳清热活血祛瘀，平素气血亏虚者，不宜用本药膳。

（三）田七桃仁粥

【主要原料】田七粉 6 g，桃仁 30 g，猪瘦肉 150 g，大米适量。

【制作方法】猪瘦肉切丝，桃仁碾碎，与田七、猪瘦肉和米煮粥，粥熟加入适量调味品即可，晨起服之。

【功效应用】散子宫瘀滞，通龙路气血。可用于瘀血阻滞引起的崩漏，症见经血淋漓不尽，色暗红，伴腰骶部疼痛，痛处固定，舌质红，边有瘀点或瘀斑，苔薄白，脉弦涩。

【原料性味分析】田七味甜、微苦，性温，能散瘀止血，为主药。桃仁味苦、甜，性平，能活血祛瘀，为帮药。猪肉味甜，性平，能补肾滋阴。诸药合用，清子宫瘀滞，活血，止血，调经，适用于瘀血阻滞型崩漏人群。

【注意事项】本药膳行气活血祛瘀，平素气血亏虚者，不宜用本药膳。

六、带下（隆白呆[roengz bwzdai]）

带下是指妇女阴道内流出的一种如涕、如唾、绵绵不断的黏稠液体。本病的病因主要与外湿毒、内湿毒相关，湿毒阻碍水道、谷道，致使子宫功能失常，子宫不固，使得黏稠液体流出。故本病的病位在子宫。

（一）薏苡山药粥

【主要原料】 薏苡仁 50 g，山药 50 g，白扁豆 30 g，茯苓 30 g，大米适量。

【制作方法】 将薏苡仁、山药、白扁豆、茯苓与大米一起煮熟即可食用，早晚各 1 次。

【功效应用】 健脾除湿，止带下。可用于湿邪损伤谷道引起的带下，症见带下量多，色淡质稀，食少纳呆，腹胀便溏，舌淡，苔白，脉细涩。

【原料性味分析】 薏苡仁味甜、淡，性微寒，能通利水道，健脾止带；山药味甜，性平，能益气健脾，补肾止带；二药通利水道，除湿止带，共为主药、公药。白扁豆味甜，性微温，能健脾化湿。茯苓味甜、淡，性平，能利水渗湿，健脾；二药除谷道湿毒，健脾，共为帮药。诸药合用，通利谷道、水道湿毒，调子宫，止带，适用于湿邪困阻型带下人群。

【注意事项】 本药膳偏温补，平素脾胃有热，表现为口干口渴，舌红，苔黄，脉数等症状者，不宜用本药膳。

（二）金樱羊肉粥

【主要原料】 金樱子 30 g，山药 50 g，核桃仁 30 g，羊肉 150 g，大米适量。

【制作方法】 羊肉用葱、姜、酒炒香，再放入砂锅中与金樱子、山药、核桃仁、大米煮熟即可食用，早晚各 1 次。

【功效应用】 除谷道水湿，温水道寒滞。可用于脾肾阳虚引起的带下，症见带下清稀，食少纳呆，腰膝酸软，四肢冰凉，舌淡胖，苔白，脉弦涩。

【原料性味分析】 金樱子味酸、涩，性平，能补肾固精止带，为主药、公药。山药味甜，性平，能益气健脾，补肾止带；核桃仁味甜，性温，能补肾固精；山药、核桃仁共起补肾固精止带，为帮药。羊肉味甜，性温，能温补气血。诸药合用，健脾补肾，调子宫，止带，适用于脾肾阳虚型带下人群。

【注意事项】 本药膳偏温补，平素脾胃有热，表现为口干口渴，舌红，苔黄，脉数等症状者，不宜用本药膳。

（三）泽泻绿豆粥

【主要原料】泽泻 30 g，绿豆 30 g，车前子 20 g，大米适量。

【制作方法】将泽泻、绿豆、车前子与大米一起煮熟即可食用，早晚各 1 次。

【功效应用】清热利湿止带。可用于湿热毒邪引起的带下，症见带下量多，色黄臭污，面红目赤，腰膝酸软，舌红，苔黄，脉滑数。

【原料性味分析】泽泻味甜、淡，性寒，入肾，能渗湿止带，泻水道热毒，为主药。绿豆味甜，性寒，能清热利水；车前子味甜，性寒，能清热渗湿；绿豆、车前子能通利水道热毒，为帮药。诸药合用，清子宫热毒，止带，适用于湿热蕴结型带下人群。

【注意事项】本药膳偏寒，肾虚或脾虚者不宜食用。

七、妊娠呕吐（咪裆鹿[mizndang rueg]）

妊娠呕吐是指妊娠早期，影响谷道运化，出现恶心、呕吐、厌食，严重者食入即吐的一种病症。本病主要与妊娠早期，机体气血集聚子宫养胎，胎气充盛，阻滞谷道相关。

砂仁姜枣茶

【主要原料】砂仁 15 g，生姜 30 g，红枣 15 g。

【制作方法】将砂仁、生姜、红枣煮水当茶饮。

【功效应用】理气和中，止呕安胎。可用于脾胃虚弱引起的妊娠呕吐，症见妊娠早期，食少纳呆，恶心、呕吐，或食入即吐，舌淡红，苔薄白，脉弦细。

【原料性味分析】砂仁味辣，性温，能温谷道，止呕安胎，为主药、公药。生姜味辣，性温，能温中止呕，为帮药。红枣味甜，性温，能补中益气，养血。诸药合用，温谷道，止呕，安胎，适用于脾胃虚弱型妊娠呕吐人群。

【注意事项】本药膳偏温，阴虚血燥者，不宜用本药膳。

八、妊娠水肿（咪裆笨浮[mizndang baenzfoeg]）

妊娠水肿是指妊娠中晚期，影响水道代谢，出现肢体面目肿胀的一种病症。本病的发病有虚实之分，虚者主要与脾、肾虚弱，水湿内停相关；实者主要与湿阻气滞相关。

（一）鲫鱼赤小豆汤

【主要原料】鲫鱼1条，赤小豆50 g，生姜15 g，红枣15 g。

【制作方法】将鲫鱼去鳞净肠后，与赤小豆、生姜、红枣放入砂锅中，加水500 mL，武火煮开，文火炖烂即可。每日1次。

【功效应用】疏通谷道、水道，利水湿。可用于脾虚湿困引起的妊娠水肿，症见妊娠中期，面目和四肢水肿，伴食少纳呆，身重腹胀，舌淡红，苔白腻，脉弦滑。

【原料性味分析】鲫鱼味甜，性平，能健脾利湿；赤小豆味甜、酸，性平，能利水消肿；二药通利水道，消水肿，共为主药、公药。生姜味辣，性温，能温谷道，健脾，为帮药。红枣味甜，性温，能补中益气，养血。诸药合用，温谷道，通利水道，水肿自消，适用于脾虚湿困型妊娠水肿人群。

【注意事项】本药膳温补利水，阴虚血燥者，不宜用本药膳。

（二）扁豆冬瓜汤

【主要原料】白扁豆30 g，冬瓜皮30 g，砂仁10 g，赤小豆30 g，猪瘦肉150 g。

【制作方法】将猪肉切丝后，与白扁豆、冬瓜皮、砂仁、赤小豆一同煮，食肉喝汤，每日1次。

【功效应用】疏通谷道、水道，利水湿。可用于中焦湿热引起的妊娠水肿，症见妊娠中期，面目和四肢水肿，恶心呕吐，身重腹胀，舌红，苔黄腻，脉滑数。

【原料性味分析】白扁豆味甜，性微温，能健脾化湿；冬瓜皮味甜、淡，性寒，能通利水道，利尿消肿；两药通利水道，消水肿，共为主药、公药。砂仁味辣，性温，能理气化湿，温中；赤小豆味甜、酸，性平，能利水消肿。砂仁、赤小豆温谷道，利水道，为帮药。猪肉味甜，性平，能疏通谷道。诸药合用，温谷道，通利水道，消水肿，适用于中焦湿热型妊娠水肿人群。

【注意事项】脾虚者慎用。

九、妊娠贫血（咪裆勒内[mizndang lwednoix]）

妊娠贫血是指妇女在妊娠期，龙路气血不足，出现面色苍白、头晕、疲乏无力、气短等症状的一种病症。血常规检查可见血红蛋白降低。本病多发生于妊娠晚期，严重者可导致胎儿发育迟缓、窘迫、早产等。妊娠贫血主要与气血亏虚相关。

鲫鱼补血汤

【主要原料】 鲫鱼1条，山药30 g，枸杞子20 g，红枣15 g。

【制作方法】 鲫鱼去鳞，取出内脏，山药、枸杞子、红枣洗净沥水，所有原料放入砂锅内炖熟即可，每日1次。

【功效应用】 温谷道，养气血。可用于气血两虚型贫血，症见妊娠期，少气懒言，面色苍白，神疲乏力，舌淡白，苔薄白，脉细涩。

【原料性味分析】 鲫鱼味甜，性平，入谷道，能健脾利湿，养血，为主药、公药。山药味甜，性平，能补气健脾，益肾固精；枸杞子味甜，性平，能滋补肝肾，益精；二药补肾固精养血，共为帮药。红枣味甜，性温，能补气养血。诸药合用，温谷道，补肾固精，养血补血，适用于气血两虚型贫血人群。

【注意事项】 本药膳补养气血，阴虚血燥者，不宜用本药膳。

十、产后缺乳（产呱嘻馁[canjgvaq cijnoix]）

产后缺乳是指产妇在哺乳期乳汁甚少或全无。本病的发病主要与谷道虚弱，乳汁的生化不足，或者是乳房络脉阻滞不通等因素密切相关。

通乳汤

【主要原料】 番木瓜100 g，黄豆100 g，猪脚1只。

【制作方法】 将番木瓜、猪脚切成小块后，与黄豆共炖至猪脚烂熟，佐餐服，每日1次。

【功效应用】 补虚通乳。可用于产后乳房络脉阻滞不通引起的缺乳，症见产后乳汁排出不畅，乳汁过少，伴胸闷胁胀，舌暗红，苔薄白，脉弦涩。

【原料性味分析】 番木瓜味甜，性平，入谷道，能消食下乳，为主药。黄豆味甜，性平，入谷道，能健脾导滞，益气通乳，为帮药。猪脚味甜、咸，性平，能补血，通乳。诸药合用，温谷道，养血补血，通乳，适用于乳房络脉阻滞型产后缺乳人群。

第三章　儿科病药膳

一、小儿伤风（勒爷叮凉[lwgnyez dengliengz]）

小儿伤风是指小儿感受痧、瘴、风、寒等邪毒之气，经口鼻而入，侵犯气道，使气道受阻或功能失调，肺调节和化生功能失职，出现鼻塞、流涕、喷嚏、头痛、恶寒、发热、全身不适、脉浮等症状的一种病症。相当于中医学的感冒，西医学的急性上呼吸道感染。临床上根据患者的症状以风寒感冒、风热感冒、气虚感冒为常见。

（一）葱姜汤

【主要原料】葱白 15 g，生姜 3 片。

【制作方法】将葱白洗净，葱白头切成碎末；生姜切碎如米粒状。加水适量，水开后加入适量糖，热服，裹被以助汗出。

【功效应用】调气道，祛风散寒。可用于寒毒导致的伤风，症见恶寒，头痛，全身不适，舌淡，苔薄白，脉紧。

【原料性味分析】葱白、生姜为生活中常见的调味品。葱白味微辣，性温，归肺胃经，能调气道，发汗解表，散寒通阳，为主药、公药。生姜味辣，性温，归肺胃、脾经，入气道、谷道，能散寒解表，止呕，温肺止咳，为帮药。二者配合，散寒毒，解表，可用于寒毒所导致的伤风，适用于风寒型感冒小儿。

【注意事项】本药膳偏于温补，表现为口干口渴，发热，舌红，苔黄，脉数等症状者，不宜用本方。

（二）枇杷大鱼百草汤

【主要原料】鱼腥草 10 g，枇杷叶 9 g，大叶桉 9 g，甘草 6 g。

【制作方法】将上述草药洗净，加入 1500 mL 清水，泡 30 分钟，煎取 600 mL，分早、中、晚 3 次服用，每次 200 mL。

【功效应用】解毒补虚。可用于风热型感冒，症见发热，头痛，全身酸痛，呕吐，舌红，苔薄白，脉浮数。

【原料性味分析】鱼腥草味辣，性微寒，入气道，能清热解毒，为主药。枇杷叶味苦、微辣，性微寒，入气道，能清肺止咳，降逆止呕，为帮药。大叶桉味辣、苦，性平，能疏风解热；甘草味甜，性平，能补脾益气，清热解毒，祛痰止咳。诸药合用，清热毒，通气道，化痰止咳，适用于风热型感冒小儿。

【注意事项】素体阴虚、阳虚之人慎用。

（三）黄芪鸡肉汤

【主要原料】生黄芪 30 g，甘草 10 g，公鸡肉 60 g，葱白 10 根，生姜 5 g。

【制作方法】黄芪、甘草洗净，生姜切碎如米粒状，葱白切碎。前述几味入锅，加水适量，煎取浓药汁 50～100 mL。鸡肉洗净，切小块，热油，将鸡肉放入锅中，兑入药汁，加适量清水，煮沸后改小火收汁，放入料酒、味精、酱油，拌炒即成。

【功效应用】调气补虚，解表散寒。可用于气虚所导致的感冒，症见发热恶寒，倦怠乏力，少气懒言，舌质淡，苔薄白，脉浮而无力。

【原料性味分析】黄芪味甜，性微温，入气道、谷道，能补气升阳，固表止汗，为主药、公药。甘草味甜，性平，归肺、脾、胃、心经，能补脾益气，清热解毒，祛痰止咳，为帮药。壮医强调，补虚必备血肉有情之品，黄芪、甘草与鸡肉同煮有补气血和补阳散寒的作用。诸药合用，补气道、谷道虚损，化痰止咳，适用于气虚型小儿伤风。

二、小儿咳嗽（勒爷贫埃[lwgnyez baenzae]）

小儿咳嗽是指小儿外感邪毒之气，引起气道闭阻，气逆而上，以咳嗽气喘、鼻扇为主要症状的一种病症。四季均可发生，以冬春季为常见，婴幼儿居多。本病由风毒之邪或时行疫毒乘虚从口鼻侵犯人体，阻滞于气道，导致气道不通畅或功能失调，肺调节和宣发功能失职，阻滞三道两路，痰气交阻而成。小儿咳嗽多以外感为主。

（一）萝卜葱白汤

【主要原料】萝卜 60 g，葱白 15 g，生姜适量。

【制作方法】将萝卜洗净，切块放入锅中，加适量清水，开大火煮至萝卜熟透，再放入姜和葱白熬煮，熬好后连渣服用。

【功效应用】 宣通气道，止咳散寒。可用于风寒所导致的小儿咳嗽，症见咳嗽，咳痰，恶寒，发热，头痛，全身不适等，舌淡红，苔薄白，脉浮紧。

【原料性味分析】 萝卜味辣、甜，性凉，能入气道、谷道，通气道，化痰热，下气，宽中解毒，为主药、公药。葱白味微辣，性温，入气道，能发汗解表，散寒通阳，为帮药。生姜味辣，性温，能温气道，祛谷道寒邪。诸药合用，散气道、谷道寒毒，化痰宣肺，止咳嗽，适用于风寒型小儿咳嗽。

（二）罗汉茶冰饮

【主要原料】 罗汉茶 5 g，麦冬 3 g，冰糖适量。

【制作方法】 罗汉果、麦冬用清水洗净，加水适量，煎 15 分钟，放入冰糖，同煮 5 分钟，取 50～100 mL 药水，趁热服用。

【功效应用】 宣通气道，解毒化痰。可用于风热导致的小儿咳嗽，症见咳嗽咳痰，痰黄黏稠，发热，恶寒，口渴，咽喉肿痛，舌红，苔薄黄，脉浮数。

【原料性味分析】 罗汉茶味甜，性凉，入气道，能清热润肺，止咳化痰，为主药、公药。冰糖味甜，性平，能补中益气，润肺止咳；麦冬味甜、微苦，性寒，能养阴生津，润肺清心，润肺止咳，为帮药。诸药合用，宣散气道热毒，宣肺生津，止咳嗽，适用于风热型小儿咳嗽。

【注意事项】 小儿恶寒、苔白者慎用。

（三）雪梨炖冬菇

【主要原料】 雪梨 2～3 个，冬菇 20 g，冰糖适量。

【制作方法】 将雪梨去皮切成片，冬菇洗净切皮，加适量水和冰糖同炖，熟后，早晚分两次连汤服食，一般 2～3 天即见成效。

【功效应用】 宣通气道，润燥止咳。可用于风燥所引起的小儿咳嗽，症见咳嗽、咳痰，或干咳少痰、咽干口燥，舌红，苔薄黄，脉细数。

【原料性味分析】 雪梨味甜，性寒，能润肺清燥，止咳化痰，为主药。冬菇味甜、咸，性寒，能补肝，益肠胃，抗癌，为帮药。两药合用，补气道阴津，润肺止咳，适用于燥热型小儿咳嗽。

（四）黄芪虫草鸡汤

【主要原料】 母鸡肉 100 g，黄芪 10 g，冬虫夏草 5 g，陈皮 3 g。

【制作方法】母鸡肉洗净，去肥油，切块。将鸡块放入沸水中汆一下，与黄芪、冬虫夏草、陈皮一起放入炖盅内，再加入适量开水，用文火隔水炖 3 小时，调味后即可食用。

【功效应用】宣通气道，健脾补肺。可用于脾肺气虚型小儿咳嗽，症见咳嗽痰稀色白，少气懒言，食少纳呆，舌淡，苔薄白，脉沉涩。

【原料性味分析】黄芪味甜，性微温，入气道以补气，入龙路促生血，健脾补中，升阳，益卫固表，利尿，生肌，为主药、公药。冬虫夏草味甜，性平，入气道，能补肾壮阳，补肺平喘，止血化痰，为帮药。陈皮味辣、苦，性温，能燥湿健脾，理气化痰；鸡肉味甜，性温，能补气血，温阳散寒。诸药合用，健脾益气，培土生金，适用于脾肺气虚型小儿咳嗽患者。

三、小儿哮喘（勒爷哈加[lwgnyez haebgyawh]）

小儿哮喘是小儿常见的一种肺系疾病，是以反复发作的哮鸣气喘为主的一种病症。哮指声响，喘指气息。壮医认为，本病病因分为内因和外因两类，内因为素体虚弱，痰湿内盛，阻于气道，气逆上冲；外因多为毒邪侵袭，或接触某些致敏物质（如花粉、绒毛、烟尘、鱼虾、油漆、寄生虫、螨等），或过食生冷、咸、酸、辣之物，引动伏痰，气逆上冲。

（一）白姜陈皮汤

【主要原料】白果 9 g，生姜 5 片，陈皮 6 g。

【制作方法】将上述药物洗净，放入锅中，加适量水大火烧开，换小火煎煮 20 分钟，取 200～300 mL 药液，分 3 次服，可加适量红糖。

【功效应用】温通气道，止咳平喘。可用于冷哮型小儿哮喘，症见咳嗽喘促，喉间痰鸣，吐白痰，流清鼻涕，舌淡，苔薄白，脉沉迟。

【原料性味分析】白果味甜、苦、涩，性平，有小毒，入肺、肾经，能敛肺平喘，为主药。陈皮味辣、苦，性温，能燥湿健脾，理气化痰，为帮药。生姜味辣，性温，能温气道，谷道寒邪。诸药合用，散气道寒毒，宣肺化痰平喘，适用于冷哮型小儿哮喘患者。

【注意事项】白果略有小毒，不可炒用或生吃。

（二）双白皮汤

【主要原料】萝卜 100 g，白果 9 g，鲜橘皮或陈皮 6 g。

【制作方法】将上述药物洗净，放入锅中，加适量水，大火烧开，换小火煎煮 20 分钟，煎取 200～300 mL 药液，分 3 次服，可加适量冰糖。

【功效应用】清宣气道，化痰平喘。可用于痰热阻肺引起的小儿哮喘，症见咳痰喘嗽，喉间哮鸣音，鼻涕黏稠色黄，舌质红，苔黄腻，脉滑数。

【原料性味分析】萝卜味辣、甜，性凉，能入气道、谷道，通气道，化痰热，下气，宽中解毒，为主药、母药。白果味甜、苦、涩，性平，有小毒，入肺、肾经，敛肺平喘；陈皮味辣、苦，性温，燥湿健脾，理气化痰；白果、陈皮能理气化痰，宣肺平喘，为帮药。诸药合用，清气道热毒，宣肺化痰平喘，适用于热证哮喘型小儿。

【注意事项】白果略有小毒，不可炒用或生吃。

（三）虚喘方

【主要原料】鲜山药 120 g，牛蒡子 9 g，生姜 3 片，五指毛桃 30 g，大枣 5 颗，排骨适量，红糖适量。

【制作方法】将上述原料洗净放入锅中，加适量水大火烧开，换小火煎煮 20 分钟，吃肉和山药，喝汤。

【功效应用】温通气道，祛痰平喘。可用于哮喘日久、肺脾气虚证，症见咳嗽气喘，气短自汗，少气懒言，面色少华，记忆力减退，舌质淡，苔薄白，脉弦涩。

【原料性味分析】山药味甜，性平，能入气道、谷道、水道，健脾补肺强肾，为主药、母药。牛蒡子味辣、苦，性寒，疏散风热，清热解毒，消肿散结，为帮药；生姜味辣，性温，温气道，谷道寒邪；五指毛桃味甜，性平，健脾补肺，疏通气道，舒筋活络；排骨味甜、咸，性平，补肾养血，滋阴生津。诸药合用，补气道、谷道，养血，化痰平喘，适用于虚喘型小儿。

四、小儿食积（嘞爷东郎[lwgnyez dungxraeng]）

小儿食积主要是指因调护失宜或喂养不当引起的小儿内伤乳食，以饮食停聚中焦，积气不化而引起的不思饮食，食而不化，或腹脘胀满，嗳气酸腐，大便溏烂或秘结酸臭等为主要症状的一种病症。

（一）谷芽金橘饮

【主要原料】炒谷芽 15 g，金橘 2～3 个。

【制作方法】金橘洗净压扁。将炒谷芽放入砂锅内，加冷水 200 mL，浸泡 30 分钟，煎煮 15 分钟，再放入金橘煮 5 分钟，加少量糖，当茶饮。

【功效应用】宣通谷道，行气和胃。可用于饮食停滞胃肠引起的小儿食滞，症见不思饮食，脘腹胀痛，嗳气酸腐，舌质红，苔黄腻，脉滑数。

【原料性味分析】炒谷芽味甜，性平，入谷道，养胃健脾，消食和中，为主药、公药。金橘味甜、辣、酸，性温，理气解郁，化痰，为帮药。两药合用，通谷道，理气健脾导滞，适用于积滞胃肠型小儿食滞人群。

（二）山药牛奶蜂蜜饮

【主要原料】鲜山药 120 g，牛奶 250 mL，蜂蜜适量，生姜 3 片。

【制作方法】将山药洗净，上锅蒸熟，去皮。将牛奶与生姜同煮至 50 摄氏度。将山药、牛奶姜汁放入搅拌机中搅打均匀，加蜂蜜调味即可。

【功效应用】温通谷道，健脾和胃。可用于脾胃虚弱引起的小儿食滞，症见面色萎黄，形体消瘦，不思饮食，舌质淡，苔薄白，脉弦涩。

【原料性味分析】山药味甜，性平，能入气道、谷道、水道，健脾补肺强肾，为主药、公药。牛奶味甜，性平寒，能通气道，谷道，补虚损；生姜味辣，性温，能温气道，除谷道寒邪；蜂蜜味甜，性平，能补气，温谷道。诸药合用，通气道，温谷道，健脾和胃，适用于脾胃虚弱型小儿食滞人群。

五、小儿疳积（勒爷嘛疳[lwgnyez baenzgam]）

小儿疳积是由喂养不当，导致谷道受损，耗伤气液的一种慢性疾病，临床上常见患儿身形消瘦，面色萎黄，精神萎靡，头发稀疏，饮食行为异常等，发病无明显季节性，5 岁以下小儿常见。本病病位主要在脾胃，故治疗上当以祛毒补虚、调养谷道为主。

（一）鸡内金消疳汤

【主要原料】葫芦茶 10 g，鸡内金 5 g，山楂 5 g。

【制作方法】将上述药物洗净，加水适量，煎 20 分钟，趁热服用，每日

1剂。

【功效应用】宣通谷道，化疳消积。可用于饮食积滞胃肠引起的小儿疳积，症见身形消瘦，面色萎黄，精神萎靡，头发稀疏，舌质红，苔黄腻，脉弦数。

【原料性味分析】葫芦茶味苦、涩，性凉，通调谷道、水道，解毒除湿，为主药、公药。鸡内金味甜，性平，入谷道、水道，消食健胃，涩精止遗，为帮药。山楂味酸、甜，性微温，入谷道，消食，化滞。诸药合用，通谷道，消食滞，健脾和胃，适用于实证疳积小儿人群。

（二）葫芦茶瘦肉汤

【主要原料】葫芦茶300 g，猪瘦肉200 g，陈皮10 g，生姜适量。

【制作方法】将猪瘦肉洗净，剁成肉末，放入锅中，加入盐、姜片、陈皮、葫芦茶，加水煮沸后转小火煲2小时。

【功效应用】宣通谷道，化疳补虚。可用于脾胃虚弱、运化失常引起的小儿疳积，症见身形消瘦，面色萎黄，食少纳呆，精神萎靡，舌质淡，苔薄白，脉沉涩。

【原料性味分析】葫芦茶味苦、涩，性凉，通谷道、水道，解毒除湿，为主药、公药。陈皮味辣、苦，性温，入谷道，燥湿健脾，理气化痰，为帮药。猪瘦肉味甜、咸，性微寒，补气养血，补肾滋阴；生姜味辣，性温，能温气道，除谷道寒邪。诸药合用，健脾补肾养血，解毒利湿，适用于脾胃气虚型小儿食滞人群。

六、小儿泄泻（勒爷喔细[lwgnyez oksiq]）

小儿泄泻主要是小儿感受外邪或者内伤影响谷道，以大便次数增多，粪便溏烂或夹有未消化食物为主要症状的一种病症。壮医将本病病因分为外感和内伤。外感是由于感受季节时令的邪毒。如冬春之邪，多由于风寒邪气侵袭谷道；夏暑之季，则由于暑热之毒侵入谷道；初秋湿邪当道，加之饮食不当，使病邪直达谷道，使谷道功能失职。内伤主要由于饮食不当或者素体虚弱，使谷道调节和运化的功能失常引起。

（一）藿白姜粥

【主要原料】藿香10 g，紫苏叶10 g，白芷10 g，生姜适量，大米250 g。

【制作方法】将大米洗净，加水 1000 mL，熬成粥，将藿香、紫苏叶、白芷、生姜洗净，放入纱布袋中，同粥共煮 15 分钟，拿出纱布袋，待粥冷却至合适温度后服用。

【功效应用】宣通谷道，化湿和中。可用于风寒之邪侵袭谷道引起的小儿泄泻，症见发热，恶寒，腹胀，腹泻，腹中肠鸣，舌淡红，苔白腻，脉弦紧。

【原料性味分析】藿香味甜、辣，性微温，解表化湿，为主药、公药。白芷味辣，性温，散寒解表，化湿和中，可助藿香辛散之力，为帮药。紫苏叶味辣，性温，发散解表，行气宽中；生姜味辣，性温，温气道，散寒邪。诸药合用，可起到祛风散寒，化湿和中之效，适用于风寒型小儿泄泻人群。

（二）葛根粥

【主要原料】葛根 20 g，大米 100 g，白糖适量。

【制作方法】将葛根洗净后放入锅中，加入适量清水，水煎取汁，加大米煮粥，待熟时加入白糖，搅拌 2 分钟即可。

【功效应用】宣通谷道，升阳止泻。可用于湿热中阻引起的小儿泄泻，症见肢体困倦，腹胀、腹泻，大便黏膜不爽，腰腹酸痛，舌红，苔黄腻，脉滑数。

【原料性味分析】葛根味甜、辣，性凉，入谷道，解表退热，止泻，为主药。大米味甜，性平，补中益气，健脾养胃；白糖味甜，性平，能带药入谷道，补中益气，润肺生津。三者合用，发表解肌，升阳止泻，适用于湿热型小儿泄泻人群。

【注意事项】虚寒者忌用，胃寒呕吐者慎用。

（三）山楂萝卜饮

【主要原料】山楂 30 g，萝卜 250 g。

【制作方法】将山楂、萝卜洗净，萝卜切成细条，将山楂、萝卜放入砂锅中，加 1000 mL 纯净水，煮至沸腾后调小火，继续煎煮 20 分钟，去渣存液，频服即可。

【功效应用】宣通谷道，消食化积。可用于伤食引起的小儿泄泻，症见腹胀、腹泻，不思饮食，大便臭污，伴有不消化食物，舌质暗，苔白厚腻，脉弦滑。

【原料性味分析】山楂味酸、甜，性微温，入谷道，消食化积，化滞散瘀，为主药。萝卜味辣、甜，性凉，入谷道，通气道，化痰热，理气消积，宽中解毒，为帮药。两药合用，消食化积，理气健脾，适用于伤食型小儿泄泻人群。

（四）焦米汤

【主要原料】大米500 g。

【制作方法】将大米洗净，晒半干，炒至焦黄，100 mL水中加焦米6～10 g，文火煮1小时，加食盐少许，饮汤。

【功效应用】宣通谷道，补脾止泻。可用于脾胃虚寒引起的小儿泄泻，症见腹胀、腹泻，食少纳呆，大便稀溏，舌质淡，苔薄白，脉沉细。

【原料性味分析】大米味甜，性平，入谷道，补中益气，健脾养胃。焦米是将大米用文火炒至微黄后的产物，具有减肥消脂、消炎止痛、驱毒止泻的功效。焦米泡茶有止渴消暑、保护肠胃的作用，适用于脾虚型小儿泄泻人群。

七、小儿中毒性痢疾（勒爷兵细笃[lwgnyez binghsiqdoeg]）

小儿中毒性痢疾是以发病急骤，高热、抽筋，甚至呼吸困难为特征，伴大便次数增多而量少，夹杂黏液脓血，腹痛，大便急胀症状的一种急性传染性疾病。本病多发于夏秋季节，常见于2～7岁的小儿，发病急，变化快，病情凶险。壮医认为，小儿中毒性痢疾是由饮食不洁，湿热疫毒从口而入，蕴伏谷道，与气血相搏，导致谷道损伤，气血瘀滞，谷道传导功能失职，毒血混杂而下。临床上以突发高热、反复惊厥、嗜睡、昏迷和休克等为主要症状。轻者烦躁，胡言乱语，四肢发冷，呼吸深浅不匀；重者呼吸困难，高热抽筋，甚至昏迷。

（一）鲜马齿苋汁

【主要原料】鲜马齿苋50 g。

【制作方法】鲜马齿苋榨汁，少量温服。

【功效应用】除湿毒，清热毒，止痢疾。可用于痢疾湿毒较重者，症见痢下赤白，以白色黏冻物为主，伴腹痛绵绵，里急后重，肛门无灼热，口不渴，舌淡，苔白，脉滑。

【原料性味分析】马齿苋味酸，性寒，长于除湿毒，清热毒，通水道，为治痢疾的要药，内服湿热邪毒得清，使水谷二道各司其职，则痢下自愈，适用于湿热型小儿中毒性痢疾人群。

【注意事项】本药膳长于清湿热，体质虚弱、虚寒者慎用。

（二）地桃花水

【主要原料】地桃花 50 g。

【制作方法】地桃花洗净，加水适量，煮取汁液，少量温服。

【功效应用】清热毒，除湿毒，止痢疾。可用于痢疾热毒较盛者，症见痢下赤白脓血或无下痢表现，灌肠液检查有脓细胞，腹痛剧烈，甚至腹胀如鼓，高热不退，舌红绛，苔黄燥，脉极数或脉微细无力。

【原料性味分析】地桃花味甜、辣，性凉，能除湿毒，清热毒，去除痢疾之因。内服湿热邪毒得清，水谷二道各司其职，则痢下自愈，适用于湿热型小儿中毒性痢疾人群。

【注意事项】本药膳长于清热解毒，体质虚弱、虚寒者慎用。

（三）凤尾草止痢汤

【主要原料】鲜凤尾草 30 g，鲜雷公根 30 g，鲜紫花地丁 15 g，猪瘦肉 50 g。

【制作方法】鲜凤尾草、鲜雷公根、鲜紫花地丁洗净，猪瘦肉切丝加入黄酒、盐、油腌制。所有原料入锅，加水适量煮汤。

【功效应用】清热毒，除湿毒，止痢疾。可用于痢疾湿毒热毒并重者，症见痢下赤白，夹鲜紫脓血，伴腹痛，里急后重，肛门灼热，身热口渴，舌质红绛，苔黄腻，舌下脉络粗胀、色青紫，脉滑数等。

【原料性味分析】凤尾草味淡、微苦，性凉，长于清热毒，除湿毒，调谷道，止血；雷公根味苦，性寒，善清热毒，除湿毒，通龙路，止血；二药均是治疗痢疾的要药，为主药、母药。紫花地丁味苦、辣，性寒，可增强主药清热毒，除湿毒之力，为帮药。猪瘦肉味甜、咸，性平，通谷道，滋阴润燥，为带药。诸药合用，共奏清热毒、除湿毒、止痢疾之效，适用于湿热并重型小儿中毒性痢疾人群。

【注意事项】本药膳长于清湿热，体质虚弱、虚寒者慎用。

（四）肉桂粥

【主要原料】肉桂 3 g，当归 3 g，陈皮 3 g，山楂 6 g，粳米 100 g，红糖适量。

【制作方法】先将肉桂、当归、陈皮、山楂煎取汁去渣，再用药汁煮粳米粥，加入红糖。

【功效应用】祛寒毒，温补脾肾，止痢疾。可用于虚寒痢，症见腹部隐痛，缠绵不已，喜按喜温，痢下赤白清稀，无腥臭，或为白冻，甚则滑脱不禁，肛门坠胀，便后更甚，形寒畏冷，四肢不温，食少神疲，腰膝酸软，舌淡，苔薄白，脉沉细弱。

【原料性味分析】肉桂味辣、甜，性热，补火助阳，散寒止痛，活血通经；当归味甜、辣，性温，平衡气血，通经止痛，润肠通便；两药祛寒毒，温谷道，为主药。陈皮味苦、辣，性温，理气健脾，燥湿化痰；粳米味甜，性平，调谷道，补中益气，除烦止渴，止泻痢；山楂味酸、甜，性微温，消食健胃，行气散瘀，化浊降脂；三药共为帮药，调谷道积滞。诸药合用，共奏祛寒毒、温补脾肾、止痢疾之效，适用于虚寒型小儿中毒性痢疾人群。

【注意事项】本药膳长于清寒热，阴虚、阳盛、湿热体质者慎用。

（五）沙参干贝鸡子黄汤

【主要原料】沙参 15，干贝 100 g，鸡子黄 1 枚。

【制作方法】沙参、干贝洗净置入锅内，加适量水，小火煮开，加入鸡子黄。

【功效应用】滋脾肾阴，止痢疾。可用于阴虚型小儿中毒性痢疾，症见痢下赤白，日久不愈，脓血黏稠，或下鲜血，脐下灼痛，虚坐努责，食少，心烦口干，至夜转剧，舌红绛少津，苔少或花剥，脉细数。

【原料性味分析】沙参味甜、微苦，性微寒，通谷道、气道，滋胃阴，为主药、公药。干贝味甜、微腥，调谷道、水道，滋阴补肾，和胃生津，健脾，祛脂降压，为帮药。鸡子黄味甜，性平，滋阴润燥，养血熄风，调节血脂。诸药合用，共奏滋脾肾阴、止痢疾之效，适用于阴虚型小儿中毒性痢疾人群。

【注意事项】忌与浓茶、橄榄同食。

八、小儿便秘（勒爷屙嘿嘎/阿意囊[lwgnyez okhaexgaz/okhaexndangj]）

小儿便秘是指因小儿大肠传导失常导致的大便秘结不通，排便时间延长，或欲大便而艰涩不畅的一种病症。病因主要为热结、气滞、气血阴阳亏虚。常见的临床表现为数日不便，排便困难，大便干结。

（一）鸡内金粥

【主要原料】鸡内金 5 g，大米 20 g。

【制作方法】鸡内金洗净研末，加入大米煮粥。

【功效应用】通谷道，消积导滞，通便。可用于食滞胃肠型小儿便秘，症见大便秘结不通，脘腹胀满，不思饮食，或恶心呕吐，或有口臭，手足心热，小便黄少，舌质红，苔黄厚，脉沉有力，指纹紫滞。

【原料性味分析】鸡内金味甜，性平，健胃消食，软坚化石，涩精止遗；大米味甜，性平，健脾养胃，助消化。诸药合用，通谷道，消积导滞通便，适用于食滞胃肠型小儿便秘人群。

（二）番泻叶蜂蜜水

【主要原料】鲜番泻叶 10 g，蜂蜜适量。

【制作方法】鲜番泻叶榨取汁液，加入适量蜂蜜调味。

【功效应用】清谷道，润肠通便。可用于热结便秘，症见大便干结，排便困难，甚则便秘不通，面赤身热，腹胀或痛，小便短赤，或口干口臭，或口舌生疮，舌质红，苔黄燥，脉滑实，指纹紫滞。

【原料性味分析】番泻叶味甜、苦，性寒，泻热行滞，通便，利水；蜂蜜味甜，性平，滋阴润燥，补虚通便，祛谷道热毒。诸药合用，共奏清谷道、润肠通便之效，适用于燥热便秘型小儿人群。

【注意事项】本药膳清热滑肠，脾胃虚寒者慎用。

（三）玫瑰花汁

【主要原料】鲜玫瑰花 10 g，蜂蜜适量。

【制作方法】鲜玫瑰花榨取汁液，加入蜂蜜调味。

【功效应用】通谷道，消气滞。适用于气秘，症见大便秘结，欲便不得，甚或胸胁痞满，腹胀疼痛，嗳气频作，舌质红，苔薄白，脉弦，指纹滞。

【原料性味分析】玫瑰花味甜、微苦，性温，祛瘀毒，通水道，疏肝解郁；蜂蜜味甜，性平，滋阴润燥，补虚通便，祛谷道热毒。诸药合用，共奏通谷道、消积滞、通便之效，适用于气滞型小儿便秘人群。

【注意事项】本药膳行气活血，气虚者慎用。

（四）黄芪蜂蜜水

【主要原料】黄芪 15 g，蜂蜜适量。

【制作方法】黄芪加水适量煮水，加入蜂蜜调味。

【功效应用】通谷道，益气通便。适用于气虚型小儿便秘，症见时有便意，大便不干燥，仍努挣难下，排便时汗出气短，便后神疲乏力，面色少华，舌淡，苔薄，脉虚弱，指纹淡红。

【原料性味分析】黄芪味甜，性微温，入气道以补气，入龙路促生血，健脾补中，升阳，益卫固表，利尿，生肌；蜂蜜味甜，性平，滋阴润燥，补虚通便。诸药合用，通谷道，益气通便，适用于气虚型小儿便秘人群。

【注意事项】本药膳补益气血，阳盛者、实热者忌用。

九、小儿遗尿（勒爷幽哩[lwgnyez nyouhlih]）

小儿遗尿是由水道功能虚损或失调导致不能自主控制排尿，经常有尿液经尿道口自行流出的一种病症。壮医认为本病属于水道病范畴，以 5～10 岁的儿童多见。轻者数夜一次，重者一夜数次。本病多以虚证为主。

（一）遗尿肾虚汤

【主要原料】山药、益智仁（盐炒）、乌药各 60 g，猪脬 1 具（约 300 g）。

【制作方法】将山药、益智仁、乌药研磨成细末，用纱布包好，与猪脬共炖至熟。每日 2 次，吃肉饮汤。

【功效】温通水道，固涩膀胱。主要用于肾气不足引起的小儿遗尿，症见梦中多遗，小便清长，面色少华，神疲乏力，舌质淡，苔白滑，脉沉涩。

【原料性味分析】山药味甜，性平，能入气道、谷道、水道，健脾补肺强肾；益智仁味辣，性温，入谷道、水道，温脾暖肾，固气摄精；二药温补肾阳，固精止遗，为主药、公药。乌药味辣，性温，入水道，顺气，开郁，散寒，为帮药。猪脬味甜、咸，性平，能带药入水道，止渴，缩尿，除湿。诸药合用，温补肾阳，固涩膀胱，遗尿自止，适用于肾虚型小儿遗尿人群。

【注意事项】气虚内热者禁用。

（二）黑豆煲狗肉

【主要原料】狗肉 250 g，黑豆 150 g，陈皮 6 g，枸杞子 10 g。

【制作方法】黑豆用水浸泡2小时；狗肉洗净，切成小块；陈皮切成丝。将锅烧热，放入油、盐和狗肉炒至半熟，加入黑豆、枸杞子、陈皮，再炒片刻，加清水适量，用文火煲至黑豆烂熟即可。一日内分2次食完，2～3日1次，连服1个月。

【功效】温水道，补肾固摄。主要用于肾阳不足引起的小儿遗尿，症见尿床频数，尿量多，平时尿多清长，神倦乏力，怕冷，沉睡不易醒，舌质淡，苔白滑，脉沉细。

【原料性味分析】黑豆味甜，性平，黑色属水走肾，补肾养肾，滋补精血；狗肉味甜、咸，性温，能温气道、谷道、水道、龙路，补肾壮阳，健脾行气；二药补肾壮阳，固摄缩尿，为主药、公药。陈皮味辣、苦，性温，入气道、谷道，理气燥湿，能制狗肉的燥热，为帮药。枸杞子味甜，性平，滋补肝肾。诸药合用，温补肾阳，固摄缩尿，遗尿自止，适用于肾阳虚型小儿遗尿人群。

【注意事项】阴虚火旺者禁用。

（三）金樱根鸡蛋汤

【主要原料】金樱根15 g，鸡蛋1个，生姜3片，花生油、葱花适量。

【制作方法】将金樱根洗净，用冷水浸泡10～20分钟，生姜切丝备用，将鸡蛋打散加入适量食盐备用。干锅中加入花生油，待油热后放入姜丝、金樱根爆炒，再加入鸡蛋液，加适量食盐爆炒后加水，改文火煮沸腾，出锅后加入葱花即可。

【功效】温通水道，健脾缩尿。主要用于脾气虚引起的遗尿，症见尿床频数，尿量多，平时尿多清长，食少纳呆，神倦乏力，舌质淡，苔薄白，脉沉缓。

【原料性味分析】金樱根味酸、涩，性平，入水道，归脾、肝、肾经，涩肠固精，益肾补血，为主药、公药。鸡蛋味甜，性平，养血润燥；生姜味辣，性温，温谷道，散寒邪。诸药合用，温脾肾阳，固摄缩尿，遗尿自止，适用于脾气虚型小儿遗尿人群。

【注意事项】外邪内侵等导致的遗精、尿频者不宜使用。

十、小儿多汗症（勒爷优平[lwgnyez youhbingz]）

小儿多汗症是指小儿在安静状态下局部或者全身出汗过多，甚至大汗淋漓的一种病症。多因先天或后天多种因素导致身体虚弱，腠理不固，开阖失司，水道功能失常，津液外泄。故治疗时以调气、补虚、止汗为主。

（一）土人参蒸肉

【主要原料】 土人参 50 g，猪瘦肉 100 g，鸡蛋 1 个，面粉 500 g，葱花、生姜末适量。

【制作方法】 将猪瘦肉和土人参洗净后放在碎肉机中，绞成末，加入面粉、鸡蛋清、葱花、生姜末、蚝油、玉米淀粉、食盐、料酒，搅拌均匀，在蒸锅中蒸 15 分钟即可。

【功效】 温谷道，通气道。可用于肺脾气虚型小儿多汗症，症见小儿多汗，活动后加重，少气懒言，食少纳呆，舌质淡，苔薄白，脉沉缓。

【原料性味分析】 土人参味甜，性平，入气道、谷道、水道，归肺、脾、肾经，补肺健脾，益气敛汗，为主药、公药。猪瘦肉味甜、咸，性微寒，补气养血，补肾滋阴；鸡蛋味甜，性平，养血润燥；葱花、生姜味辣，性温，温气道、谷道。诸药合用，补脾益肺，固摄敛汗，适用于肺脾气虚型小儿多汗症人群。

（二）泥鳅汤

【主要原料】 活泥鳅 200 g，豆腐 1 块。

【制作方法】 将泥鳅洗净去肠杂和头，豆腐切块备用。热锅，放油，将泥鳅和豆腐煎至金黄色，再加适量水煮熟，加适量盐，吃肉喝汤，2～3 天 1 次。

【功效】 温水道，滋阴润燥。可用于气阴两虚型小儿多汗症，症见心烦少寐，睡后出汗，或伴有口渴，手足心热，舌质红，苔少，脉细数。

【原料性味分析】 泥鳅味甜，性平，滋阴祛湿，补肾壮阳，含有丰富的蛋白质，还能补中益气，祛毒化湿，治消渴，养肾生精；豆腐味甜，性凉，清热润燥。二者合用，滋阴清热，固摄止汗，适用于气阴亏虚型小儿多汗症人群。

【注意事项】 脾胃虚寒者慎用。

（三）葫芦黄薏茶

【主要原料】 葫芦茶 50 g，薏苡仁 30 g，黄芪 15 g。

【制作方法】 将葫芦茶、薏苡仁、黄芪洗净后，加入 1000 mL 清水，煮沸腾后放置冷却，代茶饮。

【功效】 清热利湿，通水道。可用于湿热熏蒸型小儿多汗症，症见自汗，汗出黏稠，活动后加重，肢体困倦，舌质红，苔黄腻，脉滑数。

【原料性味分析】 葫芦茶味苦、涩，性凉，入谷道、水道，通谷道、水道，解毒除湿，为主药。薏苡仁味甜、淡，性微寒，入气道、谷道、水道，利水渗湿，健脾止泻，祛湿除痹，清热排脓；黄芪味甜，性微温，益气固表，清利湿热；薏苡仁、黄芪加强清热利湿，为帮药。诸药合用，清热利湿，补中益气，固表止汗，适用于湿热熏蒸型小儿多汗症人群。

【注意事项】 体质虚寒者勿长期服用。

第四章　五官科病药膳

壮医认为，人类和万物一样，都是气的产物，气是生命的本源。壮医三气同步养生观是指人与天、人与地、人与人之气同步运行。天气主升，地气主降，人气主和，只有三气保持平衡，人才得以健康长寿。壮医把人体也分为三部，头部为天，足部为地，中部为人。五官科疾病多为天部病变，天气升清之职失司，与地部、人部之气不能同步运行，制约化生，阴阳的动态平衡失常，出现一系列疾病。

一、红眼病［嘞嗒咛[lwgda'nding]（急性结膜炎/火眼）］

红眼病指传染性结膜炎，又叫“暴发火眼”，是一种急性传染性眼炎。中医称本病为“暴风客热”或“天行赤眼”。壮医认为此病是由外感风热邪毒所致，故宜驱风散邪，清热解毒。

桑叶猪肝汤

【主要原料】桑叶 15 g，猪肝 100 g。

【制作方法】猪肝洗净切片，加适量清水，以武火煮沸，放桑叶和适量调味品，再以文火焖 20 分钟，吃肉喝汤。

【功效应用】调气道，祛邪毒，调气止痛。可用于风湿热毒引起的红眼病，症见眼部结膜发红，伴有脓性分泌物，眼痛，眼痒，舌质红，苔薄黄，脉数。

【原料性味分析】桑叶味苦、甜，性寒，归肺、肝经，疏散风热，清肺润燥，平肝明目，凉血止血，为主药、母药。猪肝味甜、苦，性温，归肝经，补肝明目，养血。诸物配合，调天部气机，祛风毒，清热毒，适用于湿热蕴结型红眼病人群。

【注意事项】本药膳偏于清凉，寒邪病变者，不宜用本方。

二、夜盲症

夜盲症俗称“雀蒙眼”，即人在光线昏暗环境下或夜晚视物不清，或完全看不见东西，行动困难，一般都是由于缺乏维生素A引起的。夜盲症的临床表现为早期有夜盲，即在白天可以看见东西，一到夜晚看东西便不清楚。初期视野慢慢缩窄，晚期形成管状视野，只看见前中央部分的东西，看不见周边的东西。壮医认为本病由谷道虚损，不能鼓舞正气，导致天部受病引起。

五指毛桃炖羊肝粥

【主要原料】 五指毛桃100 g，胡萝卜100 g，羊肝100 g，大米100 g。

【制作方法】 把羊肝洗净切片备用；五指毛桃洗净，放入冷水中浸泡20分钟；胡萝卜切片，用油炒。把羊肝、五指毛桃、胡萝卜、大米一起放入瓦煲中，加入适量清水，武火煮沸后改文火煮20分钟，下调味品即可食用。

【功效应用】 补谷道，调气道。可用于痰湿蕴脾引起的红眼病，症见夜间视物不清，身体困倦，食少纳呆，少气懒言，舌质淡，苔白腻，脉弦滑。

【原料性味分析】 五指毛桃味甜，性平，入谷道，归脾、胃、大肠、肝经，健脾补肺，行气除湿；羊肝味甜、苦，性凉，养血，补肝，明目；胡萝卜味甜，性平，化滞健脾，润燥明目。羊肝配胡萝卜，补肝明目，可补充维生素A、维生素D和钙元素，有明显提高视力的作用，为主药、公药。大米健脾养胃，鼓舞谷道正气。诸物配合，补谷道，调气道，适用于痰湿蕴脾型红眼病人群。

【注意事项】 无湿邪者、无火热者少用。

三、中耳炎（叻胨[rwznong]）

中耳炎是累及中耳（包括咽鼓管、鼓室、鼓窦及乳突气房）全部或部分结构的炎性病变，好发于儿童。本病在中医学中属于“耳胀”范畴。壮医认为耳居天部清窍，中耳炎多由外感风邪所致。若邪毒留滞日久，则脏腑首当受损、功能失调，后易演变为虚实错杂之证。

龙眼鸽子汤

【主要原料】 龙眼肉30 g，鸽子肉250 g，枸杞子30 g。

【制作方法】 把鸽子洗净，焯烫一下；枸杞子和龙眼肉用清水洗净。全部食材放入炖锅里，一次性加足适量清水，武火煮沸后改文火煮20分钟，下调味品即可食用。

【功效应用】 调气补虚，补肝壮肾，通窍解毒。可用于肝肾不足引起的中耳炎，症见耳部胀痛，有分泌物或脓液流出，伴腰骶胀痛，头晕耳鸣，舌质红，苔薄白，脉弦涩。

【原料性味分析】鸽子肉味甜，性温，能补肝壮肾，益气补血，清热解毒，生津止渴，为主药。龙眼肉味甜，性温，归心、脾经，能大补气血，养心安神，为帮药；枸杞子味甜，性平，能滋补肝肾，聪耳明目。诸物配合，调气道，通龙路，补虚驱邪解毒，适用于肝肾不足型中耳炎人群。

【注意事项】外邪湿热泄泻者忌服。

四、咽炎（货烟妈[hozinma]）

咽炎是指以咽喉疼痛为主要表现的一类疾病。壮医认为，咽炎的发生是由毒、虚两方面引起的。临床上以咽喉疼痛，咽部红肿，或咽痛干燥不适，或咽痒，或吞咽困难，有堵塞感，或声音嘶哑为主要症状。

（一）白花蛇舌草茶

【主要原料】白花蛇舌草 30 g，罗汉果 10 g，胖大海 10 g。

【制作方法】白花蛇舌草、罗汉果、胖大海洗净，加水适量煮茶饮。

【功效应用】清热毒，通气道，利咽喉。可用于咽炎初期，即急性期，症见起病急，咽部干燥，灼热疼痛，吞咽唾液时咽痛更为明显，可伴发热，头痛，食欲不振，四肢酸痛，咳嗽，舌红，苔黄，脉数。

【原料性味分析】白花蛇舌草味苦、甜，性寒，善调龙路，清热毒，为治咽炎主药、母药；罗汉果味甜，性凉，能清热毒，通气道，止咳，利咽喉，滑肠通便；胖大海味甜，性寒，能清热毒，通气道，利咽喉。诸药合用，清热毒，通气道，利咽喉，适用于热毒型咽炎人群。

【注意事项】本药膳寒凉，脾胃虚弱者慎用。

（二）葫芦茅根茶

【主要原料】葫芦茶 20 g，白茅根 15 g，鹅不食草 10 g。

【制作方法】葫芦茶、白茅根、鹅不食草洗净，煮水代茶饮。

【功效应用】通气道，除湿毒，清热毒，利咽喉。可用于咽炎湿毒较盛者，症见咽痒不重，但异物感明显，痰涎较多且黏稠，检查咽部黏膜水肿，色白，滤泡较多，口淡，舌淡红，苔白厚，脉滑。

【原料性味分析】葫芦茶味苦、涩，性凉，能清热毒，除湿毒；白茅根味甜，性寒，长于除湿毒，清热毒；两药共为主药、母药。鹅不食草味辣，性温，善通火路，治咽痛，善走气道，温运湿毒，为带药。诸药相配，湿毒除，热毒清，咽喉自利，适用于湿毒型咽炎人群。

【注意事项】本药膳寒凉，脾胃虚弱者慎用。

（三）石斛麦冬茶

【主要原料】石斛 15 g，麦冬 10 g，绿茶 5 g。

【制作方法】将石斛、麦冬、绿茶洗净，一并放入茶杯内，加开水泡茶。

【功效应用】通气道，养肺阴，利咽喉。可用于肺阴不足引起的咽炎，症见口干咽燥，干痒微痛，声音嘶哑，干咳短气，痰少而黏，潮热盗汗，五心烦热，舌红，少苔，脉细数。

【原料性味分析】石斛味甜，性微寒，通气道，养谷道，滋阴清热；麦冬味甜、微苦，性寒，养阴生津，润肺止咳；绿茶味甜、微苦，性微寒，通气道，养谷道，清头目，除烦渴，化痰，消食，利尿，清热解毒。诸药相配，通气道，养肺阴，利咽喉，适用于肺阴不足型咽炎人群。

【注意事项】本药膳滋阴，实热者、阳盛者慎用。

（四）玄参乌梅粥

【主要原料】玄参 15 g，乌梅 15 g，大米 100 g，冰糖适量。

【制作方法】玄参、乌梅加水适量煎煮，去渣取汁。大米加水煮成稀粥，等粥成时兑入药汁、冰糖，稍煮即可。

【功效应用】通气道，补肾阴，利咽喉。可用于肾阴不足引起咽炎，症见咽干口燥，眩晕健忘，腰膝酸软，形体消瘦，五心烦热，面红盗汗，舌红，少苔，脉细数。

【原料性味分析】玄参味甜、苦、咸，性微寒，能滋阴凉血，泻火解毒，滋肾养阴；乌梅味酸、涩，性平，能平衡寒热，敛肺涩肠，生津；大米健脾养胃，鼓舞谷道正气。诸药配合，补谷道，调气道，补肾阴，利咽喉，适用于肾阴亏损型咽炎人群。

【注意事项】本药膳滋阴，实热者、阳盛者慎用。

五、白喉（兵霜火豪[binghsienghozhau]）

白喉是以鼻、咽、喉部黏膜有白色假膜形成，伴有犬吠样咳嗽、气喘、发热、烦躁等全身毒血症状为主症的一种急性传染性疾病。本病四季均可发生，常流行于秋冬季节，各年龄人群均可感染得病，好发于8岁以下小儿。临床上以咽喉有白点或片状假膜，边缘清楚，牢固附着，刮剥容易出血；严重者，假膜迅速扩展到咽颊部和悬雍垂，咳声如吠，吸气困难，甚则窒息、昏迷。

土牛膝萝卜汤

【主要原料】 土牛膝50 g，萝卜30 g，葱白10 g。

【制作方法】 土牛膝、萝卜加水适量煮汤，汤成时加入葱白，稍煮即可，吃萝卜喝汤。

【功效应用】 通气道，利咽喉。适用于热毒蕴结引起的白喉，症见咽喉有白点或片状假膜，伴犬吠样咳嗽、气喘、发热、烦躁，舌质红，苔黄，脉弦数。

【原料性味分析】 土牛膝味甜、苦、酸，性平，能清热凉血，泻火解毒；萝卜味辣、甜，性凉，能清热生津；葱白味微辣，性温，能通气道。诸药相配，通气道，利咽喉，适用于热毒蕴结型白喉人群。

【注意事项】 本药膳偏清热，脾胃虚寒者忌服。

六、鼻炎（楞瑟[ndaengsaek]）

鼻炎是病毒、细菌、变应原、各种理化因子，以及某些全身性疾病引起鼻腔黏膜炎症的一种病症。鼻炎的主要病理改变是鼻腔黏膜充血、肿胀、渗出、增生、萎缩或坏死等。临床表现为鼻塞、流涕、嗅觉下降、头痛、头昏、记忆力减退等。壮医认为，本病是毒虚所致，属于壮医三道两路理论中的气道瘀滞不通类疾病。气道是人体之气与大自然之气相互交换补充的通道，进出于口鼻，枢纽在肺脏。当自然界的风毒、寒毒、湿毒等毒邪侵犯人体气道的鼻部，邪毒阻滞于鼻部而致气机不通时，出现鼻痒、鼻塞、流清涕、打喷嚏等症状。

黄芪炖鲤鱼

【主要原料】 黄芪50 g，鲤鱼1条，生姜20 g，大枣4枚。

【制作方法】 先把鲤鱼洗净，将黄芪用药袋包好放入鱼腹，生姜切丝，大枣掰开，然后将全部食材放入锅里，蒸熟后调味即可食用。

【功效应用】通气道，补肺和胃，散瘀解毒。可用于脾胃气虚引起的鼻炎，症见鼻痒，鼻塞，流清涕，打喷嚏，食少纳呆，少气懒言，舌淡红，苔薄白，脉沉缓。

【原料性味分析】黄芪味甜，性微温，入气道、谷道，归脾、肺经，能益气固表，敛汗，补益肺脾，为主药、公药。鲤鱼味甜，性平，能健脾和胃，利水下气，通乳，安胎。生姜味辣，性温，归肺、脾、胃经，能解表散寒，温中止呕，温肺止咳，解毒；大枣味甜，性平，能补脾和胃，益气生津，调营卫，解药毒。诸物配合，调气补虚解毒，适用于脾胃气虚型鼻炎人群。

【注意事项】外邪湿热、脾虚有湿及泄泻者忌服。

七、口腔溃疡（吧尹[bakin]）

口腔溃疡俗称“口疮”，是一种常见的发生于口腔黏膜的溃疡性损伤病症。多见于唇内侧、舌头、舌腹、颊黏膜、前庭沟、软腭等部位，这些部位的黏膜缺乏角质层或角化较差。壮医认为，本病主要由火毒、热毒、湿毒入侵口腔，或身体虚弱，运化较差，邪毒蕴结于口腔所致。常见临床表现为发作时疼痛剧烈，局部灼痛明显，严重者还会影响饮食、说话，可并发口臭、慢性咽炎、便秘、头痛、头晕、恶心、乏力、烦躁、发热、淋巴结肿大等全身症状。

（一）银耳莲子羹

【主要原料】银耳 25 g，莲子 50 g。

【制作方法】将银耳、莲子洗干净，入锅加水，煮至银耳熟烂，加冰糖或白糖溶化，早晚各食 1 小碗。

【功效应用】调气道，祛火毒，滋阴润肺，养心安神。可用于体内燥热火毒导致的口腔溃疡，症见口腔溃疡或口舌生疮，心烦不寐，心神不宁，惊悸失眠，舌红，苔黄，脉弦数。

【原料性味分析】银耳味甜、淡，性平，能滋补生津，润肺养胃，为主药、公药。莲子味甜、涩，性平，能补中养神，清心火，为帮药。两药合用，可通气道，祛心火，适用于热毒上扰型口腔溃疡人群。

【注意事项】糖尿病患者、风寒感冒患者、出血性患者不宜进食银耳。

（二）绿豆粥

【主要原料】绿豆 100 g，粳米 150 g，白糖 15 g。

【制作方法】绿豆、粳米用水淘洗干净，入锅，加水适量，小火慢慢熬煮成粥，粥成时加入白糖，每日早晚作为正餐服食。

【功效应用】调谷道，和脾胃，清热解暑。可用于脾胃不和引起的口腔溃疡，症见口腔溃疡或口舌生疮，反复不愈，食欲不振，腹胀便溏，舌红，苔黄，脉弦数。

【原料性味分析】绿豆味甜，性寒，能除热下气解毒，厚肠胃，和五脏，资脾胃，为主药。粳米味甜，性平，能补中益气，健脾和胃，除烦渴。二药配伍可调谷道，和脾胃，清热解暑，适用于脾胃不和型口腔溃疡人群。

【注意事项】体质虚弱、身体寒凉、正在吃其他中药的人都不适用。

（三）薏苡仁瘦肉汤

【主要原料】薏苡仁 60 g，猪瘦肉 100 g，姜片适量。

【制作方法】薏苡仁放入清水中浸泡半天，猪瘦肉用温水洗净后切成长小块。将薏苡仁、猪瘦肉、姜片一并放入瓦罐中，加水，大火烧至水开后，转小火炖至猪肉酥烂，加入适量盐即可食用。

【功效应用】调谷道、水道，祛除湿毒。可用于湿热蕴结引起的口腔溃疡，症见口腔溃疡或口舌生疮，头沉身重，大便不成形，舌暗红，苔黄腻，脉弦滑。

【原料性味分析】薏苡仁味甜、淡，性微寒，能健脾益胃，补肺缓肝；猪瘦肉味甜、咸，性平，能清热利湿，通小便，滋阴润燥。二者合用可以调谷道、水道，利湿健脾，祛除湿毒，增强体质，适用于湿热蕴结型口腔溃疡人群。

【注意事项】脾虚无湿者、大便燥结者、孕妇、津液不足者慎用。

八、牙痛（嚎尹[heujin]）

牙痛又称“牙疼”“齿痛”，是口腔最常见的临床症状。引起牙痛的原因很多，壮医认为主要由热毒、风毒、火毒等邪毒入侵牙齿，引起牙痛。常见临床表现为牙齿疼痛、牙龈肿胀、口渴口臭。若为牙齿器质性原因，应先到口腔科进行检查。病情较轻且属于胃火牙痛、虚火牙痛者可食疗辅助。

（一）凉拌马齿苋

【主要原料】鲜马齿苋 200 g，大蒜 3 粒，葱花少许。

【制作方法】鲜马齿苋去掉老根，清洗干净。锅里烧开水，撒少许盐，滴几滴清油，下马齿苋，过水捞出沥干。碗中加入蒜碎、葱碎、生抽，搅拌均匀成料汁。锅中放油趁热浇在料汁中。焯水的马齿苋码在盘中，浇上料汁即可。

【功效应用】通谷道，清热解毒，凉血止血。可用于热毒蕴结引起的牙痛、牙肿，症见牙痛，牙龈肿胀，口渴口臭，舌红，苔黄，脉弦数。

【原料性味分析】马齿苋味酸，性寒，入肝、大肠经，能清热解毒，活血消肿，除湿止痢，利尿，可以用于牙齿疼痛、尿道炎、痢疾、肝炎等疾病的辅助治疗，为主药、母药。大蒜味辣，性温，能化肉消谷，解毒散痈。二者配合可以清热解毒，凉血止血，适用于热毒蕴结型牙痛人群。

【注意事项】马齿苋为寒凉之品，脾胃虚弱者、大便泄泻者和孕妇忌食。忌与胡椒、鳖甲同食。

（二）水芹鸭蛋汤

【主要原料】鲜水芹根 60 g，咸鸭蛋 1 个。

【制作方法】将鲜水芹根与咸鸭蛋一起放入水中，煮开后，喝汤吃蛋。

【功效应用】通谷道，清热平肝。可用于肝火旺盛引起的牙痛，症见牙痛，牙龈肿胀，口干舌燥，心烦不寐，舌红，苔少，脉细数。

【原料性味分析】鲜水芹根味甜、辣，性凉，能清热解毒，清肝火，为主药。咸鸭蛋味甜，性凉，能滋阴清热，可用于治疗泻痢、齿痛、咳嗽、咽痛等症。二者合用可以滋阴清热，通气道，止牙痛，适用于肝火上炎型牙痛人群。

【注意事项】脾胃虚寒者忌用，血压低者慎用。

（三）鸭蛋牡蛎粥

【主要原料】干牡蛎 50 g，粳米 60 g，咸鸭蛋 1 个。

【制作方法】将咸鸭蛋和粳米一起煮粥，熟时捞起咸鸭蛋去壳，切碎和干牡蛎一起放入粥内，再煮片刻，调味食用。

【功效应用】通谷道，滋阴清热。可用于虚火引起的牙龈红肿、牙根疼痛，症见牙痛，牙龈肿胀，口燥咽干，舌红，苔少，脉细数。

【原料性味分析】牡蛎味咸，性微寒，能平肝潜阳，软坚散结，收敛固涩，为主药、公药。咸鸭蛋味甜，性凉，能滋阴清肺，入肺、胃经，有补气血、滋阴养血、润肺美肤等功效，适用于病后体虚、燥热咳嗽、咽干、喉痛、高血压、腹泻、痢疾等；粳米味甜，性平，和脾胃，利小便，调和诸味。三者合用可以清虚热，止牙痛，适用于虚火上炎型牙痛人群。

【注意事项】 脾胃虚寒者、海鲜过敏者、皮肤病患者慎用。

第五章　外科病药膳

壮医外科学发源于壮族人民聚居的八桂之地，壮族人民易受各类环境致病因素影响，多发疮疡、脚气、风湿等外科疾病。因蛇、虫、兽等动物出没，故常见咬伤、毒伤。在这样的环境条件下，壮族人民为健康生存，总结了丰富的防护和治疗经验。如金银花、鱼腥草、黄皮果可清热解毒，牛大力、五指毛桃、黄花倒水莲可调气补虚，田七、鸡血藤、地龙可活血通络，沙姜、肉桂可扶阳散寒。壮族药膳经验丰富，广泛应用于壮医外科疾病的预防和辅助治疗。

一、痈疮

痈疮发生于肌肤，多因皮肤外感风湿、湿热、火毒之邪，或其他部位疮疡毒邪流窜，或因肝脾血热兼恚怒气郁，致邪毒蕴结龙路、火路，发于肌表所致。起病时表现为皮肤上有粟粒样脓头，红肿热痛，逐渐向深部和周围溃散，溃烂后状如蜂窝。

（一）凉拌鱼腥草

【主要原料】 鱼腥草 200 g，马齿苋 100 g，茶油、蜂蜜、盐、蒜末适量。

【制作方法】 将鱼腥草的老根、须掐去，留下嫩白根和叶片，切条，用冷水浸泡 10 分钟。鱼腥草与马齿苋用开水焯 1 分钟，捞出放入盐、蜂蜜、蒜末拌匀，即可食用。

【功效应用】 清龙路，消痈肿。适用于痈毒初起，脓液未成，症见皮色鲜红，痈疮面积较大并伴疼痛，尿少，口渴，舌红，苔黄，脉洪数。

【原料性味分析】 鱼腥草味辣，性微寒，通气道，清热毒，为主药。马齿苋味酸，性寒，通谷道，凉血解毒，为帮药。蜂蜜味甜，性平，能补中润燥，解毒止痛；茶油味甜，性凉，能清热化湿、杀虫解毒；两者共为带药。可缓和鱼腥草、马齿苋的寒凉，使解毒不伤正气。适用于热毒蕴结型痈疮人群。

【注意事项】 本药膳偏于寒凉，脾胃虚寒，不耐攻伐，表现为肢冷畏寒，饮食不化，舌淡，苔白等症状者，以及糖尿病患者慎用。

（二）黄皮马蹄羹

【主要原料】黄皮果200 g，马蹄200 g，蜂蜜30 g，生姜10 g。

【制作方法】马蹄打粗末；黄皮果搅拌制酱，与蜂蜜混匀待用；生姜榨汁后浓煎，与黄皮酱混匀，淋于马蹄之上成羹，即可食用。

【功效应用】清龙路，解风热。可用于风热毒邪引起的痈毒初起，脓液未成，症见皮色鲜红，痈疮面积较局限，疼痛不甚，口渴，舌红，苔薄黄，脉细数。

【原料性味分析】黄皮果味甜、酸、辣，性微温；马蹄味甜，性寒；二者合用，共为主药。蜂蜜、姜汁，使清热解毒而无过于寒凉之虞，为带药。黄皮果、生姜用皮，符合以皮治皮的原则，适用于风热型痈疮人群。

【注意事项】本药膳搭配得当，寒温适宜，可以日常食用。糖尿病患者慎用。

二、荨麻疹

荨麻疹又称“瘾疹”，是以突然发生于皮肤的鲜红色或苍白色瘙痒性风团迅速消退，不留任何痕迹为特征的一种疾病。本病在任何年龄、季节，且不论男女皆可发病。多因阳气虚，外风入于腠理，与气血相搏所致。本病诱发因素比较复杂，或因禀赋不足，对某些物质过敏；或因气血虚弱，卫气失固；或因饮食不慎，受鱼腥海鲜、辛辣刺激食物、药物、生物制品等刺激；或因内伤七情、外感毒邪等。

起病时表现为皮肤上风团突然出现，或白或红，或呈正常肤色，大小形态不一，或局部出现，或泛发于全身，发无定时，持续时间长短不一，但一般不超过24小时，消退后不留任何痕迹。患者自觉剧痒，烧灼或刺痛感，搔抓后可随手起条索状风团。

（一）慈姑老友粉

【主要原料】鲜山慈姑30 g，鸭肉30 g，松子30 g，核桃仁10 g，生姜7片，大枣3枚，米粉100 g，豆豉、茶油适量。

【制作方法】松子、核桃仁打碎，与鸭肉一同下锅，用茶油炒香并备用。生姜、大枣加水同煮半小时，取汁煮鲜山慈姑10分钟，下入米粉和炒制过的鸭肉、松子、核桃仁、豆豉。

【功效应用】 温谷道，解毒邪。可用于风热邪毒引起的荨麻疹，症见皮肤出现红色风团，大小形态不一，或在局部，或泛发于全身，自觉剧痒，舌质红，苔薄黄，脉浮数。

【原料性味分析】 山慈姑味辣、微苦，性寒，清热解毒，常用于治疗多种皮肤病症，为主药；鸭肉味甜，性凉，具有滋阴，利水消肿的作用，为帮药；二者以生姜、大枣煮汁调和，可缓和寒性。松子、核桃仁打碎，茶油炒香，可补中益气开胃。老友粉是南宁本地美食，食后常微汗，使毒邪排出，而加入上述食材，可共同起到温补中气，脱敏解毒的功效，适用于风热邪毒型荨麻疹人群。

【注意事项】 本药膳搭配得当，寒温适宜，可以日常食用，但食后出汗需避风寒。

（二）竹沥桑菊饮

【主要原料】 鲜竹沥 30 mL，嫩桑叶 100 g，鲜野菊花 100 g，生姜皮 30 g，蜂蜜 1 汤匙。

【制作方法】 嫩桑叶、鲜野菊花和生姜皮洗净，破壁取汁，与鲜竹沥混合，加入蜂蜜，制成原液冷藏密封保存，饮用时以适量水稀释。

【功效应用】 宣通气道，通谷道。可用于实热型荨麻疹，症见皮肤红色风团，大小形态不一，泛发于全身，自觉剧痒，伴面红目赤，舌质红，苔黄，脉数。

【原料性味分析】 竹沥味甜，性寒；桑叶味甜、苦，性寒；野菊花味苦、辣，性微寒。三者合用，具有清热解毒之功，为主药。生姜皮疏风，佐以蜂蜜，可调和苦寒之品，而不伤脾胃，适用于实热型荨麻疹人群。

【注意事项】 本药膳偏于寒凉，脾胃虚寒，不耐攻伐，表现有肢冷畏寒，饮食不化，舌淡，苔白等症状者，以及实热证患者不可久用，热证消退即可停用。

三、带状疱疹

带状疱疹是一种皮肤上出现成簇水疱，沿身体一侧或呈带状沿神经分布，伴有剧烈疼痛的急性疱疹性皮肤病。壮医称为“啼呗唧”，中医称为“蛇串疮”“缠腰火丹”等。本病多因感受热疫毒邪，郁而化火，或情志内伤，肝郁化火，蕴结龙路、火路，外发皮肤所致。发病前先有身体微热，倦怠乏力，纳差等不适感。

轻者仅见皮肤刺痛，色变潮红，但不起疱，局部刺痛等后遗症状常可持续数月或数年；重者患处皮肤出现成簇疱疹，累累如串珠，多排列成带状，疱壁紧张发亮，后结干痂；严重者可发生大水疱、血疱，或坏死结黑痂。

（一）公英元鸭煲

【主要原料】蒲公英 100 g，元胡 30 g，土鸭肉 200 g，生甘草 30 g，鲜玫瑰花 10 g。

【制作方法】土鸭肉、元胡、甘草先用文火煮 1 小时，再加入蒲公英继续煮 10 分钟，最后撒入鲜玫瑰花，温食。

【功效应用】宣通龙路、火路，凉血解毒。可用于带状疱疹热重于湿证型，症见皮肤出现成簇疱疹，累累如串珠，多排列成带状，疱壁紧绷发亮，局部刺痛，舌红，苔黄，脉滑数。

【原料性味分析】鸭肉味甜，性凉；蒲公英味甜、微苦，性平，故大量用之并合甘草解疱疹病毒；元胡、玫瑰花行气止痛，适用于带状疱疹热重于湿证型人群。

（二）化湿五苓膏

【主要原料】茯苓 100 g，猪苓 100 g，炒白术 50 g，生甘草 30 g，元胡 30 g。

【制作方法】上述原料加足量水，文火煮 1 小时，滤取药液，加入蜂蜜、白糖、麻油，慢火熬至饴糖状。

【功效应用】宣通龙路、火路，清热利湿。适用于带状疱疹湿重于热型，症见皮肤出现成簇疱疹，局部刺痛，身重乏力，舌暗红，苔黄腻，脉弦滑。

【原料性味分析】本品以五苓散为底方，诸药合用，清热利湿，行气止痛，适用于带状疱疹湿重于热型人群。

四、银屑病

银屑病是一种以红斑、鳞屑、皮损为主要表现的慢性复发性皮肤病，又称“白疕”，壮医称为“痂怀”。本病多因血热之体禀赋不耐，加之外感风湿热毒，侵害肌肤；或由饮食不节，情志内伤，以致营血亏损，生风生燥，皮肤失养而成。起病时以红斑或丘疹上有堆积很厚的白色鳞屑，抓之脱落露出薄膜，刮之有出血点为主要特征。

（一）槐花米糕

【主要原料】鲜槐花 100 g，玄参 20 g，鲜白茅根 30 g，米粉 1000 g，蜂蜜适量。

【制作方法】玄参煮取药液，白茅根用破壁机取汁，槐花清水洗净。用玄参煎液、白茅根汁调和米粉，加槐花和蜂蜜，拌匀后摊在蒸锅屉上，蒸成发糕。作为主食食用。

【功效应用】宣通龙路，清热利湿。适用于寻常型银屑病湿热型，症见红斑或丘疹上有堆积很厚的白色鳞屑，刮之有出血，面红目赤，舌红，苔黄腻，脉滑数。

【原料性味分析】槐花、玄参、白茅根均为清热凉血之品，以蜂蜜调和，制成米糕可防过凉伤脾阳，适用于寻常型银屑病湿热型人群。

【注意事项】本药膳偏于寒凉，脾胃虚寒，不耐攻伐，表现有肢冷畏寒，饮食不化，舌淡，苔白等症状者不可多用。

（二）冬苓排骨汤

【主要原料】冬瓜（带皮）200 g，茯苓 30 g，槐花 30 g，紫草 5 g，蒺藜 10 g，蝉蜕 10 g，大枣 3 枚，猪排骨 200 g。

【制作方法】诸药同煎 30 分钟，滤取药液。猪排骨沸水焯去血水，加入药液，煲 40 分钟，加入冬瓜，再煮 20 分钟即可。

【功效应用】宣通龙路，养阴疏风。适用于寻常型银屑病阴虚生风型，症见红斑或丘疹上有堆积很厚的白色鳞屑，刮之有出血，肢体抖动，舌红，少苔，脉弦细。

【原料性味分析】槐花、紫草清热凉血，冬瓜、茯苓利湿，蒺藜、蝉蜕疏风，诸药与大枣同煎后入猪排骨汤，可起调和之效，适用于寻常型银屑病阴虚生风型人群。

五、乳痈

乳痈为中医病名，是乳房结块，红肿热痛，乳汁排出不畅，以致结脓成痈，溃后脓出稠厚的急性化脓性病症，可出现寒战、高热等全身症状。多发于产后哺乳的妇女，尤其是初产妇女更为多见。本病相当于西医学的急性化脓性乳腺炎，是乳腺的急性化脓性感染，重症感染者可形成全身性脓毒血症。

蒲菊消痈饮

【主要原料】大力王 30 g，路边菊 30 g，六耳棱 30 g，白花蛇舌草 15 g，蒲公英 15 g，生甘草 10 g。

【制作方法】各药取鲜品，洗净加水，大火烧开后文火煮 20 分钟，放凉饮用。

【功效应用】宣通龙路，清热散结。适用于乳痈初起，或成脓未溃，症见乳房结块，红肿热痛，乳汁排出不畅，伴发热恶寒，舌红，苔黄，脉弦数。

【原料性味分析】蒲公英味甜、苦，性寒，是治疗乳痈内痈的要药，为主药；大力王、六耳棱是西南地区特产，也是壮药范畴药物，凉血活血；路边菊、白花蛇舌草、生甘草清热解毒；四药共为帮药。主帮合用，共同起到消痈散结之目的，适用于热毒蕴结型乳痈人群。

【注意事项】本药膳偏于寒凉，脾胃虚寒，不耐攻伐，表现为肢冷畏寒，饮食不化，舌淡，苔白等症状者，实热证患者亦不可久用，热证消退即可停用。

六、阑尾炎（肠痈）

阑尾炎是因阑尾扭曲肿胀，或谷道内容物阻塞阑尾口，造成阑尾腔梗阻，局部细菌大量繁殖，发生感染，导致右下腹疼痛并伴有发热的一种外科疾病，中医称为“肠痈”，壮医称为“兵西弓”。本病是引发急腹症最常见的疾病之一。本病多由饮食不节、暴怒忧思、跌扑奔走，阑尾部运化失职，湿热邪毒壅聚阻塞于阑尾口引发，初始疼痛部位可能在脐周，随着病情进展，痛感可转移至右下腹，并固定于此处，持续加重；咳嗽、行走、按压阑尾部位，均可产生明显的疼痛感。

鱼腥草薏米粥

【主要原料】鱼腥草嫩茎 50 g，生薏米 100 g，元胡 10 g，赤芍 200 g，牡丹皮 30 g，枳实 10 g，甘草 6 g，蜂蜜适量。

【制作方法】鱼腥草切小段，用蜂蜜浸渍 2 小时。元胡、赤芍、牡丹皮、枳实、甘草同煮，取药液去渣，下生薏米，文火煮半小时熄火，待变温加入鱼腥草即成。

【功效应用】清热利湿，疏通谷道，缓急止痛。适用于阑尾炎初起，湿热蕴结型，症见转移至右下腹痛，身体困倦，发热畏寒，舌红，苔黄腻，脉滑数。

【原料性味分析】鱼腥草味辣，性微寒；生薏米味甜，性微寒；二者皆擅消痈排脓，为主药。赤芍、牡丹皮皆有凉血之功；元胡味辣、苦，性温，可活血行气止痛；四药共为帮药。甘草、蜂蜜共为带药，既可调和药性，又可调味，入粥更可使药力于阑尾炎处缓缓发挥，起到辅助治疗功效，适用于湿热蕴结型阑尾炎人群。

【注意事项】糖尿病患者慎用。

七、胆结石

胆结石又称“胆石症”，是指胆道系统胆囊和胆管内发生结石的一种疾病。胆结石发病机制迄今尚未完全阐明，壮医认为多因饮食不节，情志过极，湿热侵袭谷道日久形成。本病初起可无明显疼痛，也可伴有胃部或腹部右上方轻度疼痛，并放射到右上背部或肩胛骨区域。如结石持续阻塞胆管，患者可能会出现发热，寒战，剧烈腹痛，也可能出现皮肤或眼睛巩膜黄染。

山虎猪骨排石汤

【主要原料】虎杖根 30 g，山栀根 10 g，姜黄根 10 g，猪骨 300 g。

【制作方法】猪骨冷水下锅，煮开倒出血水，加入上述诸药和纯净水，大火烧开，小火煲 1 小时，加适量盐、陈醋即可。

【功效应用】疏通谷道，利胆排石。适用于胆结石初起疼痛不显者，症见右上腹部轻度疼痛，并放射到右上背部，身体困倦，皮肤、大便发黄，舌红，苔黄腻，脉滑数。

【原料性味分析】虎杖味微苦，性微寒，为利胆排石要药，为主药；山栀根清热解毒，姜黄根行气止痛，为帮药。诸药与猪骨同煎，可缓和药性；用纯净水煮制，可减少矿物质摄入，适用于湿热蕴结型胆结石人群。

【注意事项】本药膳偏于寒凉，脾胃虚寒，不耐攻伐，表现有肢冷畏寒，饮食不化，舌淡，苔白等症状者不可久用。

八、动脉炎和静脉炎

动脉炎和静脉炎是以肢体疼痛、皮肤不仁、皮色黯黑或苍白、脉搏微弱或无脉等为主要特征的一种病症。本病的描述来源于中医脉痹、血痹。本病一年四季均可发作，湿热型多发于夏季，寒湿或虚寒型则多发于冬季。壮医认为本病多因正气不足，邪毒侵袭血脉，以致龙路不通、三气不得同步而致。本病发病缓慢，多发于青壮年，起病自觉肢体疼痛麻木，或冷或热，或有蚁行感，皮肤苍白或青紫，伴有肢体肿胀或萎缩等临床表现。

（一）当归牛鹿煲

【主要原料】 鹿肉 300 g，当归 10 g，牛大力 20 g，黄芪 20 g，田七 10 g，鸡血藤 30 g，肉桂 10 g，白芷 10 g。

【制作方法】 鹿肉切小块，沸水焯去血，再加水适量，文火烧开，加入当归、黄芪、田七、鸡血藤，同煲 60 分钟，加入肉桂、白芷，再煮 5 分钟即可。

【功效应用】 温通龙路，散寒止痛。适用于虚寒证型动静脉炎，症见肢体疼痛，皮肤不仁，皮色黯黑或苍白，畏寒肢冷，舌质淡，苔薄白，脉沉涩。

【原料性味分析】 鹿肉、肉桂性热，有温通龙路的功效，为主药。黄芪、牛大力有补虚益气的功效；白芷行气；当归、田七、鸡血藤活血通络，温阳通络，散寒止痛；共为帮药。适用于体质虚寒型动静脉炎人群。

【注意事项】 本药膳偏于温热，且有活血之力，高血压及有出血倾向疾病者忌用。

（二）猪甲通络汤

【主要原料】 猪蹄甲 300 g，大血藤 30 g，冬瓜（带皮）100 g，赤芍 30 g，肉桂 5 g。

【制作方法】 猪蹄甲沸水焯去血，再加水适量，文火烧开，加入大血藤、赤芍，同煲 30 分钟，加入冬瓜，煲 30 分钟，加入肉桂，再煮 5 分钟即可。

【功效应用】 宣通龙路，除湿通络。适用于湿热型动静脉炎，症见肢体疼痛，皮肤不仁，皮色黯黑，身体困倦，舌质红，苔黄腻，脉滑数。

【原料性味分析】 猪蹄甲味咸，性平，有解毒通脉之功；冬瓜皮味甜、淡，性寒，可滋阴清热，用皮则可利湿；两药共为主药。大血藤、赤芍，可加强凉血活血之力；肉桂反佐，扶助阳气，为帮药。适用于湿热型动静脉炎人群。

【注意事项】 本药膳寒温适宜，但有活血之力，高血压及有出血倾向疾病者忌用。

九、痔疮（仲嘿嗙尹[conghhaex baenzin]）

痔疮是因肛门和直肠部位静脉扩大曲张，形成肿胀的血管团块组织，造成肛垫病理性肥大，并伴有大便疼痛、出血，肿物突出等症状的一种疾病，包括内痔、外痔、混合痔。壮医认为本病因脏腑本虚，外感风湿，内蕴热毒，气血下坠，结聚肛门，与热血相搏，阻塞两路而发病。

槐花稔子膏

【主要原料】槐花 100 g，侧柏叶 100 g，稔子根 100 g，荆芥穗 50 g，枳壳 50 g。

【制作方法】上述原料加水共煎 30 分钟，滤取药液，加入蜂蜜、白糖、麻油，慢火熬成膏。

【功效应用】宣通谷道，清肠止血。适用于痔疮出血期，症见大便疼痛、出血，肿物突出，肛门灼热，舌红，苔黄，脉滑数。

【原料性味分析】槐花味苦，性微寒，为治疗痔疮出血的要药。本品以槐花散为底方，加入壮医治疗痔疮出血的经验用药稔子根，制成膏剂饮用，适用于热毒蕴结型痔疮人群。

【注意事项】本药膳性凉，有活血之力，高血压及有出血倾向疾病者须遵医嘱慎用。

十、颈椎病（活邀尹[hoziuin]）

颈椎病是指因颈椎骨关节增生、椎间盘变性、颈椎软组织劳损，复感风寒，导致颈部肌筋痉挛，筋结形成，结构失衡，再因横络盛加，两路不通，导致颈部疼痛、活动受限的一种病症。

（一）乌蛇土鸡煲

【主要原料】乌梢蛇（去头足）100 g，土鸡肉 200 g，鲜骨碎补 100 g，葱、姜、盐适量。

【制作方法】土鸡肉沸水焯去血备用，乌梢蛇、骨碎补共煎 30 分钟，取汁，加水和土鸡肉小火煮 30 分钟，加葱、姜、盐即可，饮汤吃鸡肉。

【功效应用】温阳舒筋，散结通络。可用于颈型、神经根型颈椎病，症见颈肩部疼痛、活动受限，局部肌筋痉挛，畏寒肢冷，食少纳呆，舌暗红，苔薄白，脉弦涩。

【原料性味分析】乌梢蛇味甜，性平，擅舒筋通络，为主药。骨碎补味苦，性温，长于补肾强骨，续筋疗伤；鸡肉味甜，性温，能补虚填精，活血强筋；共为帮药。适用于脾肾阳虚型颈椎病人群。

【注意事项】本药膳性略温，有活血升阳之力，高血压及有出血倾向疾病者须遵医嘱慎用。

（二）乌梢蛇酒

【主要原料】乌梢蛇 3 条，伸筋草 100 g，地龙 1 条，白芍 50 g。

【制作方法】诸药放入 5000 mL 50 度以上的高度米酒中浸泡 3 个月，每日 20 mL。

【功效应用】温阳舒筋，活血通络。适用于颈型、神经根型颈椎病，以及肩颈综合征，症见颈肩部疼痛，定处固定，夜间明显，颈椎活动受限，舌暗红，苔薄白，脉弦涩。

【原料性味分析】乌梢蛇味甜，性平，擅舒筋通络，为主药。伸筋草味苦，性热，长于活血舒筋；地龙味咸，性寒，能舒筋活络；白芍能柔肝养筋；共为帮药。诸药泡酒，可增强药力，适用于瘀血阻滞型颈椎病人群。

【注意事项】本药膳性温，有活血升阳之力，且为酒剂，高血压及有出血倾向疾病者忌用。

十一、急性踝扭伤

急性踝扭伤是踝部因外力扭转内翻或外翻，导致踝关节周围肌筋韧带过度拉伸，甚至撕裂，引起骨折等病理改变的疾病，临床以足踝部肿胀疼痛，或因出血局部红肿青紫，足部活动受限为主要表现。

（一）红藤焖猪蹄

【主要原料】红藤 60 g，田七 10 g，伸筋草 10 g，牛膝 10 g，白芷 10 g，猪蹄 1 个。

【制作方法】红藤、田七、伸筋草、牛膝加水共煎 30 分钟，取药液。猪蹄切块，沸水焯去血水，倒入药液和黄酒，加盖焖煮 30 分钟，加白芷煮 5 分钟，加盐调味即可。

【功效应用】 舒筋通络，活血止痛。适用于急性踝关节扭伤稳定期，症见足踝部肿胀疼痛，或局部红肿青紫，足部活动受限，舌暗红，苔薄白，脉弦涩。

【原料性味分析】 红藤味苦、甜，性温，与田七同为伤科要药，加伸筋草增强舒筋之力，白芷行气止痛，共为主药。牛膝引药力下行至踝伤处。诸药合用，共奏舒筋通络，活血止痛之功。适用于气滞血瘀型急性踝关节扭伤人群。

【注意事项】 本药膳性温，有活血之力，但有牛膝引药下行，高血压患者可加地龙酌用。

（二）鸡血田七花茶

【主要原料】 鲜鸡血藤 10 g，田七花 3 g。

【制作方法】 鲜鸡血藤切薄片，加水煎半小时，放入田七花，代茶饮。

【功效应用】 活血化瘀，舒筋通络。适用于踝关节扭伤缓解期，症见足踝部肿胀疼痛，痛处固定，足部活动时疼痛加重，舌暗红，苔薄白，脉细涩。

【原料性味分析】 鸡血藤味苦、甜，性温，具有活血通络止痛之功，为主药。田七花味甜，性凉，具有活血化瘀之作用，为帮药。适用于瘀血阻滞型急性踝关节扭伤人群。

【注意事项】 本药膳活血力弱而有养血之功，高血压及有出血倾向疾病者可遵医嘱酌情饮用。

参考文献

[1] 杨文进. 壮医治疗红眼病的经验 [J]. 中国民族民间医药，1996 (04)：23.

[2] 颜晓品. 桑叶猪肝汤可治结膜炎 [J]. 茶：健康天地，2008 (09)：43.

[3] 杨吉生. 眼科疾病食疗验方 [J]. 烹调知识，2014 (06)：25.

[4] 王延群. 入夏须防“红眼病”[J]. 中华养生保健，2012 (06)：30－31.

[5] 霍晓萍. 浅谈红眼病的认识及预防 [J]. 科学咨询（科技·管理），2016 (05)：54－55.

[6] 李红业. 夜盲症的防治药膳及常用食物 [J]. 东方药膳，2009 (03)：16.

[7] 王立便. 鸽肉治疗中耳炎 9 例 [J]. 江西中医药，1997 (06)：59.

[8] 李莹，谯凤英. 中医治疗分泌性中耳炎研究进展 [J]. 湖南中医杂志，2018，34 (10)：220－223.

[9] 张亚，韦党军，陈曙光，等. 分泌性中耳炎的中西医结合治疗进展 [J]. 中国民族民间医药，2012，21 (24)：22＋25.

[10] 杨培培，王开龙，苏立礼，等. 壮医莲花针拔罐治疗变应性鼻炎的临床研究 [J]. 微创医学，2021，16 (06)：749－752.

[11] 余静芳. 过敏性鼻炎的中药应用规律及食疗药物研究 [D]. 山东中医药大学，2021.

[12] 庞声航，王柏灿，莫滚. 中国壮医内科学 [M]. 南宁：广西科学技术出版社，2004.

[13] 庞宇舟，林辰. 实用壮医学 [M]. 北京：北京大学出版社，2017.

[14] 温海成，韦威. 壮药学基础 [M]. 南宁：广西科学技术出版社，2019.

[15] 冯秋瑜，范丽丽，庞宇舟，等. 壮瑶族养生药膳本草 [M]. 南宁：广西科学技术出版社，2020.

[16] 覃菁. 壮医妇科学 [M]. 南宁：广西民族出版社，2006.

[17] 黄汉儒. 广西民族医药验方汇编 [M]. 南宁：广西民族出版社，1993.

后　记

本书作者团队近年来获得的基金项目如下：

1. 广西重点研发项目：壮医药养生养老关键技术研究与示范（项目编号：桂科 AB17195017）

2. 国家重点研发计划：民族医药发掘整理与学术传承研究（项目编号：2017YFC1703903）

3. 广西重点研发计划项目：壮医防治腰腿痛关键技术研究与应用（项目编号：桂科 AB21196035）